Rettungs-Einsatz!

Rettungs-Einsatz!

Stirkat, Kreis

Programmbereich Medizin

Falk Stirkat
André Kreis

Rettungs-Einsatz!

Ein Spielebuch zur Vorbereitung auf den Alltag
als Rettungsassistent oder Notfallsanitäter

hogrefe

MUDr. Falk Stirkat,
vertretene durch die Literaturagentur «Scripta»
Maximilian-Wetzger-Str. 5
D-80636 München

Bibliografische Information der Deutschen Nationalbibliothek
Die Deutsche Nationalbibliothek verzeichnet diese Publikation in der Deutschen Nationalbibliografie; detaillierte bibliografische Daten sind im Internet über http://www.dnb.de abrufbar.

Anregungen und Zuschriften bitte an:
Hogrefe AG
Lektorat Psychiatrie, Gesundheitswesen, Medizin
Länggass-Strasse 76
CH-3000 Bern 9
Tel: +41 31 300 45 00
Fax: +41 31 300 45 93
E-Mail: verlag@hogrefe.ch
Internet: http://www.hogrefe.ch

Lektorat: Psychiatrie, Gesundheitswesen, Medizin
Herstellung: Adrian Susin
Redaktion: Ulrike Weidner, Berlin
Bearbeitung: Korrekturbörse Karin Lüders, Krefeld
Umschlagabbildung: iStock by Getty Images™, © ollo
Umschlaggestaltung: MetaDesign, Berlin, Claude Borer, Basel
Druckvorstufe: punktgenau gmbh, Bühl
Druck und buchbinderische Verarbeitung: Finidr, s.r.o., Český Těšín
Printed in Czech Republic

1. Auflage 2015

(E-Book-ISBN [PDF] 978-3-456-95538-4)
ISBN 978-3-456-85538-7

Inhalt

Für Steffi und Michaela

Einleitung

Rettungsdienst – Helden in Rot!

Der Rettungsdienst ist für die meisten schwererkrankten Patienten die erste Anlaufstelle. Die Mitarbeiter nehmen somit eine zentrale Rolle in der Versorgung enorm hilfsbedürftiger Menschen ein.

Aus dieser Aufgabe wächst aber auch eine große Verantwortung, denn bei vielen Krankheitsbildern hängt das Schicksal der Patienten entscheidend von der Behandlung in den ersten Krankheitsstunden ab. Als Beispiele sind hier nicht nur die Schwerstverletztenversorgung beim Polytrauma oder die Behandlung eines akuten Koronarsyndroms zu nennen. Auch Symptome, die anfangs wenig dramatisch oder gar lebensbedrohlich erscheinen, können sich im Laufe des Rettungseinsatzes plötzlich zu lebensgefährlichen Krankheitsbildern entwickeln.

Es fällt in die Verantwortung des Rettungsassistenten und zukünftig auch des Notfallsanitäters, diese Situationen korrekt einzuschätzen und entsprechend professionell auf sie zu reagieren.

Denn im Rettungsdienst tätig zu sein bedeutet viel mehr als nur den Transport von Erkrankten zum nächsten Arzt.

Gerade wegen der unglaublich steilen Entwicklung, die der Beruf in den letzten Jahren durchlaufen hat, stellt die Arbeit im Rettungsdienst eine verantwortungsvolle Aufgabe dar, denn das Leben ihres Patienten hängt zu großen Teilen von Ihren Entscheidungen ab.

Dabei ist es keinesfalls sinnvoll, sich jederzeit auf die Möglichkeit der Alarmierung des Notarztes zu verlassen, denn manchmal spiegelt das Meldebild die tatsächliche Situation vor Ort nicht wider, oder aber der Notarzt ist nicht abkömmlich. Auch die Arbeit in einer ländlichen Region führt oft dazu, dass Sie als Rettungspersonal eine längere Zeit überbrücken müssen, in der das Überleben Ihres Patienten gänzlich von Ihrer Kompetenz abhängt.

In den vielen Jahren unserer Arbeit mit Notfallpatienten haben wir festgestellt, dass es manchmal schwierig sein kann, in der Schule erlerntes

Wissen in die Tat umzusetzen. Es ist etwas anderes, gepaukten Stoff in der Sicherheit des Klassenzimmers abzurufen, als dann tatsächlich vor einem Menschen zu stehen, der gerade einen schweren Autounfall hinter sich hat. Um dieser Diskrepanz zwischen Theorie und Praxis gerecht zu werden, sind vor einigen Jahren die ersten medizinischen Spielebücher auf den Markt gekommen.

Zuerst nur für Ärzte geschrieben, drängte sich nach einiger Zeit die Frage auf, ob nicht auch das Rettungsdienstfachpersonal von einem Spielebuch profitieren würde, in dem der Lernstoff in praktischen Übungen gefestigt und bestimmte Situationen bereits einmal «durchdacht» werden können, bevor das «echte Leben» zuschlägt. Wenn Sie im vorliegenden Buch eine Entscheidung treffen, die Ihren Patienten im richtigen Leben erheblichen Schaden zufügen würde, dann tun Sie das zwar hier auch, allerdings können Sie einfach wieder zurück auf Anfang gehen, und Ihr Patient bekommt wieder Luft (wenn auch schlecht).

Die Erfahrung hat gezeigt, dass medizinisches Personal in kritischen Situationen ruhiger und konzentrierter und somit letztlich auch besser arbeitet, wenn die Beteiligten eine gewisse Routine im Umgang mit dem Problem haben. Diese Erkenntnis ist nicht zuletzt der Grund, weshalb regelmäßig Schulungen, beispielsweise der kardiopulmonalen Reanimation, zum festen Bestandteil eines jeden Rettungsberufes gehören.

Dieses Buch soll einen Beitrag zum situativen Lernen leisten. Es ersetzt damit keinesfalls Ihre Lehrbücher, sondern will als sinnvolle Ergänzung fungieren.

Und letzten Endes soll es Ihnen einfach Spaß machen! Denn in langen Diensten, kann es, besonders auf Außenwachen, eine willkommene Abwechslung sein, sich spielerisch auf den Ernstfall vorzubereiten. Wir hoffen inständig, dass wir diesem Anspruch gerecht werden, und wünschen Ihnen nun viel Spaß bei den ersten Rettungsversuchen.

Natürlich sind alle Namen von Patienten oder anderen Personen frei erfunden. Sollte es trotzdem zu Übereinstimmungen mit real existierenden Personen kommen, so ist das reiner Zufall.

Bitte denken Sie außerdem daran, dass die von uns vorgeschlagene Art, die Fälle zu lösen, keine absolute Wahrheit darstellt. Das Spannende an der Notfallmedizin, gerade an deren präklinischer Seite ist, dass man immer aus der Situation heraus entscheiden muss!

So liegen einigen Entscheidungen nicht immer nur rein medizinische Fakten zu Grunde. Manchmal ist es auch die Situation, die uns zwingt, Dinge auf die eine oder andere Weise abzuarbeiten.

Achten Sie bitte auch im wahren Leben immer darauf und versuchen Sie einen medizinischen Tunnelblick zu vermeiden!

Wie dieses Buch zu benutzen ist

Unabhängig davon, ob Sie bereits mit dem Konzept von Spielebüchern vertraut sind, oder ob diese Art der Lektüre komplettes Neuland für Sie ist, werden Sie sich schnell an die Verwendung gewöhnen.

Allerdings handelt es sich bei dem vorliegenden Werk nicht um ein gewöhnliches Buch. Man fängt nicht einfach bei Seite 1 an und liest dann weiter bis zum Ende. O.K. – auf der ersten Seite sollten Sie vielleicht schon anfangen. Aber von da aus geht's dann bunt weiter – je nachdem welchen Weg Sie gehen möchten.

Der Text ist in Absätze geteilt, und Sie arbeiten sich nicht von Nummer 0 bis zum Ende durch, sondern lesen den Absatz als nächsten, für dessen Nummer Sie sich entschieden haben.

Die Entwicklung der Schicht, in der wir Sie gleich unterbringen werden, hängt von Ihren Entscheidungen und daher nicht zuletzt von Ihrer Kompetenz ab.

Und glauben Sie ja nicht, wir machten es Ihnen leicht, denn manchmal können sich – wie im richtigen Leben – ganz einfache Situationen als facettenreicher darstellen, als anfangs angenommen. Also – handeln Sie mit Bedacht und seien Sie vor Schnellschüssen auf der Hut!

Natürlich sind die von uns beschriebenen Behandlungsverläufe individuell und manche Punktabzüge erscheinen Ihnen vielleicht manchmal nicht ganz fair – aber so ist es auch im wahren Leben!

Und letztlich kann jede Situation auf verschiedene Arten gelöst werden. Sie werden sehen, dass nicht nur ein Weg zum Ziel führt.

Am Ende jedes Einsatzes finden Sie eine Zusammenfassung und können, je nachdem welchen Pfad Sie gegangen sind, ruhig nochmal die Alternativen durchspielen, um zu sehen, was mit Ihrem Patienten passiert wäre, wenn Sie hier und da etwas anders gemacht hätten.

Aber denken Sie immer daran: Sie lesen ein Spielebuch. Die Art und Weise, wie Patienten auf Medikamente und Maßnahmen reagieren, ist individuell und kann in der Realität durchaus abweichen!

Und dann ist da noch die Sache mit der Kompetenz. Was wäre ein Spielebuch, wenn man nicht gewinnen oder eben auch verlieren könnte?

Es ist möglich, dieses Buch allein oder aber in der Gruppe (zum Beispiel auf langweiligen Außenwachendiensten) zu lesen. Wenn Sie etwas Zeit haben und nicht alleine sind, dann treten Sie doch mal gegeneinander an! Das kann richtig Spaß machen!

Und so sind die Regeln:
Am Anfang des Spieles, ob Sie nun allein sind oder nicht, kommt bereits die schwierigste Aufgabe auf Sie zu: Schätzen Sie sich selbst ein!

Geben Sie sich eine bestimmte Menge an Kompetenzpunkten, die es dann zu verteidigen gilt. Ziel ist es, wenn Sie alleine spielen, nicht bei Null anzukommen. Ansonsten gewinnt der, der am Ende der Schicht die meisten Punkte übrig hat.

Sie bekommen:

- 60 Kompetenzpunkte, wenn Sie frisch von der Assistentenschule (oder Sanitäterschule) kommen und die praktischen Aspekte des Rettungsdienstes bisher nur aus dem Fernsehen oder von Erzählungen kennen.
- 40 Kompetenzpunkte, wenn Sie bereits das eine oder andere Leben gerettet haben, aber dennoch kein Vollprofi sind. Wenn Sie gerade Ihr Anerkennungsjahr machen, sind 40 Kompetenzpunkte für Sie genau der richtige Anfangswert.
- 20 Kompetenzpunkte, wenn Sie ein Vollprofi sind und bereits mehr Leben als James Bond gerettet haben. Haben Sie üblicherweise bereits alles vorbereitet, bis der Notarzt kommt, damit der nur noch den Stempel der Spritze drücken muss, dann versuchen Sie es doch mal.

Aber Vorsicht, schätzen Sie sich richtig ein! Denn wenn Sie bei 0 Punkten angekommen sind, ist das Abenteuer Rettungsdienst vorbei und Sie werden aus der Schicht genommen – natürlich nur fürs Erste, denn Sie können ja jederzeit wieder neu einsteigen!

Hallo, hallo? Die Belegung des Funks

Unabhängig davon, ob Sie bereits die Berechtigung haben, den Funk zu bedienen oder nicht, wird Ihnen diese Aufgabe im Laufe der folgenden Seiten auf jeden Fall zuteil werden. Doch was müssen Sie wann drücken, und was dürfen Sie wann sagen?

Der Name Ihres RTW lautet 1/83, der Ihres NEF 1/82.

Wenn Sie die Leitstelle ansprechen wollen, dann sagen Sie: «Leitstelle von 1/82, kommen!»

Wollen Sie einen anderen Wagen ansprechen, weil Sie sich vielleicht über die Anfahrt zum Notfallort kurzschließen wollen, dann sagen Sie: «1/82 von 1/83, bitte kommen!»

Beachten Sie: Funkdisziplin ist wichtig, denn nur so kann das BOS-Funksystem funktionieren. Damit nicht ständig jeder alle relevanten Informationen mündlich an die Leistelle übermitteln muss, haben sich, ähnlich wie beim Handy die Kurzwahltasten, sogenannte Statusmeldungen etabliert. In unserem fiktiven Rettungsdienstbereich gelten folgende Statuskürzel:

0: SOS (Alle Rettungsmittel hören 30 Sekunden lang, was Sie sagen, ohne dass Sie den Sprechknopf betätigen müssen.)
1: Funk besetzt: im RTW und empfangsbereit (Bsp.: Rückfahrt)
2: Wache, über Melder erreichbar
3: Einsatz angenommen
4: Einsatzstelle an
5: Sprechwunsch
6: außer Dienst
7: Patient aufgenommen
8: Klinik an

Es wird häufig in Ihren Aufgabenbereich fallen, die entsprechenden Nummern zu aktivieren. Das sollten Sie auf keinen Fall vergessen, denn die Leitstelle sollte immer wissen, wo Sie sind und was Sie gerade tun. Schließlich sind Sie ein Organ der öffentlichen Sicherheit, und die gewissenhafte Statusmeldung dient der ordnungsgemäßen Durchführung Ihrer Dienstpflichten.

Wohin jetzt? Ihre Anfahrtsmöglichkeiten

Sie können noch so kompetent und erfolgreich sein in dem, was Sie tun – ohne eine gute Infrastruktur wird Ihnen alles Wissen bei der Rettung Ihrer Patienten nicht helfen.

Die meisten medizinischen Notfallszenarien lassen sich nämlich durch eine Vororttherapie nur in ihrem Fortschritt aufhalten und nicht heilen. So braucht ein Patient, der an einem akuten Verschluss der Herzkranzgefäße leidet, eine Herzkatheteruntersuchung, und ein Polytraumatisierter muss in aller Regel operiert werden.

Gute Retter wissen um die richtige Balance zwischen sofortiger Therapie und schnellem Transport.

Bevor Sie aber mit Ihrem Patienten an Bord aufs Gas treten können, müssen Sie auch wissen, wohin die Reise gehen soll. In unserem fiktiven Rettungsdienstbereich stehen Ihnen drei Krankenhäuser zur Verfügung. Außerdem haben Sie – nach entsprechender Rücksprache – die Möglichkeit, einen Helikopter zu ordern. Das Problem ist allerdings, dass die Anfahrt in all diese Krankenhäuser in der Regel eine Weile dauert, denn Sie haben sich auf einer Wache mitten im mitteldeutschen Hinterland beworben. Es muss Ihnen also klar sein, dass es durchaus vorkommen kann, dass Sie sich eine Weile um Ihren Patienten kümmern müssen, bevor Hilfe kommt – aber dafür sind Sie ja schließlich da, oder?

Welche Krankenhäuser stehen Ihnen also nun zur Verfügung?

Da wäre erstens: das Krankenhaus Schmalzfeld. Hierbei handelt es sich um ein Haus der Grund- und Regelversorgung. Einen älteren Patienten, der im Unterzucker war, können Sie ruhig hierher fahren. Liegen schwerwiegende gesundheitliche Probleme wie beispielsweise ein Herzinfarkt vor, wären wir eher zurückhaltend. Denn einen Herzkathetertisch oder sogar eine Neurochirurgie sucht man hier vergebens. Trotzdem – ein Polytrauma, das Sie nicht stabilisiert bekommen, können Sie schon hierher fahren. Der Patient wird in aller Regel weiterverlegt werden, nachdem man ihn erstversorgt hat. Die Anfahrt ins Kreiskrankenhaus Schmalzfeld dauert allerdings meist nur ein paar Minuten. Es gilt also abzuwägen.

Als Alternative steht Ihnen das Klinikum der Stadt Schmauterlach zur Verfügung. Hierher können Sie fast jeden Patienten bringen. Zwischen 08:00 und 16:00 steht sogar ein Herzkatheterteam Spalier. Auch chirurgisch bekommen die Jungs in diesem Haus fast alles auf die Reihe.

Nur eine Neurochirurgie sowie eine Neurologie mit Stroke Unit sucht man hier vergebens. Dafür müssen Sie Ihren Patienten in die Uniklinik in die Großstadt Allheim bringen. Während Sie aber nach Schmauterlach lediglich zwischen 20 und 30 Minuten fahren müssen, brauchen Sie nach Allheim mindestens eine Stunde.

Sie sehen: Hier ist Feingefühl gefragt. Denn die Entscheidung, wo ein Patient behandelt werden soll, ist oft maßgeblich für dessen Prognose.

Aber Sie werden das schon, wie sagt man so schön – wuppen!

Darf ich das jetzt? Die EVM-Liste Ihres ärztlichen Leiters

Wie Sie wissen, ist es Ihnen als Rettungsassistent oder Notfallsanitäter nicht erlaubt, Medikamente zu verabreichen. So etwas darf nur ein approbierter Arzt.

Es gibt aber eine Ausnahme. Wenn es die Situation nicht gestattet, auf einen Arzt zu warten, und der Patient ohne bestimmte Medikamente voraussichtlich maßgeblichen Schaden davontragen wird, wie es beispielsweise bei der Unterzuckerung der Fall ist, dann dürfen Sie mit der so genannten Notkompetenz einige Mittel verabreichen.

Welche das sind, ist von Landkreis zu Landkreis unterschiedlich geregelt.

In unserem Fall hat der ärztliche Leiter Dr. Bauer die folgenden Medikamente in den Notkompetenzen freigegeben:

Medikament	Dosis/Applikation	Indikation
Amiodaron	i. v. Applikation, 300 mg, 150 mg	CPR nach aktuellen Leitlinien
ASS	i. v. Applikation, 500 mg	ACS
Diazepam Rektiole	rektale Applikation, 5 mg	Status epilepticus beim Kind
Urapidil	i. v. Applikation, 50 mg	hypertensive Krise
Midazolam	intranasale Applikation, max. 15 mg	Status epilepticus beim Erwachsenen
Nitroglycerin Spray	sublinguale Applikation, 2 Hub maximal	Lungenödem (nur bei syst. RR > 150 mmHg), ACS
Glukose 20 %	i. v. Applikation, nach BZ, max. 20 mg	Hypoglykämie
Vollelektrolytlösung	i. v. Applikation, 500 ml	Volumensubstitution, Offenhalten des Zugangs
Salbutamol	inhalative Applikation, 2 Amp. pro Töpfchen	Status asthmaticus, exazerbierte COPD
Suprarenin	i. v. Applikation, 1 mg in Intervallen nach aktuellen CPR-Leitlinien; 0,5 mg s. c./i. m. beim allergischen Schock	CPR nach aktuellen Leitlinien, allergischer Schock
Solu-Decortin	i. v. Applikation, 250 mg	Status asthmaticus, exazerbierte COPD, allergischer Schock
Clemastin	i. v. Applikation, 2 mg	allergische Reaktion

Bitte beachten Sie, dass die Medikamente sowie deren Indikation und Dosierung von Rettungsdienstbereich zu Rettungsdienstbereich stark variieren. Deren Freigabe für Rettungsassistenten und Notfallsanitäter ist von der Entscheidung des jeweiligen ärztlichen Leiters abhängig. Sie dürfen die obige Tabelle auf keinen Fall als Anleitung für Ihren persönlichen Alltag verwenden. Sie gilt lediglich in unserem fiktiven Szenario.

Außerdem durch Dr. Hasenfuß freigegeben sind die Venenpunktion mittels eines peripheren Venenkatheters, die Benutzung der Knochenmarksnadel im Rahmen der CPR sowie die Intubation mittels Larynxtubus im Rahmen der CPR. Beachten Sie, dass die Extubation nicht gestattet ist. Dies kann zu erheblichen Problemen führen!

Ein kleiner Hinweis: Zum besseren Textverständnis haben wir uns entschieden Sie in diesem Buch einfach mal männlich sein zu lassen! Wenn Sie das in Wirklichkeit auch sind, dann kennen Sie's ja, wenn nicht: Zeit für einen Perspektivenwechsel!

Um einen möglichst realistischen Eindruck zu hinterlassen, haben wir bei der Bezeichnung der verschiedenen Präparate ganz bewusst gängige Markennamen verwendet. Die Verwendung eines bestimmten Produktes lässt keinerlei Rückschlüsse auf dessen Qualität zu und bedeutet nicht, dass ein anderes Produkt mit gleichem Inhaltsstoff nicht als gleichwertig zu betrachten ist.

Noch etwas zum Schluss: Selbstredend dürfen Sie davon ausgehen, dass die Patienten alle damit einverstanden sind, dass sie gerettet werden, es sei denn, sie formulieren ganz deutlich etwas anderes.

Sie müssen in diesem Buch nicht bei jeder Maßnahme um Erlaubnis bitten, so wie es formal im Einsatz der Fall sein sollte.

Aber jetzt genug des Vorgeplänkels – los geht's!

Es ist noch keine 24 Stunden her, dass man Ihnen Ihre Urkunde als frischgebackener RAiP überreicht hat, und eigentlich wollten Sie diesen Umstand heute Abend vernünftig begießen. Ihre drei besten Kumpels sind bereits eingeladen und Sie bereiten sich mental auf eine frivole Sauftour durch sämtliche Kneipen der Stadt vor, als plötzlich das Telefon klingelt. **0**

Am anderen Ende meldet sich eine Stimme, die Ihnen irgendwie vertraut vorkommt: «Hallo, hier ist Otto, Dein neuer Rettungsdienstleiter. Du, hör mal! Uns ist heute jemand in der Nachtschicht krank geworden. Könntest Du eventuell einspringen?»

Was antworten Sie?

- «Klar! Auf jeden Fall!» **(181)**
- «Nein, eher nicht! Leider habe ich heute Abend schon etwas vor!» **(434)**

Haben Sie bereits den Herzrhythmus mittels AED überprüft? **1**

- Ja. **(129)**
- Nein. **(270)**

«Schnell, Arne, gib mir mal den nasalen Zerstäuber!» **2**

Arne kramt im Rettungsrucksack und reicht Ihnen eine kleine Spritze mit einem pyramidenförmigen Aufbau.

«Bist Du Dir sicher?», fragt er.

«Ich denke nicht, dass das MAD für die Gabe von Glukose zugelassen ist!»

Sie denken nochmal darüber nach und müssen Arne dann recht geben.

Es ist vielleicht doch keine so gute Idee, Ihrer Patientin den Zucker durch die Nase zu pusten.

Sie verlieren 6 Kompetenzpunkte.

Von diesen Punkten können Sie 2 wiedererlangen, wenn Sie wissen, für welches Medikament das MAD tatsächlich zugelassen ist.

Weiter bei **282**.

Achten Sie unbedingt immer darauf, die Infusion ordentlich zu beschriften, wenn Sie ein Medikament dazugeben. Dies gilt auch, wenn der Notarzt Sie bittet, diesen Vorgang zu übernehmen. Es ist enorm wichtig, dass jeder weiß, was sich in einer Infusion befindet. **3**

War Ihnen das bewusst?

Wenn nicht, verlieren Sie 2 Kompetenzpunkte.

Sie können die Wirkung des Medikamentes aktuell noch nicht abschätzen, weil es eine Weile dauert, bis die Infusion in den Patienten gelaufen ist.

Weiter zu den Optionen von **464**.

4 Welche Medikamente wollen Sie geben?

- Infusionslösung **(492)**
- Suprarenin 1 mg **(370)**
- Salbutamol vernebelt **(133)**
- ASS 500 mg **(342)**
- Clemastin 2 mg als Kurzinfusion **(349)**
- Prednisolon 250 mg **(628)**
- Suprarenin bis 0,5 mg fraktioniert nach Blutdruck **(263)**

Treffen Sie eine Auswahl und gehen Sie dann zu den Optionen von **97**!

5 Der Weg zur Diagnose geht immer über eine gute Anamnese. Fast jede der genannten Fragen ist wichtig und wenn Sie die richtigen gestellt hätten, dann wären Sie der Diagnose ein ganzes Stückchen nähergekommen.

Man sagt, dass Anamnese und körperliche Untersuchung ungefähr 80 % der Diagnosefindung ausmachen. Unserer Meinung sind es sogar noch mehr.

Die ganzen anderen Dinge: CT, Labor, Röntgen und so weiter lassen sich in die verbliebenen 20 % packen. Führen Sie sich das vor Augen und vergessen Sie ab jetzt nie wieder, die Anamnese gewissenhaft durchzuführen, insofern das möglich ist. Wenn der Patient zu krank ist, dann versuchen Sie aus den Angehörigen so viel wie möglich herauszubekommen.

Sie verlieren keine Kompetenzpunkte, haben aber jetzt die Möglichkeit verloren, dringend benötigte Antworten auf wichtige Fragen zu erhalten.

Weiter zu den Optionen von **767**.

6 Arne sollte zuallererst den Mund- und Rachenraum nach Fremdkörpern oder Aspirat untersucht haben. Wenn die Atemwege entsprechend verlegt sind, dann muss das Material entfernt werden. Das geht am besten mit dem Zeigefinger oder einer Absaugpumpe (**Abb. 1**).

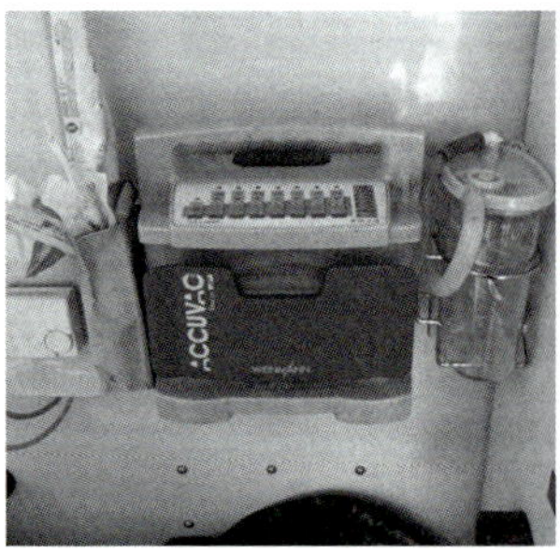

Abbildung 1

Als Nächstes werden die Atemwege mit Hilfe des Esmarch-Handgriffes (**Abb. 2**) vor dem Kollabieren geschützt. Zusätzlich sollte ein Guedel-Tubus (**Abb. 3**) eingelegt werden, um sie offen zu halten.

Oftmals wird vergessen, die Atemwege freizumachen, und sofort ein Larynxtubus eingelegt. Das ist formal nicht korrekt. Sind die Atemwege nämlich durch Fremdkörper verlegt, so kann das Einlegen einer Beatmungshilfe ohne die vorherige Inspektion des Mund- und Rachenraumes und das eventuelle Säubern desselben dazu führen, dass der Fremdkörper am Ende nicht mehr zu bergen ist.

Außerdem besteht die Gefahr, dass eventuell vorhandenes Aspirat in die Lunge gedrückt wird.

Wenn Sie sehr sicher im Umgang mit dem Larynxtubus sind, dann müssen Sie nach der Kontrolle der Atemwege und dem Freimachen nicht zwangsläufig einen Guedel-Tubus einlegen, sondern können gleich einen Larynxtubus einführen.

Haben Sie die vier Schritte zum Offenhalten der Atemwege identifiziert?

War Ihre Reihenfolge korrekt?

Dann bekommen Sie 10 Kompetenzpunkte. Für jede zu viel oder zu wenig genannte Maßnahme zum Offenhalten der Atemwege und für jeden Dreher in der Ordnung verlieren Sie jeweils 2 Kompetenzpunkte.

Weiter bei **692**.

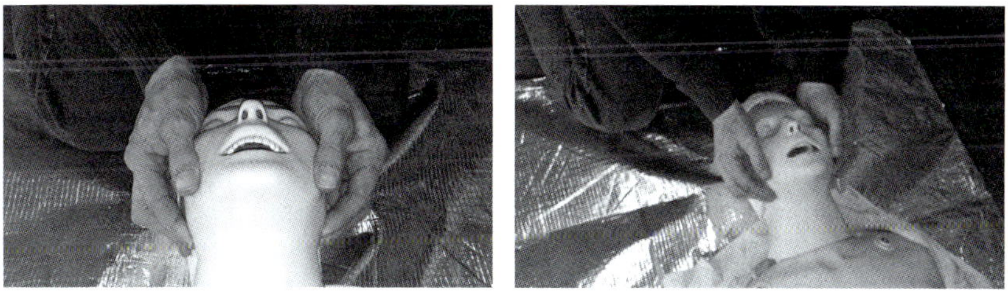

Abbildung 2

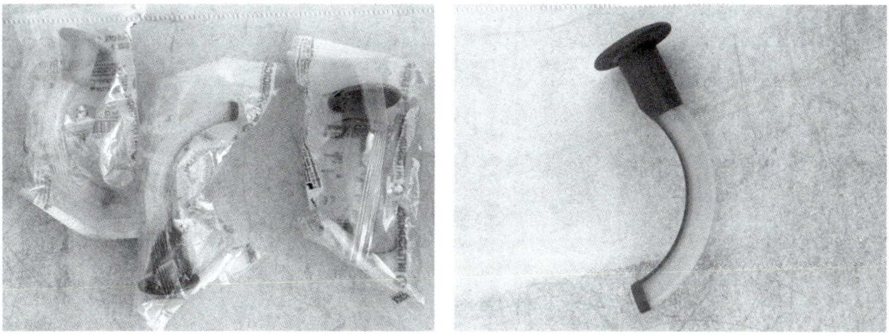

Abbildung 3

7 Die richtige Menge der anfangs zu applizierenden Glukose ist schwierig abzuschätzen.

Beginnen Sie erst einmal mit 6–8 g, insofern das durch Ihren ÄLRD freigegeben ist, und messen Sie sofort nach. Geben Sie bei Bedarf dann mehr Glukose, bis Sie beim durch den ÄLRD zugelassenen Maximum angelangt sind.

Wussten Sie das?

Dann dürfen Sie sich 4 Kompetenzpunkte dazuaddieren. Wenn nicht, verlieren Sie die gleiche Anzahl an Kompetenzpunkten.

Weiter bei **404**.

8 Ihr Patient liegt zusammengesunken auf dem Boden. Den Spuren am Schrank nach könnte er dort unsanft mit dem Kopf aufgeschlagen sein. So genau wissen Sie das aber nicht. Auf jeden Fall kann der Mann nicht so liegen bleiben. Das ist mal klar.

Haben Sie bereits die Vitalzeichen gecheckt?

- Ja. **(204)**
- Nein. **(145)**

9 Zweite Nacht

Sie haben den Tag genutzt, um sich erst mal richtig auszuschlafen. Als Ihr Wecker um 16:00 h rebelliert hat, mussten Sie irritiert feststellen, dass Sie sich immer noch wie gerädert fühlen. Trotzdem – irgendwann müssen Sie aufstehen, denn sonst finden Sie in der nächsten Nacht überhaupt keinen Schlaf – und manche Dienste sind ja auch ruhig.

Als Sie auf die Wache kommen, begrüßt Sie dasselbe Team wie am Vortag.

Arne, Jürgen und Martin sitzen um den Tisch im Sozialraum und freuen sich offenbar, Sie zu sehen, als Sie zur Tür hereinkommen.

«Und, hast Du Deinen ersten Dienst gut überstanden?», will Jürgen wissen und Arne klopft Ihnen auf die Schulter: «Hat sich nicht schlecht angestellt, der Neue!»

Sie freuen sich über das Lob.

«Wollen wir mal das Auto prüfen?», fragt Arne.

Was antworten Sie?

- «Ja, klar!» **(625)**
- Sie wissen, dass der RTW nur einmal am Tag geprüft werden muss, und entlarven Arnes Frage als Fangfrage. «Nein, lass uns lieber was zu essen holen!» **(222)**

- Sie wissen, dass der RTW nur einmal in der Woche geprüft werden muss, und entlarven Arnes Frage als Fangfrage. «Nein, lass uns lieber was zu essen holen!» **(343)**

«Könnten Sie wohl mal bitte den Mund öffnen?», bitten Sie Ihre Patientin. **10**

Arne schaut Sie fragend an.

Sie lassen sich aber nicht beirren, nehmen die Neuroleuchte und inspizieren den Mundraum. Dabei fällt Ihnen auf, dass die Schleimhäute ziemlich blass sind, ja, Sie haben schon fast einen bläulichen Stich.

In der Tat könnten Sie eine Zyanose an den Schleimhäuten erkennen. Aber seien wir ehrlich – die Sauerstoffsättigung hätte es auch getan. Die Untersuchung ist aktuell überflüssig. Dass die Atemwege frei sind, sollten Sie im übrigen bereits wissen! Kompetenzpunkte verlieren Sie trotzdem nicht.

Weiter zu den Optionen von **132**.

Natürlich ist der Befund normal. Das sollten Sie wissen. Denn schließlich **11**
geht es in Ihrem Beruf nicht nur darum, Befunde zu erheben – man muss Sie auch interpretieren können.

Offensichtlich sind Sie dazu in der Lage.

Sie bekommen 2 von den 4 Kompetenzpunkten, die Sie gerade verloren haben, wieder zurück.

Weiter zu den Optionen von **579**.

Die richtige Lösung ist: Sie müssen 5 Phiolen aufziehen, also 50 ml Gluko- **12**
selösung, um die gewünschten 10 g zu verabreichen.

Die Rechnung funktioniert eigentlich ganz einfach. Merken Sie sich immer, dass eine 1%ige Lösung eines x-beliebigen Stoffes immer 10 mg des Stoffes pro Milliliter Lösung enthält. Im Falle der Glukose bedeutet das: 20 % Glukose entspricht 200 mg pro Milliliter. In der Phiole befinden sich aber 10 Milliliter, also 2000 mg oder 2 g.

Um 10 g reiner Glukose zu verabreichen, müssen Sie also 5 Phiolen der Lösung spritzen.

Wussten Sie das?

Wenn ja, dürfen Sie sich 6 Kompetenzpunkte dazurechnen, wenn nicht, dann verlieren Sie nur 2. Nichtsdestotrotz sollten Sie sich merken, dass in einer 1%igen Lösung immer 10 mg/ml zu finden sind.

Bei der Gabe von Glukoselösungen müssen Sie ganz besonders darauf achten, dass der intravenöse Zugang auch tatsächlich intravenös sitzt. Subkutan applizierte Glukose kann großflächige Nekrose verursachen.

Es ist also wirklich absolut essentiell, dass die Infusion gut läuft und keine Schwellung an der Einstichstelle entsteht.

Wenn Sie das wussten, dürfen Sie sich 2 Kompetenzpunkte dazuaddieren.

Wenn nicht, verlieren Sie 3.

«Wie viel Glukose möchtest Du jetzt geben?», fragt Arne Sie nun.

Schreiben Sie die Menge Glukose auf, die Sie Frau Müller nun verabreichen wollen, und lesen Sie bei **7** weiter.

13 Amiodaron darf, außerhalb der Reanimation, wo man es unverdünnt gibt, nur in einer 5%igen Glukoselösung verabreicht werden, da die Gefahr besteht, dass die Substanz in anderen Trägerlösungen ausflockt. Wegen seines proarrhythmogenen Effektes sollte die Gabe nur sehr langsam, am besten als Kurzinfusion und unter Monitorkontrolle, erfolgen.

Wussten Sie, wie man Amiodaron verabreicht und aufzieht? Wenn ja, dann bekommen Sie 2 Kompetenzpunkte, wenn nicht, verlieren Sie 4.

Weiter bei **184**.

14 Wenn Ihre Antwort Status «3» war, dann dürfen Sie sich 1 Kompetenzpunkt dazuaddieren. Sollten Sie das nicht gewusst haben, dann ziehen Sie sich 2 ab!

Die Sache mit der Statusaktivierung ist wirklich ziemlich wichtig! Auf deren Basis werden nämlich die wissenschaftlichen Analysen zur Strukturierung des Rettungsdienstes ausgearbeitet. Für ein ordentliches Qualitätsmanagement ist es also unabdingbar, die Tasten zu drücken. Außerdem muss die Leitstelle natürlich wissen, was Sie gerade so treiben – und natürlich wo! Weiter bei **40**.

15 Welche Lagerung haben Sie im Sinn?

- Schocklagerung **(111)**
- stabile Seitenlage **(652)**
- Oberkörper aufrecht **(259)**
- Linksseitenlage **(501)**

16 Der Notarzt ist bestellt und alles, was Sie momentan tun können, ist warten!

Christoph ist mittlerweile bei Ihnen im hinteren Teil des RTW und kümmert sich ebenso um den Patienten, dessen Blutdruck halbwegs stabil zu bleiben scheint. Auch die klinische Verfassung ist auf niedrigem Niveau stabil.

Wollen Sie die Zeit bis zum Eintreffen des Notarztes mit einer oder auch mehreren der folgenden Aktionen nutzen?
Sie könnten …

- … ein 12-Kanal-EKG schreiben. **(75)**
- … EVM-Medikamente verabreichen. **(736)**
- … einen zweiten Zugang legen, um eine großzügige Volumengabe zu ermöglichen. **(626)**
- … Medikamente aufziehen, von denen Sie glauben, der Notarzt würde sie gerne verabreichen. **(667)**
- … die Paddels auf die Brust des Patienten kleben. **(314)**
- … einfach nur auf den Notarzt warten. Weniger kann manchmal mehr sein. **(506)**

Lesen Sie bei **363** weiter, wenn Sie Ihre Entscheidung getroffen haben!

Das Herz Ihres Patienten schlägt mittlerweile unregelmäßig mit einer durchschnittlichen Frequenz von 135/min. **17**

Die Fahrt in die Zielklinik dauert noch ungefähr 30 Minuten. Das nächste Akutklinikum ist ungefähr 10 Minuten entfernt.

Der aktuelle gemessene Blutdruck liegt bei 100/55 mmHg.
Was tun Sie?

- Sie hatten einen gewissen therapeutischen Erfolg und die Tachykardie ist so weit stabil. Sie fahren mit Sondersignal die Zielklinik an und beobachten Herrn Krummholz währenddessen genau. **(86)**
- Sie fordern den Notarzt nach. **(206)**
- Sie fahren mit Sondersignal das nächste Akutkrankenhaus an. **(732)**

Welche Fragen wollen Sie stellen, um die Orientierung Ihres Patienten zu prüfen? **18**

- «Stehen Sie auf Männer oder Frauen?» **(383)**
- «Welcher Tag ist heute?» **(135)**
- «Wo ist rechts und wo links?» **(750)**
- «Wie heißen Sie?» **(580)**
- «Wann haben Sie Geburtstag?» **(171)**
- «Wer ist gerade Bundeskanzler?» **(632)**
- «Wo sind wir?» **(459)**
- «Welchen Monat haben wir?» **(552)**

Treffen Sie eine Auswahl und lesen Sie dann bei **232** weiter!

19 Das ist etwas zu lange.

Versuchen Sie mal, über einen längeren Zeitraum im 4-Minuten-Wechsel durchzureanimieren. Da werden Sie relativ schnell an Ihre Grenzen stoßen.

Sie verlieren 2 Kompetenzpunkte. Bei **728** lesen Sie, wie's richtig geht!

20 «Das sollten wir besser lassen!», sagt Arne.

«Aber warum?», wollen Sie wissen und argumentieren weiter: «Wenn wir ihn laufen lassen, dann erhöht sich doch sein kardialer Sauerstoffverbrauch, und das kann zu malignen Herzrhythmusstörungen führen.»

«Gut aufgepasst», lobt Arne.

«Der Nachteil vom Tragetuch ist allerdings, dass die liegende Position, ohne den Oberkörper aufrecht zu lagern, beim Herzversagen – von dem Du im kardiogenen Schock ausgehen kannst – zu schwerem Atemversagen führen kann. Und das kann Herr Wagner nun gar nicht gebrauchen.»

Da müssen Sie Arne wohl oder übel recht geben! Sie verlieren aber nur 2 Kompetenzpunkte, weil Ihre Überlegung prinzipiell richtig war. Lesen Sie bei **297**, wie es richtig geht!

21 Haben Sie bereits (versucht), einen Zugang zu legen?

- Ja. **(334)**
- Nein. **(405)**

22 Während Sie noch darüber nachdenken, was Sie von Herrn Müller wissen möchten, kommt Ihnen der Gedanke, dass hier irgendetwas nicht stimmt.

Hätte der alte Mann nicht schon lange von allein etwas sagen müssen? Aber er sitzt nur da und hält die Hand seiner Frau.

Und bittet Sie ab und an, der alten Dame zu helfen.

«Herr Müller, was ist denn eigentlich passiert?», wollen Sie von dem Ehemann wissen.

Doch er antwortet lediglich mit der Bitte um schnelle Hilfe für seine Frau.

Irgendwie scheinen Sie also von Herrn Müller keine vernünftigen Informationen zu bekommen.

Aber wenn der Mann aus irgendeinem Grund unzurechnungsfähig ist – wer hat Sie denn dann alarmiert?

Sie sehen sich in der Wohnung um und entdecken einen Zettel auf dem Wohnzimmertisch liegen, auf dem in großen Lettern geschrieben steht: «Im Notfall 112 anrufen!»

Zurück zu den Optionen von **283**.

So ist es! 23

Früher wäre man nochmal zwei Querfinger nach distal gegangen, diese Vorgehensweise ist aber mittlerweile obsolet.

Auch für die Laienreanimation, die ein wichtiger Pfeiler in der Rettungskette ist, scheint diese Vorgehensweise besser geeignet.

Sie beginnen nun also mit der Herzlungenmassage und drücken … ja, wie oft, wie tief denn eigentlich?

- 120/min; 3–4 cm Drucktiefe **(114)**
- 100/min; 3–4 cm Drucktiefe **(300)**
- 80/min; 4–5 cm Drucktiefe **(307)**
- 100/min; 4–5 cm Drucktiefe **(527)**
- 120/min; 4–5 cm Drucktiefe **(671)**
- 100/min; so tief wie möglich drücken. **(427)**

Weiter bei **140**. 24

Darüber sollten Sie nochmal ganz genau nachdenken! 25

Denn schließlich geht es in Ihrem Beruf nicht nur darum, Befunde zu erheben – man muss sie auch interpretieren können.

Offensichtlich sind Sie dazu nicht in der Lage.

Sie verlieren erneut 4 Kompetenzpunkte. Der Befund ist ein Normalbefund.

Weiter zu den Optionen von **579**.

«Na gut, von mir aus. Aber dann müssen Sie unterschreiben, dass Sie nicht 26
mit ins Krankenhaus gehen wollen.»

«Willst Du das wirklich riskieren?», fragt Arne.

Sie nicken.

Und haben recht.

Nach ausführlicher Untersuchung und Rekonstruktion des Unfallherganges konnten Sie mit Recht von einem absoluten Bagatelltrauma ausgehen – und das müssen Sie nun wirklich keinem Arzt vorstellen. Nur wenn Sie die EVMs in Anspruch genommen haben, sind Sie dann auch gezwungen, einen Arzt auf den Patienten schauen zu lassen. Das war bei Herrn Hasemann nicht der Fall.

Außerdem will der Patient ja gar nicht mit ins Krankenhaus und diesen Wunsch haben Sie zu akzeptieren, sonst wird Ihre Hilfeleistung schnell zur Freiheitsberaubung!

Den Umstand, dass Herr Hasemann alkoholisiert ist, können Sie nicht ins Feld führen, da er ja vollkommen orientiert ist. Und dass er nicht weiß, wer zurzeit Bundeskanzler ist … na ja, das spricht wohl eher für eine schlechte Bildung und nicht für einen akuten Verwirrtheitszustand.

Entsprechend steht einer ambulanten Versorgung der Schürfwunde nichts im Wege.

Sie bekommen 5 Kompetenzpunkte zusätzlich, denn Sie haben gezeigt, dass Sie auch schwierigere Entscheidungen konsequent richtig treffen können.

Weiter bei **709**.

27 «Du, das ist mir gerade ein bisschen zu viel! Könntest Du übernehmen? Ich bin überfordert!»

Arne nickt anerkennend und macht sich daran, die Patientin adäquat zu versorgen.

Sie bekommen 2 Kompetenzpunkte gutgeschrieben, weil Sie ehrlich waren und nicht irgendetwas gemacht haben, nur um etwas zu tun. Der Rettungsdienst ist ein Teamspiel. Wenn Sie gerade nicht weiterwissen, dann sagen Sie es! Niemand wird Ihnen den Kopf dafür abreißen. Ganz im Gegenteil. Sie werden es vielleicht sogar manchmal erleben, dass Notärzte, wenn sie richtig gut sind, Sie nach Ihrer Meinung fragen, weil sie wissen, dass die Behandlung des Patienten nur als Team funktioniert.

Kehren Sie nun entweder zu den Optionen von **662** zurück, wenn Sie sich doch nochmal an der Erstversorgung von Frau Fahrig versuchen wollen (im Gegensatz zum wahren Leben haben Sie hier schließlich mehrere Versuche), oder lesen Sie direkt bei **276** weiter.

28 «Hängen wir dem Patienten doch mal 500 ml Ringer-Lösung an!», schlagen Sie vor. Christoph nickt anerkennend.

Normalerweise ist davon auszugehen, dass eine Vollelektrolytlösung oder NaCl 0,9 % in die Venen des Patienten laufen, wenn ein Zugang angebracht ist – allein um ihn offen zu halten.

Wir haben davon allerdings nichts gesagt und dementsprechend ist das bei Herrn Krummholz auch nicht der Fall.

Sollten Sie tatsächlich diese Idee gehabt haben, dann dürfen Sie sich jetzt 4 Kompetenzpunkte dazuaddieren.

Tatsächlich sind manche Tachykardien durch einen Volumenmangel ausgelöst und können entsprechend durch die Gabe einer Vollelektrolyt- oder NaCl-0,9 %-Lösung therapiert werden.

Zurück zu den Optionen von **16**.

Der Wert auf der Glasgow Coma Scale setzt sich aus den Parametern «Augen öffnen», «beste motorische Reaktion» und «beste verbale Reaktion» zusammen. Für jede dieser drei wird ein Punktwert verteilt. Diese Punkte werden dann zusammengezählt. Der niedrigste Wert, der erreicht werden kann, ist 3, der höchste 15. Schreiben Sie also niemals 0 auf das Einsatzprotokoll. Das zeigt, dass Sie von Tuten und Blasen keine Ahnung haben. **29**

Die Punkte werden wie folgt vergeben:

Augen öffnen:

- spontan 4 Punkte
- auf Aufforderung 3 Punkte
- auf Schmerzreiz 2 Punkte
- kein Augenöffnen 1 Punkt.

Beste verbale Reaktion:

- konversationsfähig 5 Punkte
- verwirrt 4 Punkte
- inadäquate Antwort 3 Punkte
- unverständliche Laute 2 Punkte
- keine Reaktion 1 Punkt.

Beste motorische Reaktion:

- auf Aufforderung 6 Punkte
- auf Schmerzreiz 5 Punkte
- normale Beugeabwehr 4 Punkte
- Beugesynergismen (unkoordinierte Abwehr) 3 Punkte
- Strecksynergismen 2 Punkte
- keine Reaktion 1 Punkt.

Wenn Sie also nach dieser Liste gehen, dann kommt für Herrn Geißenecker ein Punktwert von 5 heraus. Das heißt, Ihr Patient ist in einem tiefen Koma.

Wussten Sie den korrekten GCS-Wert? Dann dürfen Sie sich 3 Kompetenzpunkte dazuaddieren. Für jeden Punkt, den Sie auf der Skala danebenlagen, müssen Sie sich leider 2 Kompetenzpunkte abziehen. Der GCS-Wert ist ein sehr wichtiges Instrument zur Einstufung eines Komas.

Weiter zu den Optionen von **281**.

Entspannt lehnen Sie sich zurück und schreiben das Einsatzprotokoll. Der Notarzt wird noch ungefähr 10 Minuten brauchen. In dieser Zeit bitten Sie Arne, den Transport vorzubereiten, sodass alles fertig ist und der Arzt nur noch anerkennend nicken muss. **30**

Als der dann aber kommt, scheint er gar nicht begeistert zu sein.

«Wie hoch war der BZ?», will der Arzt wissen, der sich als Dr. Bergmann aus dem Nachbarbezirk vorstellt und so aussieht, als ob mit ihm nicht sonderlich gut Kirschen zu essen wäre.

«22 mg/dl», ist Ihre Antwort.

«Und da habt Ihr nichts getan? Obwohl Glukose, soweit ich weiß, für Euch freigegeben ist.»

Beschämt antworten Sie irgendwas mit: «... dachte, es wäre nicht notwendig», während Arne bereits emsig die Glukoselösung aufzieht, die der Notarzt dann so schnell wie möglich appliziert.

Er spritzt 24 g Glukose, doch obwohl Dr. Bergmann den Zucker damit wieder auf ein akzeptables Niveau steigern kann, wacht Frau Müller nicht wieder auf und er entscheidet sich dafür, die Frau zu ihrem eigenen Schutz zu intubieren.

Einige Tage später fragen Sie im Krankenhaus nach und erfahren, dass die prolongierte Hypoglykämie zu einer ernsten Hirnschädigung geführt hat. Frau Müller ist ein Pflegefall.

Nachdem einige weitere Tage vergangen sind, werden Sie und Arne von Otto zum Gespräch geladen.

Der Sohn der Frau hat den Rettungsdienst wegen unterlassener Hilfeleistung verklagt. Ein Gutachter hat bestätigt, dass die Hirnschädigung abwendbar gewesen wäre, wenn rechtzeitig eine adäquate Diagnose und Therapie in die Wege geleitet worden wäre.

Sie verlieren 20 Kompetenzpunkte.

Weiter bei **139**.

31 So, die Basismaßnahmen wären geschafft. Allerdings haben wir noch eine Frage zur Beatmung. Der Inhalt des Beatmungsbeutels, mit dem Arne die Atemzüge generiert, kann durch verschiedene Maßnahmen optimiert werden. Diese zielen darauf ab, den Sauerstoffanteil in der inspirativen Luft zu erhöhen.

Nennen Sie drei Möglichkeiten, dieses Ziel zu erreichen, und ordnen Sie diese nach der Höhe der zu erreichenden Sauerstoffkonzentration!

Lesen Sie dann bei **338** weiter!

32 «Bist Du Dir ganz sicher?», hakt Arne auf eine Art und Weise nach, die vermuten lässt, dass er Ihnen nahelegen möchte, Ihre Entscheidung nochmals zu überdenken. Und tatsächlich – die Ableitung eines 3-Kanal-EKGs gehört einfach dazu. Es kann ja durchaus sein, dass ein rhythmogenes

Krankheitsbild die Ursache für Frau Müllers Ohnmacht darstellt. Fällt Ihnen hierzu eines ein? Notieren Sie es und lesen Sie bei **449** weiter. Vorher ziehen Sie sich aber noch 2 Kompetenzpunkte von Ihrem Konto ab, denn Ihre Antwort in Bezug auf die Notwendigkeit der EKG-Ableitung war schlicht falsch.

Sie geben sich zufrieden. Schließlich hatten Sie ja die eindeutige Ansage, nur wirklich wichtige Dinge zu erfragen. Herr Leitning hat Ihnen die Allergien, die ihm im Moment einfallen, aufgezählt und damit basta. Sie finden nicht, dass es einen Grund gibt, nochmal nachzufragen. **33**

Weiter zu den Optionen von **668**.

Sie bitten Frau Fahrig, die Beine ihrer Hose nach oben zu ziehen, und untersuchen Knöchel und Unterschenkel. Die sind beide unauffällig. Weder die Knöchel sind angeschwollen, noch besteht eine Seitendifferenz zwischen den beiden Unterschenkeln. **34**

Weiter zu den Optionen von **132**.

In dieser Dosierung ist das Medikament für Sie nur während der Reanimation zugelassen – und das mit Recht! **35**

Bei einem nicht reanimationspflichtigen Patienten können Sie mit der Gabe von Suprarenin in dieser hohen Dosis eine Hirnblutung auslösen.

Sie verlieren 8 Kompetenzpunkte.

Weiter zu den Optionen von **464**.

«Wo willst Du denn hin?», fragt Arne. **36**

Sie erklären ihm, dass Sie nun alles getan haben, um Frau Fahrig zu stabilisieren und sich ein Bild von Ihrer Patientin zu machen. Jetzt ist es Zeit, den Tragestuhl zu holen, um den Transport vorzubereiten.

«Lass nur, ich mach das schon!», sagt Arne und ist über Ihren Enthusiasmus offenbar mehr als erfreut.

«Du kümmerst Dich um Deine Patientin!»

Weiter zu den Optionen von **473**.

Sie haben sich für die beste Art überhaupt entschieden, einem nicht bewusstlosen Notfallpatienten zu begegnen. Zuallererst müssen Sie sich vorstellen, das gebietet die Höflichkeit. Durch einen Handschlag und das Fühlen des Pulses können Sie eine Menge Informationen über Ihren Patienten erlangen. In diesem Fall nickt Herr Wagner Ihnen lediglich zu. **37**

Zum Reden scheint er zu schwach zu sein. Seine Hand ist kalt und schweißnass. Sein Puls ist regelmäßig, aber subjektiv gesehen viel zu schnell (Sie sammeln hier nur einen Eindruck. Später, wenn Sie den Puls tatsächlich messen, werden Sie sehen, dass Sie recht hatten!). Nachdem Sie das Nagelbett eingedrückt haben, kommt das Blut nur sehr spärlich zurück. Sie schätzen, dass es fast 5 Sekunden dauert, bis der Nagel wieder durchblutet ist. Was können Sie jetzt schon sicher über das Krankheitsbild von Herrn Wagner sagen?

- Der Patient ist nicht kritisch erkrankt. **(165)**
- Der Patient hat einen Herzinfarkt. **(659)**
- Der Patient ist im Schock. **(601)**
- Keine der drei oberen Optionen trifft zu. **(238)**

38 «Na, das ist vielleicht etwas übertrieben, oder? Frau Fahrig hat ja lediglich einen Infekt, der ihr das Atmen schwer macht. Das sollten sie in Schmalzfeld schon schaffen.»

Jürgen hat recht. Sie müssen die Patientin nicht gleich in die Universität oder ins überregionale Zentrum fahren. Regionale Krankenhäuser sind zur Behandlung exakt solcher Erkrankungen da. Ihre Aufgabe ist die Grund- und Regelversorgung. Fahren Sie die großen Häuser nur an, wenn Sie einen Patienten haben, bei dem Sie sicher sind, dass dessen medizinisches Problem nur dort behoben werden kann!

Sie sollten die Ihnen zur Verfügung stehenden Ressourcen verantwortungsvoll einsetzen!

Sie verlieren 1 Kompetenzpunkt.

Weiter bei **638**.

39 Die assistierte Beatmung kurz vor der Intubation ist nur dann wirklich sinnvoll, wenn sie mit einem Gas mit einer möglichst hohen Sauerstoffkonzentration durchgeführt wird.

Die Lungen werden auf diese Weise mit Sauerstoff geflutet und in dem Moment, in dem die Einleitung der Narkose zur Apnoe führt, also zum totalen Atemstillstand, bleibt dem Körper immer noch genug Sauerstoff übrig, um die Organe eine Zeit lang mit dem Gas zu versorgen. Eine ordentlich durchgeführte Präoxygenierung kann die vom Patienten tolerierte Apnoezeit mehr als verdoppeln.

Haben Sie das gewusst? Wenn ja, bekommen Sie satte 4 Kompetenzpunkte hinzu, wenn nicht, verlieren Sie 2.

Weiter bei **241**.

Das Navigationsgerät zeigt Ihnen an, dass Sie bis zu Ihrem Patienten lediglich 1,2 Kilometer zurücklegen müssen – ganz im Gegensatz zum NEF. **40**

Mit aktiviertem Sondersignal brauchen Sie für die Distanz nur etwas mehr als eine Minute.

Arne hält vor einem kleinen Einfamilienhaus in einer recht anständigen Gegend. Die, die hier wohnen, arbeiten bestimmt nicht im Rettungsdienst!

Dass Sie das richtige Haus gefunden haben, wird Ihnen von der jungen Frau, die winkend am Gartentor steht, sofort klar gemacht.

Sie geben mit Hilfe des Funkgerätes Status «4» durch und merken, wie Ihnen das Herz in die Hose rutscht.

Jetzt gilt's also!

«Na, dann mal los!», sagt Arne und öffnet die Fahrertür. Sie tun es Ihrem Kollegen gleich und …

- … sprinten auf die Frau zu. «Was liegt denn vor?», fragen Sie. **(365)**
- … gehen entspannt in Richtung des offenen Gartentors. So schlimm wird's ja wohl nicht sein! **(639)**
- … tun etwas anderes. **(173)**

«Die Fahrt dauert nicht lange!», informieren Sie Herrn Krummholz. **41**

«In 45 Minuten sollten wir es geschafft haben.»

Sie aktivieren die regelmäßige Blutdruckmessung, sodass der Monitor alle 5 Minuten einen Wert ermittelt.

Entspannt lehnt sich der Patient zurück und Sie beginnen damit, Ihr Protokoll auszufüllen.

Sie haben in der Rettungsdienstschule gelernt, diese Arbeit immer sehr genau und gewissenhaft auszuführen, und das tun Sie jetzt auch.

Sie wissen, dass das, was Sie jetzt niederschreiben, im absolut schlimmsten Fall als Dokument vor Gericht genutzt werden kann, also müssen Ihre Aufzeichnungen tadellos sein.

Nachdem Sie alles so weit ausgefüllt haben, lehnen auch Sie sich zurück und lassen sich vom monotonen Motorengeräusch einlullen.

Neben dem Dieselmotor des RTW wirkt auch das gemächliche Piepen des Überwachungsmonitors durchaus einschläfernd.

Piep, piep, piep.

Mit jedem Ton zeigt Ihnen der Herzmonitor an, dass der Patient am Leben ist.

Weiter bei **531**.

42 Sie wollen sich schon anderen Dingen zuwenden, als Arne Sie auffordert, die Laufrate etwas zu reduzieren.

«Wir wollen die Patientin doch nicht überwässern», sagt er.

Tatsächlich haben Sie den Zugang ja in diesem Fall nicht zur Volumensubstitution gelegt, sondern weil Sie eine Möglichkeit schaffen wollten, um im Notfall Medikamente zu verabreichen.

Deshalb ist die angeschlossene Ringer-Lösung auch nicht als Therapiemaßnahme per se, sondern als Mittel gedacht, den Zugang offenzuhalten.

Drosseln Sie also die Einlaufgeschwindigkeit ein wenig! Sie wissen nicht, wie es um Frau Fahrigs Herz bestellt ist. Im Extremfall kann eine zu aggressive Volumensubstitution zu einem Lungenödem führen.

Und das brauchen Sie momentan am allerwenigsten! Sie verlieren 3 Kompetenzpunkte.

Weiter zu den Optionen von **473**.

43 In der Tat ist dies die richtige Antwort. Wahrscheinlich haben wir Sie ein bisschen verwirrt, weil man bei einer Reanimation ja bekanntermaßen im Rhythmus 30 : 2 drückt und beatmet. Dies gilt allerdings nur, bis ein sicherer Atemweg etabliert ist – und das hat Arne ja schließlich getan.

Weil man nämlich herausgefunden hat, dass das Aufrechterhalten der Blutzirkulation bei der Reanimation die wichtigste Maßnahme ist, sollte die Herzmassage für die Beatmung nicht unterbrochen werden, wenn es nicht mehr nötig ist.

Sollte diese Antwort Ihre erste gewesen sein und Sie nicht über Umwege zur richtigen Lösung gekommen sein, dann dürfen Sie sich jetzt 7 Kompetenzpunkte hinzuaddieren.

Weiter bei **31**.

44 Da liegen Sie falsch.

Eine Synkope ist der kurze, plötzliche und vollständig reversible Bewusstseinsverlust. Dabei müssen alle drei Merkmale erfüllt sein. Eine Synkope kann mehrere Gründe haben, die von kardiogenen über pulmonale bis hin zu zerebralen Ursachen reichen. Eines ist aber ganz sicher. Jemand mit Synkope atmet. Eine Synkope hat Ihr Patient also ganz sicher nicht. Wenn Arne Sie nicht auf die falsche Diagnose hingewiesen hätte, wäre Ihr Patient durch die von Ihnen durchgeführte Behandlung jetzt leider tot.

Sie verlieren 15 Kompetenzpunkte.

Weiter zu den Optionen von **674**.

Klar! 45

Dokumentation muss sein!

Aber nicht jetzt!

Es ist ganz offensichtlich, dass es Herrn Leitning nicht besonders gut geht und auch, dass sein Krankheitsbild progredient voranschreitet. Kümmern Sie sich um Ihren Patienten, überwachen Sie ihn und stellen Sie sicher, dass sich sein Zustand bis zur Ankunft des Notarztes nicht verschlechtert.

Sie verlieren 4 Kompetenzpunkte.

Weiter zu den Optionen von **386**.

Während Sie nun die Herzmassage übernehmen, muss Arne sich um die Atmung kümmern. Ganz nebenbei steht auch noch eine völlig dekompensierte Ehefrau im Raum, die überhaupt nicht weiß, wie ihr geschieht. Aber um die können Sie sich momentan nun wirklich nicht kümmern. 46

Was aber muss Arne nun tun?

- Die Atemwege freimachen. **(497)**
- Eine Mund-zu-Mund-Beatmung durchführen, so lange bis der Notarzt kommt. **(754)**
- So schnell wie möglich mittels eines Beatmungsbeutels beatmen. **(657)**
- Die Paddels aufkleben. **(534)**
- Den Larynxtubus einführen. **(478)**

Sie bitten Christoph, das NEF zu bestellen. Der Kollege nickt. 47

«Ist wahrscheinlich besser!»

Nach einem kurzen Gespräch mit der Leitstelle ist der Notarzt auf dem Weg und Sie können den Transport beginnen.

Wegen des engen Treppenhauses und des amorphen Körperbaus Ihres Patienten fragen Sie ihn, ob er die paar Stufen bis zum Auto laufen kann.

Herr Leitning bejaht und Sie machen sich auf dem Weg zum RTW.

Unter den sorgenvollen Blicken von Dr. Bieber sowie den drängenden Bitten, Herr Leitning solle doch nach Abschluss seiner medizinischen Behandlung erneut einen Termin ausmachen, um die zahnärztliche Behandlung zu beenden, begleiten Sie Ihren Patienten nach draußen zum RTW.

Auf dem Weg fällt Ihnen auf, dass Herr Leitning immer größere Probleme beim Atmen hat.

Die im Auto erneut gemessenen Vitalwerte bestätigen Ihre subjektive Wahrnehmung.

Die periphere Sauerstoffsättigung liegt nur noch bei 85 %, der Puls bei 140/min und der Blutdruck bei 80/70 mmHg.

Weiter bei **408**.

48 Vor Ort erkennen Sie den Einsatzort bereits an der Menschenmenge, die sich auf der Straße angesammelt hat.

Es sind so viele Leute, dass Sie anfangs gar nicht sehen, wer eigentlich der Patient ist.

Sie steigen aus, um sich ein Bild von der Situation zu machen, und bitten die Anwesenden, Ihnen Platz zu machen.

Schnell wird klar, dass sich in der Mitte der Ansammlung irgendetwas abspielen muss, denn die Meute bildet einen Kreis und Sie können laute Anfeuerungsrufe vernehmen.

Arne und Sie versuchen, sich zum Zentrum des Geschehens vorzuarbeiten, und langsam scheinen die mehrheitlich Jugendlichen verstanden zu haben, dass sie Sie besser durchlassen sollten, und geben den Blick auf das Geschehen frei.

In der Mitte des Kreises sehen Sie zwei Jugendliche, die sich lautstark androhen, aufeinander einzuschlagen. Ihren Schätzungen zufolge handelt es sich um zwei ungefähr gleich alte Männer, die sicher nicht viel älter als 20 Jahre sein dürften. Einer der beiden blutet am Arm und aus der Nase, der andere hat offenkundig noch nicht so viel abbekommen.

Was tun Sie?

- Sie gehen dazwischen und beenden so den Konflikt. **(718)**
- Sie bitten Arne, dazwischenzugehen und so den Konflikt zu beenden. Sie würden es ja selbst tun, erholen sich aber gerade erst von einer ernsten Fingernagelentzündung und haben Angst, dass die Krankheit wieder aufflammt. **(496)**
- Sie rufen die Polizei und machen vorerst gar nichts. **(264)**
- Sie gehen zum RTW und betätigen das Martinshorn – natürlich die Pressluftvariante für Überlandfahrten –, dessen Lautstärke für ein jähes Ende des Konfliktes sorgt. **(67)**

49 Das Innere der Wohnung erinnert Sie an eine typische Rentnerbehausung. Überall hängen Bilder, wohl Erinnerungen an ein langes und erfülltes Leben.

An den kleinen Flur grenzt zur Linken ein Wohnzimmer. Auf einer Couch liegt eine ältere Dame, die, im wahrsten Sinne des Wortes, bewusstlos aussieht. Neben ihr kniet ein Mann, der die Hand der Frau hält, ihr ständig über den Kopf streift und Ihnen den klaren Auftrag erteilt: «So helfen Sie meiner Erika doch!».

Weiter bei **283**.

Sind Sie sich in Bezug auf die Diagnose von Herrn Leitning sicher? **50**

- Ja. **(323)**
- Nein. **(108)**

Sie bitten Arne, Ihnen einen peripheren Venenkatheter zu richten. **51**

«Das hat jetzt aber nicht Priorität!», antwortet der und hat damit voll und ganz recht.

In der aktuellen, «heißen» Phase der Behandlung ist ein Zugang noch nicht angezeigt, sondern eher Zeitverschwendung.

Sie verlieren 4 Kompetenzpunkte.

Weiter zu den Optionen von **281**.

«Hier Leitstelle an 1/83», hören Sie es aus den Lautsprechern des Funkgerätes dröhnen. **52**

«1/83 hört Sie!»

Arne hat den Funk übernommen.

«Fahren Sie an den Hauptmarkt 6, Gasthof ‹Zum leichten Mädchen›, hier ein Herr Hasemann, Rainer, mit einer Schnittwunde am Arm nach Schlägerei.»

«1/83 hat verstanden!», antwortet Arne professionell, um dann zu Ihnen gewandt nachzuschieben: «Die Nacht der lebenden Toten, es geht wieder los!»

«Häh?», antworten Sie fachgerecht.

«Es ist Freitagnacht!», erwidert Arne.

Die Anfahrt dauert lediglich ein paar Minuten. Sie fahren ja schließlich mit Sondersignal.

Arne erklärt Ihnen, dass es sich beim Gasthof «Zum leichten Mädchen» um ein beliebtes Lokal für, wie er sich ausdrückt, Halbstarke handelt, die dort ihrem Drang nach Konfrontation gerne nachgehen, nachdem sie sich ein paar Bier gegönnt haben.

Sie, als Kenner der Szene in Ihrer Stadt, wissen das natürlich!

Zurück zu **48**.

«Gut, dann legen Sie sich wieder hin!», fordern Sie den Patienten auf, doch der hat sich bereits wieder zurückgelehnt. **53**

Sie können dem Mann ansehen, dass es ihm gar nicht gut geht.

Da haben Sie glücklicherweise nochmal die Kurve gekriegt. Was wollten Sie denn mit dieser Aktion erreichen?

Zwar gibt es mechanische Möglichkeiten, die vorliegende Art der Herzrhythmusstörung zu unterbrechen, jedoch ist Hinstellen keine von denen.

Sie verlieren 4 Kompetenzpunkte.

Weiter zu den Optionen von **479**.

54 Sie sind relativ unstet.

Können Sie es nun verantworten, Herrn Hasemann in die Freiheit zu entlassen oder nicht?

Sie verlieren 4 Kompetenzpunkte und dürfen bei **66** erneut über Ihre Optionen nachdenken.

55 Sie kennen sich mit den Reanimationsleitlinien gut aus! Es ist wichtig, die No-Touch-Zeit so kurz wie möglich zu halten, und der Umstand, dass Sie daran gedacht haben, den Kreislauf Ihres Patienten sofort wieder zu unterstützen, ist mehr als löblich. Dafür gibt's 3 Kompetenzpunkte. Der AED braucht um die 10 bis 20 Sekunden, bis er sich aufgeladen hat. Diese Zeit kann entscheidend sein!

Weiter bei **332**.

56 Es liegt ja eindeutig ein ACS vor, so viel müssten Sie mittlerweile mitbekommen haben. In diesem Fall sollten Sie, laut aktuellen Leitlinien, eine periphere Sauerstoffsättigung von ungefähr 95 % anstreben.

Wegen der vasokonstriktiven Wirkung des Sauerstoffs sollte eine komplette Aufsättigung vermieden werden. Wussten Sie das?

Wenn ja, gibt's 2 Kompetenzpunkte extra, wenn nicht, verlieren Sie 3!

Weiter zu den Optionen von **488**.

57 Jetzt rächt es sich, wenn Sie Jürgen nicht nochmal explizit nach bestimmten Dingen gefragt haben!

Folgende Punkte sollten in Ihrer Zusammenfassung nicht fehlen:

«Herr Krummholz wurde wegen einer Herzrhythmusstörung ins Krankenhaus gebracht. Die Ärzte stellten ein tachykardes Vorhofflimmern fest und behandelten dieses mit Medikamenten. Eine Rückführung in einen Sinusrhythmus war weder durch elektrische Kardioversion noch durch Medikamente möglich. Bei Einlieferung litt Herr Krummholz außerdem unter AP-Symptomatik, die aber, nach Beendigung der Tachykardie, sistierte. Seitdem ist der Patient stabil.

Die Verlegung ist wegen einer Herzkatheteruntersuchung angezeigt, die durchgeführt werden soll, um eine KHK als Ursache des Vorhofflimmerns auszuschließen.

Der Patient leidet außerdem unter erhöhten Blutfettwerten, einem erhöhten Blutdruck und Diabetes. Allergien sind gegen Penicillin und Jod bekannt. Momentan geht es Herrn Krummholz subjektiv gut. Seine Vitalwerte zeigen an, dass er stabil ist.»

Hätten Sie die Übergabe auch in etwa so durchgeführt? Dann bekommen Sie 5 Kompetenzpunkte.

Seinen Sie ehrlich zu sich selbst!

Haben Sie irgendetwas wirklich Wichtiges vergessen? Dann ziehen Sie sich pro vergessenem Fakt bitte 1 Punkt ab.

Bei einer Verlegung ist eine strukturierte Übergabe, ob an Ihren Kollegen, den Notarzt oder das aufnehmende Krankenhaus, von essentieller Bedeutung. Wenn Sie den Patienten übernehmen, ist es an Ihnen, die Informationen auch lückenlos weiterzugeben.

Das SAMPLER-Schema kann Ihnen dabei helfen.

Weiter bei **753**.

Das ist natürlich Käse! **58**

Sie sind mitten in einer Reanimation. Arne hat selbstredend eine Menge zu tun. Er könnte gut und gerne auch noch drei Arme und sechs Hände mehr haben!

Sie verlieren keinen Kompetenzpunkt, weil wir uns einfach nicht vorstellen können, dass Sie ernsthaft der Meinung sind, Arnes Aufgaben wären bereits erledigt. Gehen Sie die ganze Sache mit ein bisschen mehr Ernst an!

Weiter zu den Optionen von **692**.

Loben Sie ruhig diejenigen, die den Notruf abgesetzt haben. Selbst wenn **59**
Sie denken, dass das überflüssig war. Sie sind nun sowieso vor Ort, daran können Sie nichts ändern. Aber für den Ruf von uns Rettungsdienstlern ist es wichtig, dass die Menschen medizinischem Personal vertrauen.

Hinzu kommt, dass Sie doch sicher der Meinung sind, dass der Notruf angemessen war, oder?

Weiter zu den Optionen von **767**.

60 Die Maskenbeatmung stellt die Grundlage der Beatmungsformen dar (**Abb. 4**). Dabei wird eine Kunststoffmaske an den Beatmungsbeutel angeschlossen und fest auf den Mund des Patienten gedrückt. Es ist darauf zu achten, dass die Leckage um Mund und Nase so gering wie möglich gehalten wird. Dafür sollten Sie eine passende Maske aussuchen. Erschwert wird die Beatmung durch einen Bart. Glücklicherweise hat Herr Wagner keinen.

Arne setzt die Maske auf den Mund des Patienten und umgreift mit der linken Hand zusätzlich dessen Kinn, um einen festen Sitz zu garantieren. Man nennt diese Manöver C-Griff. Dann drückt er auf den Beatmungsbeutel und gibt einen Hub ab. Und siehe da: Der Brustkorb von Herrn Wagner hebt und senkt sich.

Weiter bei **102**.

61 Wenn Sie jetzt schon einen Zugang gelegt haben, dann können Sie der Klinik diesen Gefallen auch tun. Oft besteht eine Art Übereinkunft mit den umliegenden Krankenhäusern. Der Rettungsdienst nimmt bei der ersten Venenpunktion demnach gleich ein Standardlabor und, im Falle eines Traumas, auch Kreuzblut mit ab. Das ist praktisch und der Patient muss nicht doppelt und dreifach gestochen werden.

Allerdings zwingt Sie keiner zu diesem Vorgehen und wenn Sie nicht wollen, dann lassen Sie es eben.

Weiter zu den Optionen von **488**.

62 «Irgendetwas stimmt da nicht!», stellt Arne fest. Und tatsächlich. In der Kammer im Infusionssystem konnten Sie anfangs zwar ein paar Tropfen sehen, die sich ihren Weg in Richtung Frau Fahrig gebahnt haben. Schon nach kurzer Zeit tröpfelt aber gar nichts mehr.

Und als wenn das nicht schon genug wäre, bildet sich auf Frau Fahrigs Hand auch noch ein Knubbel.

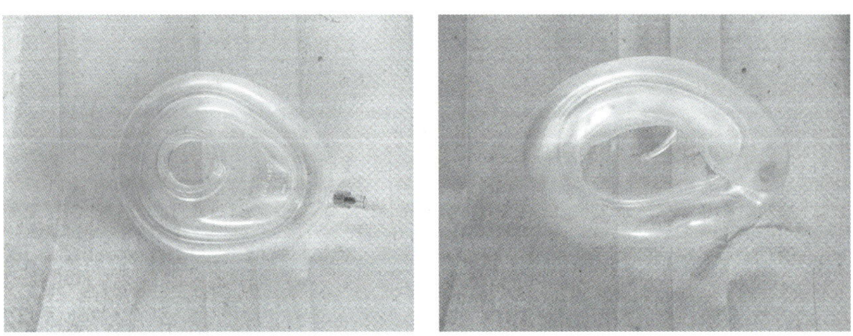

Abbildung 4

«Sieht verdächtig danach aus, als ob die para liegt», kommentiert Arne das Offensichtliche. So ein Ärger aber auch. Gleich Ihr erster Zugang ging daneben! Nicht ärgern! So etwas passiert selbst den Besten!
Aber was nun?

- Sie versuchen es nochmal **(673)**
- Sie stellen die Sache mit dem Zugang zurück und kümmern sich erst einmal um andere Dinge. **(473)**

Weiter zu den Optionen von **473**.

Nachdem er Frau Fahrig gründlich untersucht hat, erklärt Jürgen der Pa- **63**
tientin: «Sie leiden an einem akuten Schub Ihrer chronischen Bronchitis!»

Auf die Frage, ob sie raucht, antwortet Frau Fahrig beschämt, dass sie nicht von den Glimmstängeln wegkommt, obwohl sie es so sehr versucht.

Weiter bei **80**.

In diesem Fall wird die Infusion nicht nur zum Offenhalten des Zugangs, **64**
sondern tatsächlich als Medikament genutzt.

In Anbetracht des vorliegenden Krankheitsbildes sollte die Infusion tatsächlich so schnell wie möglich in die Venen des Patienten laufen. Im Moment ist Herr Leitning noch stabil. Damit das so bleibt, müssen Sie frühzeitig und klug gegensteuern.

Sie verlieren 2 Kompetenzpunkte.

Zurück zu den Optionen von **4**.

«Immer langsam mit den jungen Pferden!», mahnt Arne, und Frau Wag- **65**
ner, die Ihr Treiben genau beobachtet, fängt furchtbar an zu weinen.

Merken Sie sich eins: Den Tod stellt nur ein Arzt fest.

Und so schnell geht das mit dem Sterben auch nicht. Sie haben den Kollaps Ihres Patienten beobachtet und können jetzt sofort einschreiten – beste Chancen für Herrn Wagner, wenn Sie das Richtige tun.

Sie verlieren 15 Kompetenzpunkte.

Weiter zu den Optionen von **674**.

Jetzt müssen Sie entscheiden! **66**

- Sie reinigen die Wunde und wünschen dem Patienten einen schönen Abend. **(610)**
- Sie gehen auf Nummer sicher und leiten nun doch eine Polytraumaversorgung in die Wege, bestellen das NEF und lassen den Schockraum im Klinikum Schmalzfeld hochfahren. **(417)**

- Sie fahren den Patienten in die Notaufnahme, nachdem Sie seine Wunde gereinigt haben. **(151)**
- Sie rufen den Notarzt, um beurteilen zu lassen, ob die Wunde am Arm genäht werden muss. **(448)**
- Sie machen etwas ganz anderes. **(752)**

67 Kann man machen!

Im Prinzip ist diese Option allerdings eher die zweite Wahl, schließlich müssen Sie davon ausgehen, dass am Hauptmarkt auch noch ein paar Leute wohnen, die um diese Zeit schlafen. Die sind dann wohl eher weniger begeistert, wenn sie durch lautes Getröte aus dem Bett geholt werden. Sie sollten auch immer darüber nachdenken, welche Außenwirkung durch Sie als Rettungsdienstmitglied vermittelt wird.

Als Retter haben Sie schließlich eine Vorbildfunktion.

Wie auch immer – Sie haben sich nun dafür entschieden, und Ihre Aktion hat auch den gewünschten Effekt.

Völlig erschrocken gehen die Zuschauer auseinander und die beiden Kontrahenten schauen irritiert in Ihre Richtung.

«Jetzt ist mal gut hier!», unterstützt Arne Ihren Plan und tatsächlich machen die Kämpfer nicht den Anschein, als würden sie wieder aufeinander losgehen.

Weiter bei **113**.

68 «Lass uns ein 12-Kanal-EKG schreiben!», schlagen Sie Ihrem Kollegen Arne vor.

Der scheint mit dieser Idee durchaus leben zu können. Schließlich leidet Ihr Patient ja an Brustschmerzen.

Kaum haben Sie den Vorschlag gemacht, packt Arne auch schon jede Menge Kabel aus der Monitortasche und hält sie Ihnen hin.

«Willst Du?», fragt er.

Sie merken, wie Ihre Hände anfangen zu schwitzen. Sie haben ja bisher einen ganz ordentlichen Job gemacht. Da dürfen Sie sich nicht beim Kleben des EKG blamieren.

Aber wie war das nochmal?

Wo kommt welche Ableitung hin?

Trotz Ihrer Zweifel, dass Sie das Ganze mitten in der Nacht ordentlich hinbekommen, nicken Sie.

«Na klar.»

Weiter bei **381**.

Sie massieren die seitliche Halsregion, dort, wo sich die Trennung der Halsschlagader in die innere und die äußere Halsschlagader befindet. **69**

Warum tun Sie das und worauf müssen Sie dabei speziell achten?

Notieren Sie die Antwort und lesen Sie bei **425** weiter!

Da haben Sie aber in der letzten Sekunde die Kurve gekriegt. Kaum passt Arne kurz nicht auf, setzen Sie schon alle Hebel in Bewegung und machen Stress. **70**

Sie verlieren 2 Kompetenzpunkte für Ihr unüberlegtes Handeln. Zum Glück haben Sie auf den dezenten Hinweis des Disponenten gehört. Sonst hätte es sein können, dass Sie das gute Bild, das Jürgen und Arne sich von Ihnen gemacht haben, aufs Spiel gesetzt hätten.

Weiter zu den Optionen von **579**.

«Oh, keine Ahnung!», antwortet Jürgen irritiert. **71**

«Diese Frage mussten wir glücklicherweise noch gar nicht erörtern.»

Jürgen bittet Sie, mit ihm auf den Flur zu gehen.

«Vielleicht besprechen wir so etwas beim nächsten Mal nicht direkt vor dem Patienten. Der Mann ist eigentlich gesund. Ich bezweifle, dass er sich irgendwann mal Gedanken über eine Verfügung gemacht hat.»

Sie sind verstört, weil Sie wissen, wie wichtig dieses Thema doch auch bei gesunden Menschen ist.

Das zu besprechen ist aber sicher nicht Ihre Aufgabe. Sie sind für den Transport des Mannes zuständig. Und momentan sieht es nicht wirklich danach aus, dass die Frage Patientenverfügung ja oder nein dabei eine Rolle spielen wird!

Konzentrieren Sie sich auf das wirklich Wichtige und seien Sie das nächste Mal etwas sensibler!

Weiter zu den Optionen von **723**.

Sie haben erkannt, dass bei der schlechten Sättigung eine Maske mit Reservoir-Beutel die beste Möglichkeit zur schnellen Oxygenierung bietet. Sie müssen aber mindestens eine Flussrate von 6 l/min einstellen, damit sich das Reservoir nach jedem Atemzug ausreichend füllen kann. Haben Sie das gewusst? Wenn ja, dann können Sie sich 2 Kompetenzpunkte gutschreiben. Wenn nicht, ziehen Sie 5 ab, denn Sie haben der Patientin auf diesem Weg eher geschadet als geholfen. **72**

Aber wie hoch ist die inspiratorische Sauerstoffsättigung genau, die Sie mit einer Brille, einer Maske und einer Maske mit Reservoir erzielen können? Notieren Sie die Antwort und lesen Sie bei **713** weiter!

73 Ein 12-Kanal-EKG ist immer gut, denken Sie, und beginnen mit dem Kleben der Elektroden!

«Das kann warten!», werden Sie allerdings recht schnell von Christoph an der Durchführung Ihres Planes gehindert.

Obwohl ein EKG natürlich zu den grundlegenden Maßnahmen bei unklarer Luftnot gehört, sollten Sie damit im Moment keine Zeit verschwenden, denn es geht Ihrem Patienten ja offenkundig nicht gut. Ein EKG als diagnostische Maßnahme wird daran nichts ändern.

Versuchen Sie niemals, sinnlose diagnostische Maßnahmen vor notwendige therapeutische zu stellen, nur um Ihre eigene Unsicherheit in Bezug auf eine korrekte Therapie zu kaschieren.

Sie verlieren 4 Kompetenzpunkte.

Weiter zu den Optionen von **386**.

74 Etwas düpiert gibt Ihnen Dr. Bieber den Zugang in die Hand und Sie platzieren ihn routiniert in einer Vene. Erst dann fällt Ihnen auf, dass gar keine Infusionslösung zum Anschließen bereit ist.

Warum haben Sie den Zahnarzt in seiner eigenen Praxis so vorgeführt? War das wirklich nötig?

Besser wäre es gewesen, Sie hätten ihn machen lassen. Dann hätte Christoph ihm die Infusionslösung reichen können, Sie hätten sich auf wichtigere Dinge konzentrieren können und alles wäre gut gewesen. So haben Sie eventuell wertvolle Zeit verloren und einen Menschen in Verlegenheit gebracht, dessen Hilfe Sie im Verlauf des Falles vielleicht noch brauchen werden.

Sie verlieren 2 Kompetenzpunkte.

Weiter zu den Optionen von **767**.

75 «Gute Idee!», lobt Christoph Sie.

«Vielleicht kann man darauf ja erkennen, ob irgendetwas nicht in Ordnung ist.»

Gesagt, getan!

Nachdem Sie die Elektroden an der Brust Ihres Patienten befestigt haben, was sich als schwieriger herausstellt als gedacht – schließlich ist der Mann total kaltschweißig –, drucken Sie den EKG-Streifen aus.

Leider müssen Sie feststellen, dass weder Sie noch Christoph, bis auf den tachykarden Herzrhythmus, irgendwelche Pathologien feststellen können. Sie legen das EKG auf den Arbeitstisch. Vielleicht sieht der Notarzt ja irgendetwas.

Zurück zu den Optionen von **16**.

Sie verlieren 10 Kompetenzpunkte! 76

Wenn ein Kollege nach Ihnen ruft und auch noch sagt, Sie sollen schnell kommen, dann lassen Sie alles stehen und liegen und eilen ihm zu Hilfe.

Rettungsdienstler geraten selten in Hektik. Wenn dem so ist, dann hat das meist gute Gründe.

Weiter bei **210**.

Da haben Sie recht! Allerdings ist der Patient ziemlich lebendig und eine Reanimation sollte doch eigentlich voraussetzen, dass eine Bewusstlosigkeit vorliegt, oder? Außerdem atmet Herr Krummholz noch ganz gut. Sie merken schon: Irgendwie war Ihre Diagnose nicht so super. 77

Sie verlieren 4 Kompetenzpunkte. Wenigstens haben Sie gewusst, dass man bei einer instabilen ventrikulären Tachykardie reanimieren muss.

Versuchen Sie es bei **206** nochmal. Denken Sie diesmal besser nach!

Es gibt zwei Arten von malignen Herzrhythmusstörungen. Maligne nennt man sie deshalb, weil sie fast immer kreislaufwirksam sind und deshalb zu einem Erliegen des Blutflusses führen, sodass die Organe nicht mehr mit lebenswichtigem Sauerstoff versorgt werden können. Man teilt die vier malignen Herzrhythmusstörungen in defibrillierbare und nicht defibrillierbare Rhythmen ein. Zu den defibrillierbaren gehören die ventrikuläre Tachykardie sowie das Kammerflimmern, zu den nicht defibrillierbaren die Asystolie sowie die pulslose elektrische Aktivität. Bei Letzterer sieht man zwar Signale auf dem Monitor, die auch einem Sinusrhythmus zum Verwechseln ähnlich sein können –, diesen Signalen folgt allerdings kein mechanisches Korrelat. Heißt zu gut Deutsch: Der Motor funktioniert, aber die Reifen fehlen! Wussten Sie das? Wenn ja, dann gibt's 5 Kompetenzpunkte extra. Wenn nicht, verlieren Sie für jede Herzrhythmusstörung, die Sie vergessen haben, 2 Punkte. 78

Weiter bei **347**.

Wenn Sie bei der Leitstelle die Verfügbarkeit des Herzkatheterlabors abfragen wollten, dann bekommen Sie 5 fette Zusatzpunkte, denn das wäre der einzige Grund, jetzt die Leitstelle zu kontaktieren. Die definitive Entscheidung über den Transport des Patienten ins Katheterlabor trifft zwar der Notarzt – nachfragen, ob es einen Platz gibt, können Sie aber trotzdem schon mal. 79

Wie kontaktieren Sie die Leitstelle?

- Klassisch über Funk. **(352)**
- Sie rufen mit dem Handy an. **(356)**

80 Das war er also, Ihr erster Rettungseinsatz. Und dann gleich Luftnot! Aber wahrscheinlich haben Sie es mehr oder weniger erfolgreich hinbekommen – zumindest ist das anzunehmen, wenn Sie es bis hierher geschafft haben. Wir hoffen, dass nicht zu viele Punkte auf der Strecke geblieben sind! Oder haben Sie vielleicht sogar noch welche dazuverdient?

Wie auch immer. Am Ende eines jeden Einsatzes möchten wir mit Ihnen, wie es sich eigentlich gehört, eine kurze Abschlussbesprechung durchführen.

Sie waren hier also mit dem Leitsymptom «Luftnot» konfrontiert. Anfangs war es Ihr Job, den Status durchzustellen – eine wichtige Aufgabe in Bezug auf die Qualitätssicherung im Rettungsdienst. Als Sie dann beim Patienten ankamen, galt es erst einmal zu entscheiden, welches Equipment mit ins Haus genommen werden sollte. Im Prinzip müssen Rettungsrucksack und Sauerstoff sowie Monitor immer mit. In manchen Bereichen ist der noch mit einer Beatmungseinheit gekoppelt. In unserem imaginären Rettungsdienstbereich allerdings nicht. Was sonst noch mit muss, hängt ein bisschen vom Meldebild ab. In unserem Fall waren wir mit Rucksack, Sauerstoff und Monitor erst einmal bedient.

Bei Frau Fahrig galt es zuallererst, stabile Verhältnisse herzustellen. Schon am äußeren Erscheinungsbild war abzulesen, dass es Ihrer Patientin alles andere als gut geht. Die Sauerstoffsättigung zeigte, dass eine klare Hypoxie vorlag, das heißt eine Unterversorgung des Gewebes mit Sauerstoff. Diese galt es, unabhängig vom Grund, als Erstes zu behandeln.

Erst als Frau Fahrig mit dem lebenswichtigen Gas versorgt war, konnten Sie tiefer nachforschen. Wenn Sie die Lunge abgehört haben, konnten Sie schnell ein exspiratorisches Giemen feststellen, also ein untrügliches Zeichen für einen Spasmus auf Höhe der Alveolen. Sie hatten dann die Möglichkeit, sofort Salbutamol zu geben, was ja von Ihrem ärztlichen Leiter Rettungsdienst freigegeben ist.

Weiterhin galt es auszuschließen, dass andere Vitalwerte ebenso wie die periphere Sauerstoffsättigung nicht in Ordnung waren. Den erhöhten Puls und den etwas erhöhten Blutdruck sollten Sie als Reaktion auf den hypoxischen Stress erkannt haben.

Mit Hilfe von Anamnese und EKG konnten Sie andere Ursachen der Dyspnoe ausschließen.

Als dann der Notarzt kam, war hoffentlich ein Zugang gelegt und die Therapie war, im Rahmen Ihrer Befugnisse, in die Wege geleitet.

Nach den EVM-Richtlinien Ihres ärztlichen Leiters hätten Sie eigentlich auch noch 250 mg Prednisolon verabreichen können.

Weil Ihnen die Zeit fehlte (und aus didaktischen Gründen), haben wir Ihnen dazu aber in diesem Fall nicht die Gelegenheit gegeben.

Jürgen holte die Gabe im RTW nach.

Tatsächlich war das wie im wahren Leben: Man kann nicht immer alles zur gleichen Zeit machen. Und tatsächlich muss Prednisolon erst in einer Trägerlösung aufgelöst werden, sodass dessen Zubereitung ein klein wenig dauert.

Sie hatten in Ihrem Einsatz aber anderes zu tun und arbeiteten erst einmal die Basismaßnahmen ab.

Beachten Sie: Bei Patienten mit infektexazerbierter COPD sollten Sie immer darauf achten, dass der Sauerstofffluss nicht zu hoch eingestellt wird, da es ansonsten zu Atemaussetzern kommen kann. Auf der anderen Seite geht die Behandlung einer Hypoxie immer vor. Sie sollten die Gefahr aber trotzdem im Hinterkopf behalten.

Übrigens: Nicht in jedem Fall sollte es Ihnen gelungen sein, einen Zugang zu legen. So ist das aber manchmal. Auch wenn man alles richtig macht, kann es sein, dass bestimmte Dinge einfach nicht klappen wollen. Vielleicht hat der Patient schlechte Venen oder es liegen andere Gründe vor, die es Ihnen schwer machen. In einem solchen Fall (Frau Fahrig war ja stabil) sollten Sie aber nicht gleich zur Knochennadel greifen.

Wenn Frau Fahrig zum gegenwärtigen Zeitpunkt einen peripheren Venenzugang besitzt, dann bekommen Sie einen Extrapunkt dazu.

Weiter bei **410**.

Haben Sie daran gedacht, Jürgen zu fragen, ob Herr Krummholz die letzten 24 Stunden stabil war? Dann bekommen Sie jetzt alle Kompetenzpunkte zurück, die Sie wegen eventuell zu vieler Fragen «bezahlen» mussten, denn diese Frage ist extrem intelligent und sehr wichtig. Wenn ein Patient nämlich über einen Tag stabil ist, also keine kreislauf- oder atemunterstützenden Maßnahmen benötigte, dann können Sie davon ausgehen, dass er höchstwahrscheinlich auch während des Transportes stabil bleibt. **81**

Weiter zu den Optionen von **723**.

Was soll das denn sein? **82**

Momentan haben Sie nichts vergessen. Alle notwendigen Dinge, inklusive des Patienten, sind eingepackt. Die Fahrt kann losgehen. Sie verlieren 1 Kompetenzpunkt, befestigen die Gerätschaften an den dafür vorgesehenen Halterungen, kontrollieren dann die Gurte des Patienten, bevor Sie sich selbst setzen und vorschriftsmäßig angurten.

«Kann losgehen!», rufen Sie Christoph zu, der auf dem Fahrersitz des RTW auf Ihr O. K. wartet.

Weiter bei **41**.

83 «Ich kriege ein bisschen schwer Luft», sagt Herr Leitning. Ihnen fällt sofort auf, dass der junge Mann ein paar Kilo zu viel auf den Rippen hat, und Sie fragen sich, ob die Luftnot nicht auch damit zusammenhängt.

Wollen Sie noch etwas vom Patienten wissen?

- Ja. **(668)**
- Sie haben vorerst genug gehört und konzentrieren sich auf die Primärversorgung. **(767)**

84 «Alles juckt», antwortet Herr Leitning.

«Außerdem habe ich das Gefühl, mein Gesicht schwillt etwas an.»

Das war Ihnen anfangs ebenfalls aufgefallen. Allerdings könnte dieses Symptom auch gut auf die Spritze zurückzuführen sein, die Dr. Bieber seinem Patienten eben verpasst hat. Sie denken mit einigem Grauen an Ihren letzten Zahnarztbesuch zurück.

Schnell zurück zu den Optionen von **668**.

85 So, jetzt haben Sie das 12-Kanal-EKG angebracht und bitten Ihren Patienten, ruhig zu atmen, insofern das in der aktuellen Situation möglich ist. Interessiert blicken Sie auf den EKG-Streifen.

Was sich da wohl zeigen wird? **Abbildung 5** gibt Ihnen Antwort.

Was sehen Sie?

- normales EKG **(190)**
- NSTEMI **(295)**
- Linksschenkelblock **(472)**
- STEMI **(586)**
- Sie können keine EKGs lesen und fragen Arne. **(126)**

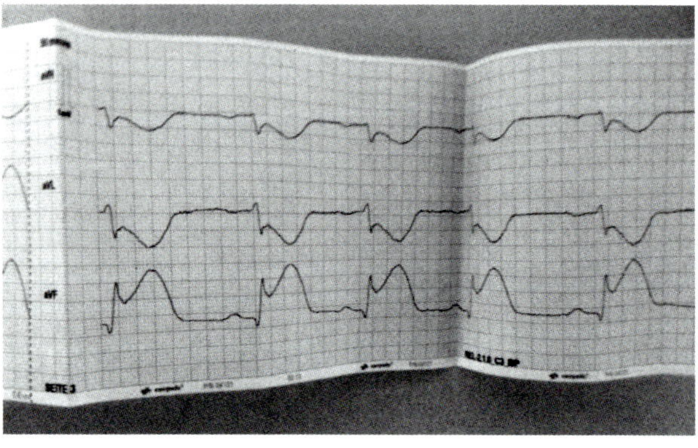

Abbildung 5

Das sollten Sie nicht tun, es sein denn, Sie stehen wirklich direkt vor der Tür des Krankenhauses. Ihr nächster ärztlicher Ansprechpartner ist der Notarzt, den Sie bei Problemen umgehend verständigen müssen. Tun Sie das! Ziehen Sie sich aber vorher noch 5 Kompetenzpunkte ab! **86**

Weiter bei **206**.

«Egal gibt's nicht!», sagt Arne und wirkt dabei etwas ungeduldig. **87**

«Wir haben nicht umsonst verschiedene Optionen in dem Auto! Also was willst Du nun?»

Sie verlieren 1 Kompetenzpunkt.

Entscheiden Sie sich bei **93**!

«Hallo miteinander!», hören Sie plötzlich eine mittlerweile wohl bekannte Stimme sagen. **88**

«Was habt Ihr denn für uns?»

Sie drehen sich von Ihrem Patienten weg und sehen Notarzt Dr. Albert. Seinem offensichtlichen Wake-up-Look zu urteilen war seine Nacht bisher entspannter als die Ihre.

Sie übergeben dem Arzt alles, was Sie über Herrn Geißenecker wissen, und erläutern alle bisher getroffenen Maßnahmen. Als Sie den Blutdruck Ihres Patienten erwähnen, unterbricht Sie der Notarzt.

«Den hast Du doch hoffentlich nicht gesenkt, oder?»

- Sie haben den Blutdruck mit Hilfe des Medikamentes Urapidil gesenkt. **(576)**
- Sie haben den Blutdruck so gelassen, wie er ist. **(121)**

«Ich glaube, wir sollten gleich eine Maske mit Reservoirbeutel nehmen», sagt Arne. **89**

«So erreichen wir die höchstmögliche Sauerstoffkonzentration!»

Recht hat Ihr Kollege.

Natürlich hängt die Konzentration des applizierten Sauerstoffs auch von der Flussrate ab. Wenn Sie die aber hoch einstellen, dann ist die Art der Applikation das A und O!

Mit einer Sauerstoffbrille erreichen Sie lediglich eine inspiratorische Konzentration des Gases von etwa 40%. Eine Maske erhöht diesen Wert auf zirka 60% und ein zusätzliches Reservoir kann fast 80% inspiratorisches O_2 generieren. Nur ein Beatmungsbeutel mit Demandventil schafft noch etwas mehr.

Haben Sie das gewusst?

Wenn ja, dann dürfen Sie sich nun 2 Kompetenzpunkte gutschreiben, wenn nicht, verlieren Sie 3.

Merken Sie sich diese einfache Regel unbedingt! Sie wird Ihnen noch nützen!

Bei Ihrer Patientin sollten Sie den Sauerstoff erst einmal hoch einstellen, sodass sie überhaupt Luft bekommt.

Sie wählen also eine Maske mit Reservoir.

Nachdem Sie die Patientin ein paar Minuten mit Sauerstoff versorgt haben, wirkt sie schon viel entspannter.

Wie geht es nun weiter?

Weiter zu den Optionen von **662**.

90 Weil …

- … Sie die Hausnummer nicht mehr wissen. **(660)**
- … eine andere Hausnummer die richtige ist. **(416)**

91 Wie geht's jetzt weiter?

- Sie machen so weiter, bis das NEF eintrifft. Die Basismaßnahmen sind schließlich erledigt. **(562)**
- Sie analysieren den Herzrhythmus auf dem EKG. **(698)**
- Sie bitten Arne, die Softpaddels auf die Brust Ihres Patienten zu kleben. **(525)**
- Sie etablieren einen peripheren Venenzugang. **(298)**
- Sie geben Medikamente. **(1)**
- Sie tun etwas ganz anderes. **(419)**

Treffen Sie eine Auswahl und lesen Sie dann bei **369** weiter.

92 Die Lage ist entspannt! Sie können sich zurücklehnen und die Freude darüber genießen, dass Sie es geschafft haben, Ihre erste Patientin, die noch dazu ziemlich im Eimer war, zu stabilisieren.

«Arne, ich glaube, wir können den Notarzt abbestellen!», sagen Sie voller Enthusiasmus.

«Den Rest schaffen wir auch alleine.»

«Bist Du noch ganz bei Trost? Willst Du in den Knast wandern?»

Arne ist bestürzt. Und das mit Recht.

Ihre Aufgabe als Rettungsassistent ist es, den Patienten so schnell wie möglich einem Arzt zuzuführen. Dabei ist es vom Leitsymptom abhängig, ob es reicht, den Patienten lediglich ins Krankenhaus zu fahren, oder ob Sie einen Notarzt brauchen. Bei Frau Fahrig liegt allerdings eine Luftnot vor, die zu den vital bedrohlichen Notfällen gehört. Und seien wir ehrlich. Sie können nicht einschätzen, ob es der Patientin nicht in ein paar Minuten wieder schlechter gehen wird! Sie verlieren 5 Kompetenzpunkte.

Noch ein praktischer Tipp: Ist der Notarzt von der Leitstelle alarmiert, dann sollten Sie ihn nur abbestellen, wenn Sie sich zu einhundert Prozent sicher sind. So etwas passiert in der Regel nur, wenn die Einsatzmeldung und die Realsituation stark voneinander abweichen.

Am besten, Sie überlassen eine solch folgenreiche Entscheidung am Anfang den erfahreneren Kollegen!

Weiter zu den Optionen von **473**.

Sie bitten Arne, Ihnen den Sauerstoff fertig zu machen. **93**
«Wie willst Du den Sauerstoff verabreichen?», fragt Arne.

- «per Brille» **(240)**
- «per Maske» **(359)**
- «per Maske mit Reservoir» **(756)**
- «egal.» **(87)**

Zur Erinnerung zeigt **Abbildung 6** Ihnen links eine Sauerstoffmaske und rechts eine Sauerstoffbrille.

Um den Puls zu fühlen, nutzen Sie den Zeigefinger, denn wenn Sie den Daumen verwenden würden, könnte es leichter sein, dass Sie irrtümlich ihren eigenen Herzschlag als den des Patienten fehlinterpretieren. **94**

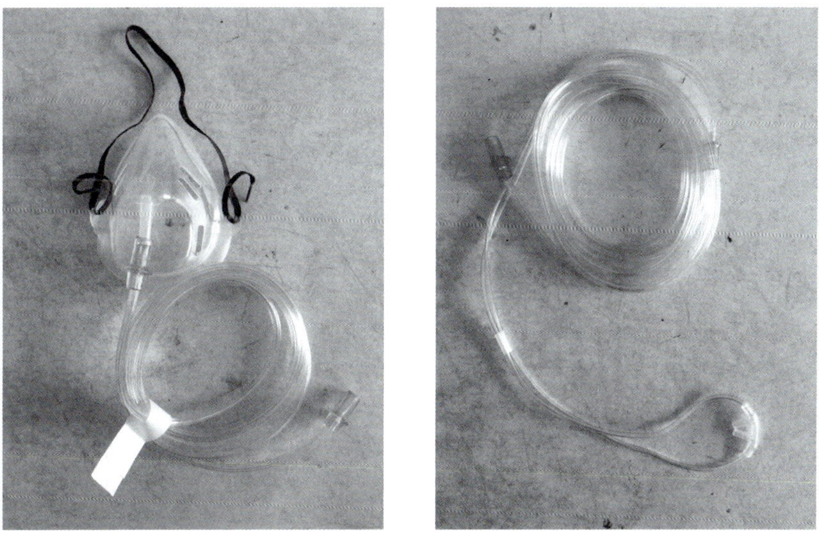

Abbildung 6

Nach kurzer Suche haben Sie einen kräftigen Puls gefunden. Die Frequenz liegt bei ungefähr 50/min. So genau können Sie das aber nicht sagen, weil der Herzschlag nicht ganz regelmäßig zu sein scheint.

Worauf müssen Sie aber achten, wenn Sie den Puls am Hals ertasten? Und wie hoch wird der Blutdruck mindestens sein?

Notieren Sie die Antwort und lesen Sie bei **719** weiter.

95 Sie bringen den Rettungswagen direkt vor Hausnummer 9 zum Stehen, betätigen Status «4» und nehmen sich völlig routiniert den Rettungsrucksack sowie die Sauerstoffflasche aus dem hinteren Teil des Wagens, während sich Arne den Monitor und die Absaugung schnappt.

«Du lernst wohl schnell, was?», lobt Ihr Kollege.

Stolz spurten Sie zu den Namensschildern an der Haustüre und klingeln bei Müller.

Während Sie sich noch fragen, ob eine bewusstlose Person wohl die Türe öffnen kann, spüren Sie ein Surren und nach leichtem Druck springt der Eingang auf.

Dem Schild nach zu urteilen befindet sich die Wohnung im zweiten Stock. Sie sprinten hinauf, zwei Stufen auf einmal nehmend, während Arne etwas gesetzter nach oben läuft.

Die Tür zur Wohnung steht bereits weit offen und auf ein deutliches «Hallo?» Ihrerseits bekommen Sie ein «Hierher, schnell!» als Antwort.

Weiter bei **49**.

96 Während Arne den Monitor anschaltet und Blutdruck, Herzfrequenz sowie Sauerstoffsättigung misst, fragen Sie Frau Wagner, was denn eigentlich passiert ist.

Dafür bitten Sie Frau Wagner ins Nebenzimmer.

«Ich bin aufgewacht, weil mein Mann heute Nacht immer und immer wieder aufs Klo musste. Das geht jetzt schon seit Tagen. Der Doktor sagt, er habe eine Blasenentzündung. Dagegen hat er Antibiotika bekommen», erzählt die sichtlich verängstigte Frau und fährt fort: «Vor ungefähr einer halben Stunde sind dann noch Brustschmerzen dazugekommen. Mein Mann hat gesagt, er habe das Gefühl, ein Elefant würde auf seiner Brust sitzen. Ach, er übertreibt immer so, deshalb habe ich ihn erst mal gar nicht für voll genommen. Doch schauen Sie ihn sich doch an! Er sieht ja ganz furchtbar aus!»

Sie wollen gerade nach Vorerkrankungen fragen, da hören Sie ein lautes Rufen aus dem Schlafzimmer: «Komm schnell!».

Es ist Arne.

- Sie kommen schnell. **(210)**
- Sie beenden Ihre Anamnese. **(76)**

Was wollen Sie tun? **97**

- Sie bringen den Patienten als Erstes in den RTW. Dort machen Sie alles Weitere. **(636)**
- Sie legen einen Zugang. **(319)**
- Sie lagern den Patienten auf eine spezielle Art und Weise. **(101)**
- Sie geben Medikamente. **(316)**
- Sie schreiben ein 12-Kanal-EKG. **(327)**

Treffen Sie Ihre Maßnahmen und lesen Sie dann bei **739** weiter!

Der Erb-Punkt befindet sich zirka im vierten ICR links parasternal. Hier kreuzen sich die Felder der vier Klappentöne und überlagern sich zu einem lauten Ton, aus dem man zwar keine Pathologien der einzelnen Herzklappen heraushören, jedoch einen guten Überblick über die Herzfrequenz heraushören kann. Außerdem ist es möglich, Herzgeräusche zu identifizieren, ohne sie jedoch topographisch einordnen zu können. Der Erb-Punkt am Herzen, der einen klinischen Punkt zur Auskultation des Organs beschreibt, darf nicht mit dem anatomischen Begriff des Erb-Punktes am Hals verwechselt werden. **98**

Übrigens: Bei der Auskultation des Herzens hören Sie die Schließungsgeräusche der Herzklappen.

Wussten Sie, wo der Erb-Punkt liegt und was Sie eigentlich genau auskultieren?

Wenn ja, bekommen Sie für beides jeweils 2, also insgesamt 4 Kompetenzpunkte.

Für jeden der beiden Fakten, den Sie nicht kannten, verlieren Sie jeweils 2 Punkte.

Herrn Leitnings Herz schlägt ein wenig schnell, hört sich ansonsten aber ganz normal an.

Bei der Auskultation der Lunge fällt Ihnen ein dezenter inspiratorischer Stridor auf.

Außerdem befinden sich auf dem Thorax von Herrn Leitning überall rötliche Pusteln.

Weiter zu den Optionen von **623**.

99 «Alle raus hier! Sofort!»

Sie beginnen hektisch, Ihre Siebensachen zu packen, und halten dabei die Luft an. Auch Sie, Arne und alle anderen im Raum könnten jeden Moment ohnmächtig werden. Sie haben eindeutig Kohlenmonoxid gerochen!

Zum Glück behält Arne die Nerven.

«Ganz ruhig, Brauner!», sagt er.

«Nicht jeder ohnmächtige Rentner mit Kohleofen hat eine Kohlenmonoxidvergiftung. Mein Melder misst ganz normale Werte», sagt er und hält ein kleines, gelbes Gerät in die Höhe, das kontinuierlich den Wert des CO in der Umgebung misst und bei Bedarf sofort Alarm schlägt.

Da ist Ihre Fantasie wohl mit Ihnen durchgegangen!

Denken Sie daran – wenn Sie Hufgetrappel hören, sind es meistens Pferde, keine Zebras. Außerdem kann man CO nicht riechen.

Nachdem Sie 5 Punkte verloren haben, lesen Sie bei **281** weiter!

100 Das ist viel zu kurz!

In dieser Zeit hat das Blut doch kaum eine Chance, sich in Bewegung zu setzen!

Sie verlieren 4 Kompetenzpunkte.

Weiter zu den Optionen von **578**.

101 Momentan ist eine spezielle Art der Lagerung (noch) nicht angebracht.

Herr Leitning sitzt entspannt auf dem Zahnarztstuhl und eine Änderung seiner Lage würde ihn wahrscheinlich nur unnötig anstrengen, ohne ihm etwas zu bringen.

Verschwenden Sie Ihre Zeit nicht mit Dingen, die nichts bringen, sondern behandeln Sie effektiv.

Sie verlieren 2 Kompetenzpunkte.

Zurück zu den Optionen von **97**.

102 Im Prinzip konnten Sie sich für alle der drei genannten Alternativen entscheiden. Weil die orotracheale Intubation aber nicht in den EVMs steht, haben Sie ein paar Punkte verloren, wenn Sie diese Variante gewählt haben. Wichtig ist nur, dass Arne nach der Etablierung des Atemweges geprüft hat, ob die Luft auch beim Patienten ankommt. Das kann man zum einen dadurch machen, dass man den Brustkorb während der Atemspende inspiziert und sich vergewissert, dass er sich hebt und senkt. Zum anderen sollte der Thorax kurz abgehört werden. Arne tut das und ist sich sicher, dass seine Beatmung funktioniert.

Obwohl beide Varianten richtig waren, gehen wir im weiteren Verlauf davon aus, dass Sie sich dafür entschieden haben, Herrn Wagner einen Larynxtubus zu verpassen. Außerdem setzen wir voraus, dass Sie Herrn Wagner im Vorfeld einen PVK gelegt haben.

Weiter bei **209**.

«So, gerade im Einsatz hast Du Dich ja nicht schlecht angestellt!», lobt **103**
Arne.

«Jetzt wollen wir doch mal sehen, wie das mit dem Auffüllen klappt!»

Sie müssen unwillkürlich schlucken. Nach dem Einsatz bei Frau Fahrig hat doch Arne alles aufgefüllt. Sie hatten gehofft, dass würde für den Rest der Nacht zur Regel werden. Offenbar haben Sie sich aber getäuscht.

«Was haben wir denn alles verbraucht?», möchte Arne von Ihnen wissen.

Mit dieser Frage haben Sie jetzt nicht gerechnet. Offenbar sind Sie davon ausgegangen, dass Arne schon genau weiß, was Sie jetzt auffüllen müssen, oder er sich das zumindest irgendwo aufgeschrieben hat. Allerdings möchte er das jetzt von Ihnen wissen.
Etwas verschüchtert antworten Sie:

- «Eine Sauerstoffmaske, einen Beatmungsbeutel und ein Zugangsset.» **(110)**
- «Ein Zugangsset, ein Infusionssystem und eine Sauerstoffmaske.» **(458)**
- «Ein Zugangsset, ein Infusionssystem und fünf Ampullen G20%-Lösung.» **(358)**
- «Ein Zugangsset, ein Infusionssystem, fünf Ampullen G20%-Lösung und 3 BZ-Stix.» **(234)**

Was wollen Sie untersuchen? **104**

- 12-Kanal-EKG **(141)**
- Blutglukosespiegel. **(744)**

«Wo ist denn das Beatmungsgerät?», wollen Sie von Arne wissen. **105**

Der schaut Sie mit großen Augen an.

«Was willst Du?» (**Abb. 7**)

Sie erklären ihm, dass Sie auf Nummer sicher gehen wollen. Schließlich hieß es im

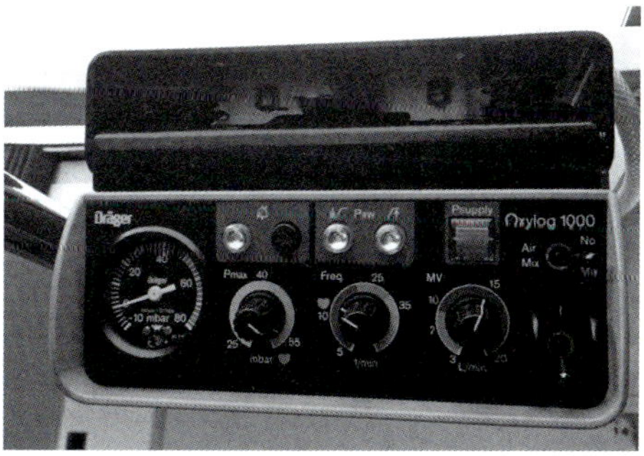

Abbildung 7 (© Drägerwerk AG & Co. KGaA, Lübeck. Alle Rechte vorbehalten. Kein Teil darf ohne vorherige schriftliche Genehmigung wiedergegeben, in einem Datensystem gespeichert oder in irgendeiner Form weder elektronisch noch mechanisch, durch Fotokopie, Aufnahme noch durch andere Art übertragen werden.

Meldebild, der Patient würde unter Luftnot leiden. Da müssen Sie schon auf alles gefasst sein!

Arne kann ein Lachen nicht unter unterdrücken.

«Jetzt bleib mal ganz geschmeidig!», fordert er Sie auf.

«Wir sollten uns den Patienten erst einmal anschauen, bevor wir schon an eine Beatmung denken!», ermahnt Arne Sie.

«Schließlich haben wir ja den Sauerstoff!»

Sie verlieren 2 Kompetenzpunkte und gehen weiter zu den Optionen von **173**.

106 Sie sind in einer akuten Stresssituation und Ihrem Patienten geht es gar nicht gut!

Obwohl Sie das Wissen haben, eine Diagnose zu stellen, ist es völlig legitim, einen Notarzt anzufordern, mit dem Argument, es würde dem Patienten schlecht gehen und Sie kämen hier nicht weiter. Die oberste Priorität hat das Wohl des Patienten und nicht der Umstand, ob Sie nun eine richtige Diagnose stellen oder nicht. Insofern haben Sie gut reagiert und bekommen dafür 2 Kompetenzpunkte.

Weiter bei **16**.

107 «Keine Ahnung!»

Die Sachen von Herrn Krummholz sind nun wirklich nicht das Problem des Mediziners.

Trotzdem bleibt er freundlich: «Frag doch mal die Schwester. Die weiß das bestimmt.»

Richten Sie Ihre Fragen immer an den richtigen Adressaten!

Nur weil Jürgen da ist, müssen Sie ihn nicht mit allem bombardieren, was Sie wissen wollen!

Wie gerufen kommt in diesem Moment eine Schwester ins Zimmer, die Ihnen die gepackte Tasche von Herrn Krummholz in die Hand drückt.

Weiter zu den Optionen von **723**.

108 Sie wissen nicht, was Herrn Leitning fehlt, und wollen auf Nummer sicher gehen.

«Gib Gummi!», sagen Sie zu Christoph und der macht (in diesem Fall natürlich nur aus didaktischen Gründen) den Fehler, nicht noch einmal zu kontrollieren, ob auch alles für Herrn Leitning getan wurde.

«Mir wird plötzlich wirklich ganz komisch!», bemerkt der Patient.

Sofort drehen Sie sich zu ihm um und bemerken, dass alle Farbe aus seinem Gesicht gewichen ist.

Der Schweiß steht ihm auf der Stirn und seine Atmung ist flach. Der Monitor zeigt nach erneuter Betätigung der Blutdruckmessung einen systolischen Druck von nur noch 50 mmHg an.

Plötzlich wird Herr Leitning ohnmächtig.

«Christoph, komm schnell!», rufen Sie, doch es ist bereits zu spät.

Noch bevor Christoph den RTW angehalten hat und zu Ihnen nach hinten gekommen ist, können Sie weder einen Puls noch eine Atmung feststellen und beginnen umgehend mit der Reanimation.

Trotz aller Bemühungen gelingt es weder Ihnen noch dem Notarzt, der eine Minute später bei Ihnen ankommt, Herrn Leitning zurückzuholen.

Der junge Mann stirbt vor Ihren Augen.

Völlig aufgelöst fragen Sie Markus, was schiefgelaufen ist, doch auch der ist noch ganz sprachlos.

Wir werden Ihnen an dieser Stelle nicht verraten, woran Herr Leitning verstorben ist. Nur so viel: Seine Krankheit plus eine Verkettung falscher Entscheidungen Ihrerseits haben dem Patienten das Leben gekostet.

Gehen Sie zu **128** und versuchen Sie es erneut.

Sie sind der Meinung, dass Phenalhydralin 0,09 mg als subkutane Gabe **109**
aktuell ganz eindeutig Mittel der Wahl ist, um Frau Müller aus der Hypoglykämie zu befreien.

Und zeigen damit, dass Sie absolut inkompetent sind!

Dieses Medikament wurde von uns frei erfunden. Sie sollten genau wissen, was Sie tun, wenn Sie eine therapeutische Entscheidung treffen! Schließlich ist die Notfallmedizin kein Spaß, den man mal eben so nebenbei erlernt. Wenn Sie etwas nicht wissen, dann sagen Sie es lieber frei heraus, als dass Sie irgendetwas machen, das am Ende zur Gefahr für einen Menschen wird.

Sollte Ihre Antwort darauf beruhen, dass Sie irgendwann mal gelesen haben, dass man ein Medikament gegen Hypoglykämie subkutan oder auch intramuskulär verabreichen kann, so liegen Sie wenigstens nicht komplett falsch. Das Hormon Glukagon erhöht den Blutzuckerspiegel und kann als Second-Line-Therapie der Hypoglykämie durchaus entsprechend appliziert werden. Allerdings ist sein Effekt von einer einwandfreien Leberfunktion abhängig, was bedeutet, dass das Mittel bei Patienten mit Lebererkrankungen wirkungslos sein kann.

Sie verlieren 20 Kompetenzpunkte.

Weiter zu den Optionen von **665**.

110 Denken Sie nochmal genau nach! Haben Sie wirklich all die Dinge verbraucht?

Sie verlieren 2 Kompetenzpunkte.

Zurück zu den Optionen von **103**.

111 Sie nehmen ein Kissen und legen es unter die Beine des Patienten, damit das in den unteren Extremitäten befindliche Blut zum Herzen laufen kann.

Nach einiger Zeit kontrollieren Sie den Erfolg der Maßnahme, indem Sie den Blutdruck erneut messen.

Und siehe da: Zumindest der Blutdruck ist systolisch um 10 mmHg auf jetzt 90/50 mmHg gestiegen.

Weiter zu den Optionen von **386**.

112 «Was willst Du machen?»

Arne ist entsetzt.

«Ohne Notarzt – überschreitest Du da nicht Deine Kompetenzen?»

- «Du hast recht! Wir warten auf den Notarzt!» Wählen Sie diese Option, dann kostet Sie das 2 Kompetenzpunkte, die Sie für Ihren Wankelmut bezahlen müssen. **(488)**
- «Nein, damit überschreiten wir unsere Kompetenzen nicht! Es heißt doch: Zeit ist Muskel. Herr Wagner muss so schnell wie möglich ins Krankenhaus.» **(587)**

113 Nachdem sich der ganze Aufruhr nun ein bisschen gelegt hat, gehen Sie auf den offenkundig verletzten jungen Mann zu, während Arne sich den anderen ansieht.

«Alles in Ordnung?», fragen Sie.

Der Mann bejaht und schiebt gleich die Bitte hinterher: «Ey Alter, aber keine Polizei, O.K.?»

Wenigstens in diesem Punkt scheinen sich die beiden einig zu sein, denn als der Kontrahent Ihres Patienten das Wort «Polizei» vernimmt, stimmt er dem aus vollem Hals zu.

- Das hätten sich die beiden vorher überlegen sollen. Jetzt müssen Sie die Polizei informieren. **(541)**
- Geht in Ordnung. Die beiden haben sich ja beruhigt. Da brauchen Sie nicht unbedingt die Polizei rufen. **(521)**

114 Sie beginnen, wie ein Wilder auf dem Patienten herumzudrücken.

«Was machst Du denn da?», fragt Arne.

«Bei der Frequenz hat das Herz doch gar keine Zeit, sich ordentlich zu füllen. Außerdem schaffst Du das nicht lange.»

Hinzu kommt: Durch die niedrige Drucktiefe bauen Sie kaum einen ordentlichen Blutdruck auf und die Effektivität Ihrer Reanimation ist nicht besonders hoch.

Sie verlieren 4 Kompetenzpunkte.

Bei **527** lesen Sie, wie Sie es richtig machen!

Weiter bei **471**. **115**

Na ja, eigentlich nicht! Aber die Ärzte sind der Meinung, dass es nötig ist. **116**
Und ich kann mich ja nicht gegen den Willen meines Doktors stellen, oder? Wenn der meint, der Herzkatheter ist das Beste für mich, dann ist das so.»
Ziehen Sie aus dieser Antwort irgendwelche Konsequenzen?

- Ja. **(476)**
- Nein. **(629)**

Und das tun Sie, indem … **117**

- … Sie die beiden Armschlagadern am distalen Unterarm komprimieren und die Sekunden zählen, bis die Sättigungsanzeige an dieser Seite auf unter 90 % fällt. **(549)**
- … Sie das Nagelbett eines beliebigen Fingernagels kurz komprimieren und dann die Sekunden zählen, bis der Nagel wieder rosig ist. **(346)**
- … Sie etwas ganz anderes tun. **(177)**

Weil Arne ja bereits den Rucksack geschultert hat, müssen Sie lediglich an **118**
die Sauerstofftasche sowie den Monitor denken! Wenn Sie nur die beiden Dinge ausgewählt haben, dann können Sie sich jetzt 2 Kompetenzpunkte gutschreiben.

«Los jetzt!», drängt Arne zum raschen Handeln.

Die junge Frau, die Sie eingelassen hat, zeigt Ihnen den Weg.

«Was ist denn passiert?», nutzt Arne die Zeit, um sich schon etwas über die Situation zu informieren.

«Es geht um meine Oma», antwortet die Frau.

«Sie bekommt schon den ganzen Tag relativ schlecht Luft. Aber vor ein paar Minuten ist sie richtig blau angelaufen. Kommen Sie schnell!»

Da scheint ja wirklich irgendetwas gar nicht zu stimmen! Und Sie sind ganz auf sich allein gestellt, da das NEF wohl noch eine Weile brauchen wird. Sie werden in das große Einfamilienhaus geführt. Bereits im Eingangsbereich bestätigt sich Ihr erster Eindruck. Die Menschen, die hier wohnen, scheinen nicht arm zu sein. Die Einrichtung ist ziemlich edel und überall stehen teuer aussehende Gegenstände herum.

Ihre Begleiterin führt Sie eine enge Treppe in den ersten Stock hinauf.

Weiter bei **662**.

119 Bei Frau Fahrig scheint es kein großes Problem zu sein, eine geeignete Vene ausfindig zu machen. An ihrem Handrücken lächeln Sie direkt mehrere blaue Gefäße an.

Nachdem Sie sich frische Gummihandschuhe übergezogen haben, desinfizieren Sie die gewählte Einstichstelle großzügig, wischen Sie mit einem sterilen Tupfer ab und sprühen danach nochmals ordentlich Desinfektionsmittel auf den Handrücken Ihrer Patientin. Nun warten Sie die vorgeschriebene Einwirkzeit ab.

Wie lange müssen Sie bei handelsüblichen Hautdesinfektionsmitteln warten, bis Sie mit dem Zugang loslegen können?

Weiter bei **702**.

120 Sie öffnen den Kühlschrank, doch fällt Ihnen kein Medikament mit dem Namen Amiodaron auf. Auch nach nochmaliger Suche können Sie nichts entdecken.

«Was suchst Du denn?», will Christoph wissen.

Sie antworten.

«Ich dachte, Du kennst Dich aus!», kommentiert er etwas pikiert das Ziel Ihrer Suche. Amiodaron wird doch nicht im Kühlschrank gelagert.

Sie verlieren 2 Kompetenzpunkte.

Weiter bei **13**.

121 «Dann hast Du ja alles richtig gemacht!», bestätigt Jürgen Ihre Therapie.

Und tatsächlich. Sollten Sie nicht bereits gelesen haben, wie die Sache ausgegangen wäre, wenn Ihnen ein Fehler unterlaufen ist, dann dürfen Sie sich jetzt 7 Kompetenzpunkte dazuaddieren, denn Sie haben wirklich alle wichtigen Entscheidungen richtig getroffen.

«Dann wollen wir den Mann mal intubieren!», informiert Jürgen Sie über seine weiteren Pläne. «Bereite Du doch schon mal die Intubation vor!»

Und schon geht es weiter!

Was brauchen Sie alles, um eine Intubation zu richten? Von der Funktionalität welcher Geräte müssen Sie sich vorher überzeugen?

Notieren Sie die Antworten und lesen Sie bei **619** weiter!

Die acht reversiblen Ursachen des Herz-Kreislauf-Stillstandes lassen sich unter der Mnemonik der vier Hs und HITS zusammenfassen. **122**

Folgende Krankheitsbilder fallen unter die vier Hs:

- Hypovolämie
- Hypoxie
- Hypothermie
- Hypo-/Hyperkaliämie.

Unter HITS versteht man folgende vier Krankheitsbilder:

- Herzbeuteltamponade
- Intoxikationen/metabolische Ursachen
- Thrombosen/Embolien
- Spannungspneumothorax.

Konnten Sie alle acht reversiblen Ursachen des Herz-Kreislauf-Stillstands aufzählen?

Für jede richtige Ursache bekommen Sie 2 Kompetenzpunkte, während Sie für jedes vergessene Krankheitsbild 3 Punkte abziehen müssen.

Was liegt aber nun bei Herrn Wagner vor?

Wie Sie möglicherweise bereits richtig diagnostiziert haben, leidet der Patient an einem ST-Hebungsinfarkt. Und der fällt eindeutig unter das Krankheitsbild Thrombose/Embolie. Kausal behandeln können Sie jetzt nicht mehr viel. Sie haben bereits Ihr Möglichstes getan, indem Sie ASS verabreicht haben. Sollten Sie das im Verlauf des Falls nicht getan haben, weil Herr Wagner ohnmächtig geworden ist, während Sie eine Fremdanamnese erhoben haben, verlieren Sie für diese völlig überflüssige Aktion jetzt 5 Kompetenzpunkte und holen die Gabe von 500 mg ASS nach. Eine eventuelle Lysetherapie fällt nicht in Ihren Verantwortungsbereich!

Wenn Sie auch das wussten, gibt's nochmal 4 Extrapunkte. Wenn Sie Krankheitsbild oder Therapiemaßnahme nicht benennen konnten, müssen Sie sich jeweils 3 Punkte abziehen.

Zurück zu den Optionen von **91**.

Schade! **123**

Neben einer ausführlichen Anamnese gehört die körperliche Untersuchung zu den wichtigsten Methoden, um einen Notfallpatienten korrekt einschätzen zu können. Diese Möglichkeit bleibt Ihnen nun verwehrt. Trotzdem müssen Sie irgendwann eine Verdachtsdiagnose stellen, um die korrekten therapeutischen Schritte in die Wege zu leiten.

Hoffentlich gelingt Ihnen das!

Weiter zu den Optionen von **767**.

124 Mittlerweile haben die verabreichten Medikamente ihre Wirkung gezeigt und Herr Krummholz liegt ganz ruhig da.
Dr. Schneider fordert alle auf, vom Patienten Abstand zu halten und Sie …
- … tun genau das. **(598)**
- … erinnern sich in letzter Sekunde daran, dass ein Schock auf keinen Fall abgegeben werden darf. **(538)**

125 Klar!

Der Zahnarzt hatte das zwar versucht, jedoch ohne Erfolg.

Sie haben die Situation ganz richtig beurteilt: Herrn Leitning geht es mehr als schlecht und er wird mit ziemlicher Sicherheit Medikamente brauchen. Doch dafür ist ein intravenöser Zugang nötig.

Routiniert, wie Sie bereits sind, bitten Sie Christoph, Ihnen die benötigten Materialien anzureichen, und etablieren den peripheren Zugang ohne Probleme. Glücklicherweise hat Herr Leitning gute Venen.

Weiter zu den Optionen von **386**.

126 Sie haben keine Ahnung von EKGs, sind aber zumindest Manns genug, das auch zuzugeben, möglicherweise haben Sie auch bereits eine Fehldiagnose gestellt und sind so zu diesem Punkt gekommen. Wie auch immer – Tatsache ist, dass Sie natürlich etwas über EKGs wissen sollten, das ist völlig klar. Auch wenn die Diagnose letzten Endes vom Notarzt gestellt wird, gehört das Wissen um die Grundlagen der EKG-Interpretation zu Ihren Aufgaben.

Es gibt viele gute Bücher zu diesem Thema. Lesen Sie doch mal eins! Sie werden sehen: Wenn man EKGs interpretieren kann, dann macht die ganze Sache wirklich Spaß! Können Sie es aber nicht, dann ist es allemal besser, das zuzugeben, als zu raten!

«Schau mal!», beginnt Arne, das EKG von Herrn Wagner zu erklären.

«Du siehst ganz eindeutig, dass in den Ableitungen II, III und aVF eine ST-Hebung vorliegt. Weißt Du, was das bedeutet?»

Notieren Sie die Antwort und lesen Sie bei **219** weiter!

127 Weiter bei **66**.

128 Sie hatten nun die Möglichkeit, sich ein Bild vom Patienten zu machen. So richtig ist Ihnen wahrscheinlich noch nicht klar, an was er leidet, oder etwa doch?

Christoph hat sich mittlerweile im Rahmen der Basismaßnahmen um Vitalparameter gekümmert.

«Sieht so weit O. K. aus!», sagt der Kollege.

«Sättigung liegt zwar bei 91 %, Puls bei 105/min. Der Druck ist 120/80 mmHg.»

Na ja, denken Sie.

Gut ist anders. Gerade weil der Patient ja erst in den Zwanzigern ist.

Aber es hilft ja alles nichts – Sie müssen jetzt etwas tun.

Suchen Sie sich eine von den unten aufgeführten Verdachtsdiagnosen aus und lesen Sie dann bei **390** weiter!

- V. a. Hyperventilation
- V. a. leichte Anaphylaxie
- V. a. anaphylaktischen Schock
- V. a. leichten Asthmaanfall
- V. a. schweren Asthmaanfall
- V. a. kardiale Dekompensation
- V. a. Lungenembolie.

Welches Medikament oder welche Medikamente müssen Sie jetzt in welcher Dosierung geben? **129**

Notieren Sie die Antwort und lesen Sie bei **322** weiter!

Weiter bei **523**. **130**

Ambitioniert öffnen Sie die Hecktüren vom RTW und betätigen den automatischen Ablassmechanismus der Trage. **131**

«Was hast Du denn vor?», möchte Arne wissen.

Sie erklären ihm, dass Sie bereits weiterdenken und den Transport des Patienten zum Auto vorbereiten.

«Nun mal langsam mit den jungen Pferden!», fordert Arne Sie auf.

«Wir wissen doch noch gar nicht, was dem Patienten fehlt!»

Und natürlich hat Ihr Kollege recht! Machen Sie sich erst einmal ein Bild vom Patienten und leiten Sie dann weitere Maßnahmen, wie den Transport, in die Wege! Weiter zu den Optionen von **173**.

Was wollen Sie untersuchen? **132**

- Sie hören die Lunge ab. **(195)**
- Sie untersuchen die Knöchel sowie die Unterschenkel. **(34)**
- Sie führen eine neurologische Untersuchung durch. **(656)**

- Sie untersuchen die Haut Ihrer Patientin. **(604)**
- Sie hören das Herz ab. **(451)**
- Sie schauen in den Mund von Frau Fahrig. **(10)**
- Sie untersuchen den kapillaren Refill. **(117)**

Gehen Sie weiter zu den Optionen von **473**, wenn Sie alle Ihrer Meinung nach notwendigen Untersuchungen durchgeführt haben!

133 Sie bitten Christoph, das Töpfchen des Zerstäubers mit einer Ampulle Salbutamol zu füllen.

«Bist Du Dir ganz sicher?», möchte Ihr Kollege wissen.

«Ich meine, die Sättigung ist doch gut. Warum willst Du denn jetzt vernebeln?»

Sie denken nochmal darüber nach und entscheiden dann auch, dass die Idee nicht besonders gut war.

Sie verlieren 4 Kompetenzpunkte.

Zurück zu den Optionen von **4**.

134 «Mit der Tochter habe ich telefoniert», antwortet Jürgen.

«Eine Ehefrau hat der Mann nicht. Die Tochter wohnt mit ihrer Familie in der Nähe von Hamburg und kann den Vater erst am Wochenende besuchen. Aber der Mann ist ja klar bei Verstand und kann für sich selbst sorgen.»

- «O. K., danke für die Info.» **(723)**
- «Gibt es eine Patientenverfügung?» **(71)**

135 «Äh, …», stammelt Herr Hasemann und Sie befürchten schon, dass er nicht mal mehr das weiß.

Doch gleich danach wissen Sie, woher sein Zögern rührt. «Ich weiß nicht genau. Ist noch Freitag oder schon Samstag?», antwortet er.

Zurück zu den Optionen von **18**.

136 Diese Frage ist momentan wenig zielführend! Sie verlieren 1 Kompetenzpunkt.

Weiter zu den Optionen von **689**.

137 Hat Arne bereits einen Zugang gelegt und nimmt jetzt das Blut aus der Nadel zur Analyse des Blutzuckerwertes?

- Ja. **(379)**
- Nein. **(252)**

«Hallo miteinander!», hören Sie plötzlich eine mittlerweile wohlbekannte Stimme sagen. 138

«Was habt Ihr denn für uns?»

Sie drehen sich von Ihrem Patienten weg und sehen Notarzt Dr. Albert. Seinem offensichtlichen Wake-up-Look zu urteilen war seine Nacht bisher entspannter als die Ihre.

Sie übergeben dem Arzt alles, was Sie über Herrn Geißenecker wissen, und erläutern alle bisher getroffenen Maßnahmen. Als Sie den Blutdruck Ihres Patienten erwähnen, unterbricht Sie der Notarzt.

«Den hast Du doch hoffentlich nicht gesenkt, oder?»

- Sie haben den Blutdruck mit Hilfe des Medikamentes Urapidil gesenkt. **(680)**
- Sie haben den Blutdruck so gelassen, wie er ist. **(729)**

Im hinter Ihnen liegenden Fall sind Sie mit einem Klassiker des Rettungsdienstes konfrontiert worden. 139

Wenn Sie hier gelandet sind, weil Sie die falsche Diagnose gestellt und entsprechend eine fehlerhafte Therapie in die Wege geleitet haben, dann können Sie bei **49** nochmal ganz von vorne anfangen, wenn Sie wollen.

Aus didaktischen Gründen war auch in diesem Fall das NEF nicht sofort vor Ort. Zwar passiert so etwas nicht überdurchschnittlich oft, aber von Zeit zu Zeit müssen Sie doch eine Zeit lang ohne Notarzt auskommen – auch in heiklen Situationen.

Das Einzige, was Sie in diesem Fall wussten, als Sie die Wohnung von Frau Müller betraten, war, dass es sich um eine Bewusstlosigkeit unklarer Ursache handelt.

Versuchen Sie in dieser Phase des Einsatzes gar nicht erst, eine Diagnose zu formulieren, sondern gehen Sie erst einmal objektiv an die Situation heran.

Nachdem klar war, dass die Patientin vital stabil war, Sie also nicht unmittelbar mit kreislauf- oder atemunterstützenden Maßnahmen eingreifen mussten, war es nötig, die Diagnostik zu intensivieren. Hierbei war Ihnen der demente Ehemann leider keine große Hilfe. Das Einzige, was der zu Stande gebracht hatte, war, die 112 zu verständigen.

Sie waren also auf sich allein gestellt. Eine Medikamentenliste war auch nicht griffbereit, sodass Sie sich zuallererst auf die Standarduntersuchungen konzentrieren mussten.

Wenn Sie die aber ordentlich und konsequent abgearbeitet haben, dann ist Ihnen der niedrige Blutzuckerspiegel sicher nach kurzer Zeit aufgefallen. Nach dessen Diagnose mussten Sie sich nur noch für die korrekte Verabreichungsform des Medikamentes entscheiden und Hokuspokus war Ihre Patientin nach kurzer Zeit wieder ansprechbar.

Wichtig war hier die sofortige Gabe der Glukose, da eine prolongierte Hypoglykämie zu irreversiblen Hirnschädigungen führen kann.

Zuletzt stellte sich noch die Frage, wie Sie mit der Verweigerung der Patientin, Sie in die Klinik zu begleiten, umgehen sollten.

Sie hatten diesbezüglich mehrere Möglichkeiten, sich richtig zu verhalten.

Sie hätten entweder auf das NEF warten und das Problem an den Notarzt «turfen» können.

Alternativ hätten Sie die Patientin auch selbst aufklären und die Transportverweigerung unterschreiben lassen können. Allerdings sollten Sie, wenn dies vertretbar ist, auch um sich selbst abzusichern, diese Aufgabe eher dem Notarzt überlassen.

Alles in allem handelte es sich bei diesem Fall, wie gesagt, um einen absoluten Rettungsdienststandard. Denken Sie bei einer unklaren Ohnmacht und auch bei einer Reanimation IMMER auch an eine Hypoglykämie. Diese Erkrankung ist schnell zu diagnostizieren und muss sofort behandelt werden.

Nachdem Sie den Rettungswagen ordnungsgemäß gereinigt und flächendesinfiziert haben, machen Sie sich auf den Weg zurück zur Wache.

Weiter bei **257**.

140 «Wunderbar. Da kann ich gut mit leben!», pflichtet Arne Ihnen bei.

«Dann mal los! Ich zeig Dir, wo man hier in der Stadt was Ordentliches zu Futtern bekommt!»

Gesagt, getan. Sie treten aufs Gaspedal des RTW und los geht's. Wenn Sie nämlich so darüber nachdenken – Hunger haben Sie schon langsam. Ein Blick auf die Uhr zeigt Ihnen, dass es mittlerweile auch Zeit für eine handfeste Mahlzeit ist.

«Mensch!», sagen Sie.

«Es ist ja schon fast zehn. Das hat ja ganz schön gedauert.»

Während Arne Ihnen erklärt, wo genau Sie hinfahren müssen, hören Sie am Funk, dass das NEF bereits wieder alarmiert wird. Kurz zucken Sie innerlich zusammen.

«Keine Angst!», sagt Arne.

«Da fährt ein anderer RTW mit hin. Wir können erst mal was essen.»

Na, da haben Sie aber Glück gehabt. Es dauert nicht lange, bis Sie das

NEF mit Sondersignal im Rückspiegel auf Sie zurasen sehen. Ordnungsgemäß fahren Sie rechts ran.

Weiter bei **679**.

«Los Arne!», sagen Sie. **141**

«Lass uns mal noch schnell ein 12-Kanal-EKG schreiben! Vielleicht hat Frau Müller ja einen Herzinfarkt!»

Bei diesem Wort zuckt der demente Ehemann von Frau Müller in sich zusammen.

«Meinst Du nicht, wir sollten uns erst einmal um etwas anderes kümmern?», fragt Arne und hat damit recht.

Ein Herzinfarkt zeigt sich selten durch eine solche Symptomatik wie bei Frau Müller.

Diese falsche Entscheidung kostet Sie 2 Kompetenzpunkte.

Sie müssen sich nun langsam mal entscheiden, was Sie tun wollen.

Weiter zu den Optionen von **168**.

Wenn Sie bereits eine Hirnblutung oder einen Apoplex diagnostiziert haben und Frau Müller in der stabilen Seitenlage liegt, dann lesen Sie bei **159** weiter!

«Na ja! Als Erstes fahren wir mal 'nen Döner holen! Und dann wird schon irgendwas im Fernsehen kommen, was uns interessiert. Wenn wir Glück haben bleibt's ruhig!» **142**

Sie …

- … geben sich mit dieser Antwort zufrieden. **(516)**
- … geben sich mit dieser Antwort nicht zufrieden. **(378)**

War da nicht etwas mit einer Jodallergie? **143**

Und ist in Amiodaron nicht Jod enthalten?

Kurz bevor der Notarzt die Infusion aufdreht, intervenieren Sie.

Natürlich hätte Dr. Schneider selbst noch nach Allergien gefragt, aus didaktischen Gründen haben wir das in diesem Fall allerdings Ihnen überlassen.

Wenn Sie tatsächlich an die Jodallergie gedacht haben, als Sie die Entscheidung gefällt haben, den Notarzt zu bitten, die Infusion nicht aufzudrehen, dann bekommen Sie 10 Extrapunkte!

Wenn Sie diese Option einfach nur gewählt haben, weil Sie davon ausgegangen sind, dass wir uns schon etwas dabei gedacht haben, wenn wir Sie nach der Sinnhaftigkeit der Infusion fragen, dann buchen Sie sich diese Punkte bitte nicht auf Ihr Konto.

Weiter bei **493**.

144 Bei der Frage bricht der harte Typ plötzlich in Tränen aus.

In dem Konflikt zwischen ihm und seinem Kontrahenten Jerome ging es – was hätten Sie anderes erwartet – um Frauen.

Wenn Sie die Geschichte richtig verstehen, hatte Rainer etwas mit der Freundin von Jerome angefangen, was der wiederum eher so mittel fand, und sich überlegt hatte, die Sache auf die gute alte Art und Weise zu lösen. Wer den Notruf abgesetzt hat, können Sie nicht herausbekommen, ist aber im Moment nicht so wichtig. Rainer erzählt Ihnen weiterhin, dass die Prügelei noch nicht so lang angedauert hat und er lediglich einmal geschubst wurde, was dazu führte, dass er hinfiel und sich die blutende Wunde am Arm zuzog. Einen Schlag auf den Kopf hatte er nicht bekommen. Das, was Sie vorher als Nasenbluten interpretiert haben, war lediglich Blut vom Arm, das Rainer sich ins Gesicht geschmiert hat.

Weiter zu den Optionen von **579**.

145 Dann sollten Sie das schleunigst nachholen. Wenn zur Bewusstlosigkeit nämlich noch das Fehlen jeglicher Atmung dazukommt, haben Sie ein ganz anderes Problem. Was müssten Sie dann tun?

Die Antwort lesen Sie bei **490**.

146 Arne schaut Sie fragend an.

«Ähhh, keine Ahnung! Wahrscheinlich schon! Da musst Du mal in Deinem Arbeitsvertrag nachlesen, wie das bei Dir ist.»

Sonst fällt Ihnen nichts ein? Die Frage ist hier etwas unangebracht. Ziehen Sie sich 1 Kompetenzpunkt ab!

Noch während Sie über Ihren Fauxpas nachdenken, ertönt plötzlich ein lautes und eigenartiges Geräusch.

Arne ist schon auf dem Weg zum RTW, als Ihnen erst klar wird, dass der Melder Sie gerade zu Ihrem ersten Einsatz alarmiert hat! Weiter bei **591**.

147 Das ist leider nicht ganz korrekt.

Früher hat man das in der Tat so gemacht. Sie kennen das vielleicht aus alten Fernsehserien. Man hat bis zu dreimal hintereinander geschockt, um einen Sinusrhythmus herzustellen. Inzwischen hat man aber herausgefunden, dass eine weitere Herzdruckmassage dem Patienten nicht schadet –

selbst wenn die Defibrillation gelungen ist und sich ein Sinusrhythmus etabliert hat. Wenn die Defibrillation nicht erfolgreich war, dann gilt das alte Lied: so schnell wie möglich weiterdrücken.

Also – drücken Sie sofort weiter, nachdem Sie den Schock abgegeben haben, und analysieren Sie dann den Herzrhythmus erneut.

Sie verlieren 4 Kompetenzpunkte.

Weiter bei **578**.

148

«Ich habe Asthma!», antwortet Herr Leitning.

Obwohl er irgendwie schwer zu atmen scheint, kann er sich offensichtlich vernünftig mitteilen.

«Außerdem nehme ich etwas gegen hohen Blutdruck!»

Sie sind verwundert.

In dem Alter schon etwas gegen hohen Blutdruck? Hat der Leitstellendisponent nicht gesagt, Herr Leitning wäre erst 27?

Na ja, es gibt eben nichts, was es nicht gibt.

Außerdem schleppt der junge Mann ja auch einige Kilos zu viel mit sich rum. Sicher kommt die Erkrankung davon.

Weiter zu den Optionen von **668**.

149

Es ist schwer, von Ihrem Patienten etwas über dessen Vorgeschichte zu erfahren, denn der ist mit Atmen beschäftigt.

Seine Frau erzählt Ihnen aber, dass Herr Wagner heute Nacht wegen eines plötzlichen Druckgefühls in der Brust erwacht ist. Die Schmerzen waren so stark, dass er sie geweckt habe. Die Frage nach Vorerkrankungen verneint die Ehefrau.

«Mein Mann geht kaum zum Arzt», sagt sie.

Aber natürlich raucht er.

Auf Ihr ausdrückliches Nachfragen, wie es denn um Allergien bestellt sei, antwortet Frau Wagner, sie wüsste nichts von irgendwelchen Unverträglichkeiten auf Medikamente.

Zurück zu den Optionen von **488**.

150

«Mir geht's gut! Danke der Nachfrage», antwortet Herr Krummholz.

Weiterhin erzählt der Mann Ihnen, dass er sowieso nicht weiß, was das ganze Theater soll. Sein Herz habe ein bisschen schnell geschlagen, aber nun sei ja alles wieder in bester Ordnung.

«Am liebsten würde ich jetzt wieder nach Hause gehen», fügt der Patient hinzu.

«Aber die Ärzte sind der Meinung, man müsste mir unbedingt in mein Herz hineinschauen. Na ja, wenn Sie wollen, müssen Sie es halt machen.»

Sind Sie mit der Antwort zufrieden?

- Ja. **(629)**
- Nein. **(751)**

151 Die Wunde gibt sich nach einer ordentlichen Reinigung als oberflächliche Schürfwunde zu erkennen.

Nach ein paar Minuten blutet sie auch nicht mehr und wird von Ihnen professionell verbunden.

Trotzdem – Sie wollen unbedingt auf der sicheren Seite sein und erklären Ihrem Patienten, dass Sie ihn nun ins Krankenhaus fahren werden.

Nur haben Sie da Ihre Rechnung ohne Herrn Hasemann gemacht.

Der ist nämlich von Ihrer Idee gar nicht begeistert.

«Alter, vergiss es!», gibt er Ihnen zu verstehen.

«Ich geh gar nirgends hin! Und erst recht nicht ins Krankenhaus.»

Was nun?

- Sie versuchen, den Patienten mit Engelszungen von Ihrem Plan zu überzeugen. **(420)**
- Herr Hasemann ist erwachsen und darf machen, was er will. Wenn er nicht ins Krankenhaus gehen möchte, dann bitte! Sie wünschen dem Patienten einen schönen Abend und lassen vorher noch die Transportverweigerung unterschreiben. **(26)**
- Sie rufen die Polizei. **(606)**

152 «Oh, sorry!», entschuldigt sich Jürgen dafür, dass er mit irgendwelchen Abkürzungen herumschmeißt, die Sie so nicht kennen.

«Unter einer TARA versteht man eine Tachyarrhythmia absoluta, also ein schnell übergeleitetes Vorhofflimmern. Herr Krummholz hat aus völliger Gesundheit heraus plötzlich einen rasenden Puls bekommen. Er hat vorher noch nie Probleme mit der Pumpe gehabt, weshalb wir der Sache schon mal auf den Grund gehen sollten», sagt Jürgen und klopft dem Patienten dabei auf die Schulter.

Dann fährt er fort: «Oft steckt hinter einer spontan einsetzenden TARA eine nicht erkannte KHK. Und weil wir hier kein Katheterlabor haben, müssen die Jungs in Allheim mal ins Herz des Mannes reinschauen!»

Weiter bei den Optionen von **723**.

So richtig schlüssig sind Sie sich nicht! 153

Sie verlieren 1 Punkt für Ihre Unentschlossenheit und gehen weiter zu den Optionen von **227**.

Nachdem Sie Herrn Hasemann über Ihr Vorhaben informiert haben, pieken 154
Sie ihn in den Finger und lassen einen Tropfen Blut auf das Blutzuckermessgerät laufen, nachdem Sie den ersten Tropfen selbstredend verwischt haben.

Nach wenigen Augenblicken wird Ihnen der Blutzuckerwert angezeigt.

Er liegt bei 110 mg/dl.

Weiter zu den Optionen von **579**.

Mittlerweile ist Frau Müller wieder munter und orientiert. 155

Gerade als Sie darüber nachdenken, was Sie jetzt mit dem dementen Ehemann machen sollen, da Sie Ihre Patientin ja so schnell wie möglich ins Krankenhaus fahren müssen, nimmt Ihnen die Patientin die Entscheidung ab, indem sie sagt: «Machen Sie sich keine Mühe junger Mann, ich gehe nicht mit ins Krankenhaus. Ich gehe nie mit!»

Wie verhalten Sie sich?

Entscheiden Sie sich für eine Variante. Sie kommen später nicht nochmal zu dieser Auswahl zurück und haben nicht die Möglichkeit, Ihre Entscheidung rückgängig zu machen!

- Sie sind erfreut darüber, dass sich Ihr Problem allein gelöst hat, und ziehen glücklich von dannen. **(765)**
- Sie versuchen, Frau Müller zu überreden, doch mit Ihnen zu kommen. **(563)**
- Sie warten auf das NEF. Soll sich doch der Notarzt mit diesem Problem herumschlagen. **(734)**
- Sie können es nicht verantworten, Frau Müller ohne adäquate Beobachtung im häuslichen Umfeld zu lassen, und erklären die Patientin kurzerhand für unzurechnungsfähig und fixieren sie mit Arnes Hilfe auf der Trage. Wegen des dementen Ehemannes informieren Sie die Polizei. **(755)**
- Sie lassen Frau Müller unterschreiben, dass sie gegen Ihren ausdrücklichen Rat und nach ausführlicher Aufklärung den Transport ins Krankenhaus ablehnt. **(543)**

«O. K. Tubus!», sagen Sie und kommen sich dabei vor wie ein ganz Großer. 156

Arne schaut Sie verstört an.

«Was willst Du?»

«Frau Müller hat eine Hirnblutung, da bin ich mir sicher», erklären Sie Ihr Vorgehen.

«Ja, und selbst wenn ...», antwortet Arne.

«Was willst Du denn mit dem Tubus?»

Etwas irritiert erklären Sie Ihrem Kollegen das Offensichtliche.

Weiß der denn nicht, dass ein Patient mit einem derart niedrigen GCS intubiert gehört?

Weiß er sicher schon! Aber Sie sind sicher nicht der Richtige für diesen Job, denn diese Maßnahme ist für Sie nicht freigegeben.

Natürlich ist der Schutz der Atemwege und hier insbesondere vor der drohenden Aspiration sehr wichtig. Allerdings fällt diese Entscheidung der Notarzt und nicht Sie!

Sie verlieren 5 Kompetenzpunkte.

«Vielleicht dann also doch nur die stabile Seitenlage?», fragt Arne.

- «Ja, Du hast recht!» **(588)**
- «Nein, ich habe gerade nochmal nachgedacht und bin zu dem Schluss gekommen, dass die Diagnose falsch ist!» **(484)** Wenn Sie sich für diese Option entscheiden, verlieren Sie pauschal 10 Kompetenzpunkte.

157 Weiter bei **140**.

158 Da haben Sie einen Anfängerfehler gemacht! Die Feuerwehr wird die Wohnung eines fremden Menschen ohne «Amtshilfe» wahrscheinlich nicht öffnen.

Um nicht unnötig Zeit zu verschwenden, fordern Sie die Exekutive gleich mit an! Dann müssen Sie sich keine Sorgen um rechtliche Belange machen und sind diesbezüglich aus dem Schneider. Sie verlieren 2 Kompetenzpunkte, fordern die Polizei nach und lesen bei **664** weiter!

159 Während Sie auf den Notarzt warten, überprüfen Sie weiterhin regelmäßig die Vitalfunktionen und behalten Frau Müller im Auge. Alles in allem tut sich aber nicht viel.

Als das NEF nach weiteren 7 Minuten eintrifft, ist Ihre Patientin immer noch stabil und Sie sind stolz auf die gute Arbeit, die Sie geleistet haben. Weil die Patientin keine gute Vene hat und sie ja sowieso stabil ist, haben Sie und Arne auf das Anlegen eines peripheren Venenzugangs verzichtet. Schließlich bleibt immer zu bedenken, dass Sie den nur legen dürfen, wenn eine unabwendbare Gefahr für den Patienten droht. Und die haben Sie hier schließlich mit der stabilen Seitenlage schon abgewehrt.

Der Notarzt stellt sich als Herr Dr. Bergmann vor. Er ist aus einem anderen Rettungsdienstbereich und sein Alter lässt eine große Erfahrung vermuten.

Nachdem Sie alle wichtigen Details zu Ihrem Patienten übergeben und Ihre Verdachtsdiagnose verkündet haben, fragt Dr. Bergmann: «Und wie war der BZ?»

Nun kommen Sie ins Schwanken. An den haben Sie leider gar nicht gedacht.

Der Notarzt legt einen rosa Zugang in eine der unteren Armvenen und Arne bestimmt aus der Nadel den BZ.

«BZ liegt bei 20 mg/dl», sagt Ihr Kollege und Sie begreifen, dass Sie einen verhängnisvollen Fehler gemacht haben.

Der Notarzt spritzt 24 g Glukose, doch obwohl er den Zucker damit wieder auf ein akzeptables Niveau steigern kann, wacht Frau Müller nicht wieder auf und Dr. Bergmann entscheidet sich dafür, die Frau zu ihrem eigenen Schutz zu intubieren.

Einige Tage später fragen Sie im Krankenhaus nach und erfahren, dass die prolongierte Hypoglykämie zu einer ernsten Hirnschädigung geführt hat. Frau Müller ist ein Pflegefall.

Nachdem einige weitere Tage vergangen sind, werden Sie und Arne von Otto zum Gespräch geladen.

Der Sohn der Frau hat den Rettungsdienst wegen unterlassener Hilfeleistung verklagt. Ein Gutachter hat bestätigt, dass die Hirnschädigung abwendbar gewesen wäre, wenn rechtzeitig eine adäquate Diagnose und Therapie in die Wege geleitet worden wäre.

Sie verlieren 20 Kompetenzpunkte.

Weiter bei **139**.

«Was willst Du?», möchte Arne von Ihnen wissen und wirkt dabei etwas … **160**
ungläubig.

«Willst Du die arme Patientin gleich aufbohren?»

Und natürlich hat der Rettungsassistent recht!

Abgesehen davon befindet sich die Knochenbohrmaschine gar nicht auf dem RTW, sondern nur auf dem NEF, denn sie ist nur vom Notarzt zu benutzen – mit einer Ausnahme: In den meisten Rettungsdienstbereichen darf die Knochenbohrmaschine im Rahmen der Reanimation auch von Assistenten benutzt werden, wenn sich binnen 90 Sekunden kein intravenöser Zugang etablieren lässt. Versuchen Sie das doch erst einmal, insofern es notwendig sein sollte! Ziehen Sie sich 2 Kompetenzpunkte ab und gehen Sie zurück zu den Optionen von **173**.

161 «Arne, was glaubst Du denn, was die Patientin hat?», fragen Sie, denn im Moment haben Sie keinen blassen Dunst, was der Frau fehlt.

«Ich habe da so einen Verdacht», antwortet Ihr Kollege.

«Denk nochmal genau nach!»

Weiter zu den Optionen von **283**.

162 Weil Sie momentan damit beschäftigt sind, das Leben Ihres Patienten zu retten, bitten Sie den Hausmeister, nach den Medikamenten zu suchen. Der ist erneut hocherfreut darüber, dass er etwas Produktives zur Rettung von Herrn Geißenecker beitragen kann.

Allerdings ist es in dem ganzen Chaos überhaupt nicht so einfach, die gesuchten Pillen oder im Idealfall einen Verordnungsplan zu finden. Der Hausmeister ist jedenfalls erst mal verschwunden.

Weiter zu den Optionen von **281**.

163 Nachdem Sie Herrn Hasemann erklärt haben, wie bekloppt Sie es finden, dass der mit der Freundin eines anderen «verkehrt» hat, ist der Patient von Ihnen als Retter nicht mehr sonderlich angetan. Er steht auf, reißt sich jegliche Verkabelung vom Körper und verlässt den RTW. Nun haben Sie ein ziemlich blödes Problem, nämlich einen abgängigen Patienten, dessen vitale Gefährdung Sie noch nicht genau einschätzen können.

Behalten Sie Ihre Ansichten unbedingt für sich!

Es gilt prinzipiell: Jeder Mensch ist von uns gleich zu behandeln, egal was er getan hat oder wie er aussieht.

Sie verlieren 7 Kompetenzpunkte.

Weiter zu den Optionen von **579**.

164 Sie entscheiden sich dafür, Herrn Geißenecker zu intubieren. Worauf basiert Ihre Entscheidung?

- Der Patient atmet nicht mehr. **(306)**
- Die Entscheidung basiert auf dem niedrigen GCS und dem damit erheblich vergrößerten Aspirationsrisiko. **(572)**

165 Da liegen Sie aber völlig falsch. Herrn Wagner geht es richtig dreckig. Wie schlimm genau es ist, werden Sie gleich sehen, wenn Ihre nächsten Entscheidungen nicht die richtigen sind!

Sie verlieren 4 Kompetenzpunkte.

Zurück zu den Optionen von **37**.

Was wollen Sie also geben? **166**

- ASS 500 mg **(727)**
- Heparin 5.000 IE **(308)**
- ein anderes Medikament. **(566)**

Treffen Sie eine Auswahl und gehen Sie dann zu den Optionen von **488**.

Das könnte man meinen, denn weder Antiarrhythmika noch die elektrische Kardioversion sind in den EVMs für diese Indikation freigegeben. Trotzdem können Sie doch ein Medikament geben, von dem Sie vermutlich gar nicht wissen, dass man es als Medikament bezeichnet. **167**

Sie verlieren 2 Kompetenzpunkte.

Weiter bei **28**.

Sie haben nun die ersten Überlegungen getroffen und einige Untersuchungen angeordnet. Aber was Frau Müller fehlt, wissen Sie nicht, denn sonst wären Sie nicht bei diesem Punkt gelandet. **168**

Vielleicht haben Sie ja auch schon eine Ahnung. Eine Therapie haben Sie der allerdings noch nicht folgen lassen.

Denken Sie nochmal über die Ursachen der unklaren Ohnmacht nach – denn unter der leidet Ihre Patientin ja zweifellos – und entscheiden Sie sich dann für eine der folgenden Optionen.

- Frau Müller leidet unter einer Hirnblutung oder einem Apoplex. Sie müssen intubieren, da sonst eine Aspiration droht. **(156)**
- Frau Müller leidet zwar an einer Hirnblutung oder einem Apoplex, die Intubation überlassen Sie aber lieber dem Notarzt. Sie legen die Frau in die stabile Seitenlage und kontrollieren weiter die Vitalfunktionen, bis das NEF kommt. **(588)**
- Frau Müller hat einfach nur zu viele Schlaftabletten genommen. Sie laden die Patientin auf das Tragetuch, bringen Sie in den RTW und warten auf das NEF. Selbstverständlich überwachen Sie Ihre Patientin unentwegt. **(480)**
- Die Ursache für Frau Müllers Ohnmacht ist rhythmogener Natur. Die Herzfrequenz ist viel zu langsam. Sie kleben die Paddels auf die Brust der Patientin und hoffen, dass der Notarzt bald kommt, um zu kardiovertieren. Als der nach einer Viertelstunde immer noch nicht eingetroffen ist, machen Sie es eben selbst. **(670)**

- Sie führen noch eine bestimmte Untersuchung durch. **(104)**
- Ihnen ist nun doch noch eine Diagnose eingefallen, und die müssen Sie jetzt schleunigst behandeln. **(484)**

169 «Haben Sie auch Allergien gegen Medikamente?», fragen Sie.

«Ja, gegen Penicillin und Ceftriaxon», antwortet Herr Leitning.

«Ach ja …», fügt er hinzu.

«Und vor ein paar Jahren habe ich mal allergisch auf irgendein Zeug reagiert, was sie mir beim Entfernen von einem Leberfleck gespritzt haben.»

Sie sehen, wie die Gesichtsfarbe von Dr. Bieber vom tiefen Rot einer spanischen Gewächshaustomate in ein nettes Cremeweiß übergeht.

Weiter zu den Optionen von **668**.

170 Das ist zu lange.

Sollte wieder ein Sinusrhythmus etabliert sein, so sollten Sie das wissen. Wenn nicht, dann muss erneut geschockt werden – und das nicht erst nach 4 Minuten.

Sie verlieren 4 Kompetenzpunkte.

Weiter zu den Optionen von **578**.

171 «Hab ich doch schon gesagt!», blafft der Patient Sie an.

«Ich bin am 4. Februar 1994 geboren!», sagt er und fügt hinzu: «Haste's Dir jetzt aufgeschrieben oder fragste mich in 'ner Minute nochmal?»

Zurück zu den Optionen von **18**.

172 Sie bitten Herrn Leitning, den Mund zu öffnen, und leuchten mit Ihrer Neurolampe die Schleimhäute aus.

«Sieht alles gut aus», sagen Sie zu Christoph.

Die Schleimhäute sind schön rosig. Nur ganz hinten im Mund sehen Sie einen Backenzahn, der so überhaupt nicht gesund aussieht. Um den Zahn herum sehen Sie eine ordentliche Schwellung.

«Das kommt von der Spritze!», sagt Dr. Bieber.

Na dann ist ja alles klar!

Weiter zu den Optionen von **623**.

173 Bevor Sie sich um die junge Frau kümmern, gehen Sie zu Arne, der bereits den Rettungsrucksack aus dem hinteren Teil des RTW geholt hat.

Kollegialität ist hier oberstes Gebot! Der Rettungsdienst ist ein Teamspiel! Für Egoisten ist hier kein Platz!

Arne trägt, wie gesagt, bereits den roten Rettungsrucksack geschultert. Doch was müssen Sie noch mit zu Ihrer Patientin nehmen?

- Sauerstofftasche **(430)**
- chirurgisches Set **(495)**
- Knochenkanüle für den intraossären Zugang **(160)**
- Monitor **(556)**
- Trage **(131)**
- Beatmungsgerät **(105)**
- Tasche für den intravenösen Zugang. **(446)**

Wenn Sie Ihre Auswahl getroffen haben, dann lesen Sie bei **118** weiter.

Weiter bei **38**. **174**

«Wie bitte?» **175**

Arne ist entsetzt!

«Du kannst den Mann doch nicht laufen lassen!», erwidert er.

«Jede noch so kleine Anstrengung kann das Ende für sein Herz bedeuten.»

Selbstverständlich hat Arne recht.

Laufen strengt an und erhöht den myokardialen Sauerstoffverbrauch. Das wiederum bedeutet, dass die Schwelle für maligne Herzrhythmusstörungen weiter sinkt. Es kann durchaus sein, dass Ihr Patient ins Kammerflimmern rutscht, wenn Sie ihn laufen lassen.

Für diese Entscheidung verlieren Sie 5 Kompetenzpunkte.

Weiter zu den Optionen von **227**.

Das ist viel zu kurz! **176**

In dieser Zeit hat das Blut doch kaum eine Chance, sich in Bewegung zu setzen!

Sie verlieren 4 Kompetenzpunkte.

Weiter zu den Optionen von **578**.

Die richtige Antwort ist eine der anderen beiden Möglichkeiten. **177**

Sie verlieren 1 Kompetenzpunkt.

Zurück zu den Optionen von **117**.

178 Sie füllen das Verneblertöpfchen mit 1 Ampulle Salbutamol und warten ab, was passiert. Leider hat das Medikament nicht die gewünschte Wirkung.

Im Gegenteil: Die Luftnot von Herrn Leitning lässt kein bisschen nach. Allerdings erhöht sich die Herzfrequenz weiter und ist jetzt bei angsteinflößenden 160 Schlägen pro Minute.

Sollte der akute Asthmaanfall bisher Ihre Verdachtsdiagnose gewesen sein, so ist es jetzt Zeit, diese ernsthaft in Frage zu stellen!

Sie verlieren 5 Kompetenzpunkte.

Weiter zu den Optionen von **464**.

179 Es ist Ihnen bereits ein Dorn im Auge, dass der Patient in den RTW gelaufen ist und noch steht. Eigentlich müssten Sie ihn fachgerecht retten. Aber das holen Sie sofort nach. In null Komma nichts und bevor er weiß, wie ihm geschieht, bekommt der Mann eine Halskrause angelegt und wird auf das Spineboard geschnallt. Dann gehen Sie Schritt für Schritt alle Maßnahmen der Polytraumaversorgung durch. Als Arne das sieht, fragt er Sie, ob bei Ihnen noch alle Ponys im Stall stehen, was Sie ziemlich empörend finden, denn schließlich machen Sie ja nur Ihren Job, und das ziemlich gut!

Fahren Sie ruhig mal einen Gang runter!

Für die Versorgung eines Patienten nach dem Polytraumaschema muss eine bestimmte Voraussetzung gegeben sein, und zwar, dass es sich auch tatsächlich um ein solches Verletzungsmuster handelt. Das ist bei Ihrem Patienten sicher nicht der Fall. Er hat zwar eins auf die Mütze bekommen, aber das ist nun wirklich nicht der typische Mechanismus eines Polytraumas, zumindest wenn man nicht von Arni zusammengeschlagen wird.

Sie verlieren 5 Kompetenzpunkte.

Trotzdem bietet es sich an, bei jedem Patienten die ABC-Regel anzuwenden, um zu überprüfen, ob eine Störung der Vitalfunktionen vorliegt. Hierbei sollten die Atemwege, die Lungenbelüftung sowie das Vorhandensein eines Spontankreislaufes kurz untersucht werden. Bei einem sprechenden Patienten können Sie im Prinzip davon ausgehen, dass er atmet und dass die Herzleistung ausreicht, um zumindest sein Hirn vernünftig mit Sauerstoff zu perfundieren. Alternativ zur ABC-Regel können Sie sich auch an die BAC-Regel halten, bei der Sie die Parameter Bewusstsein, Atmung und Kreislauf kontrollieren – im Prinzip also das Gleiche tun.

Überlegen Sie bei **579**, ob Sie die Situation nicht ein bisschen eleganter lösen können!

Die Antwort ist in diesem Fall richtig! 180

Die Infusion dient der Behandlung des beginnenden distributiven Schocks und sollte so schnell wie möglich in den Patienten gelangen.

Weiter zu den Optionen von 464.

«Super, danke!», antwortete Ihnen Otto. 181

«Dann bis heute Abend. Komm doch etwas früher, dann bekommst Du noch Deine Dienstkleidung.»

Sie freuen sich darüber, Ihre neu erworbenen Kenntnisse endlich in die Tat umsetzen zu dürfen. Zwar müssen Sie Ihren Kumpels für den Abend absagen, aber man kann schließlich nicht alles haben. Sie werden's schon verstehen! Weiter bei 595.

Das war kein kluger Schachzug. 182

Bereits wenn Sie einen Einsatzort betreten, sollten Sie sich immer Gedanken darüber machen, auf welche Art Sie ihn wieder verlassen können. Das ist meist kein Problem, in diesem Fall muss Ihnen das enge Treppenhaus und die zugemüllte Wohnung aber als Warnzeichen gedient haben. Normalerweise gilt es hier, frühzeitig die Feuerwehr zur Tragehilfe zu alarmieren. Die war aber sogar schon da. Sie wegzuschicken ist daher ziemlich unklug und kostet Sie 10 Kompetenzpunkte.

Warum so viele?

Der Flur der Wohnung ist so eng, dass Sie Ihren Patienten nur mit Hilfe einer Drehleiter rausholen können. Das braucht aber Zeit, denn die Feuerwehr muss erneut alarmiert werden und ausrücken. Diese Zeit hat ein Patient mit Hirnblutung, und von der muss bei Herrn Geißenecker ausgegangen werden, oft nicht.

Sie haben den Patienten mit der Entscheidung, die Feuerwehr wegzuschicken, also ernsthaft gefährdet.

Weiter bei 721.

Nachdem Sie all Ihre Maßnahmen ergriffen und die notwendigen Informationen erhalten haben, lagern Sie Herrn Krummholz auf die Trage um und beginnen, ihn zum RTW zu rollen. 183

Weiter zu den Optionen von 629.

Während die von Arne vorbereiteten Medikamente erst einmal zur Seite gelegt werden, soll das Amiodaron innerhalb von 20 Minuten in die Vene des Patienten laufen. Währenddessen muss der engmaschig überwacht 184 werden, um eine Destabilisierung der Tachykardie vorzeitig zu erkennen und dann zu handeln.

Vor der Medikamentengabe misst der Notarzt nochmal den Druck, der momentan bei stabilen 100/60 mmHg liegt.

«So, dann wollen wir das Medikament mal reinlaufen lassen», sagt Dr. Schneider und fügt hinzu: «Oder spricht etwas dagegen?»

- Ihnen fällt ein, dass die Sache mit dem Amiodaron doch keine so gute Idee ist. **(143)**
- Es spricht nichts dagegen. Es wird sogar höchste Zeit, Herrn Krummholz zu helfen. **(421)**

185 Sie verlieren 5 Kompetenzpunkte! Der Notfallmonitor gehört zu den Basisgerätschaften, die bei jedem Notfalleinsatz mit zum Patienten zu nehmen sind. Sie können damit lebenswichtige Vitalwerte messen und außerdem die elektrische Herzaktion ableiten. Den Monitor dürfen Sie auf keinen Fall vergessen. Zurück zu den Optionen von **173**.

186 So weit haben Sie alles in Ihrer Macht Stehende getan. Der Patient ist stabil, atmet gut und ist für den Transport bereit.

Der Notarzt kann kommen!

Weiter bei **758**.

187 «Was ist da hinten bei Euch los?», fragt Christoph, der auch mitbekommen hat, dass irgendetwas nicht stimmt.

«Brauchst Du Hilfe?»

«Ich glaube schon», ist Ihre knappe Antwort.

«Mit Herrn Krummholz stimmt irgendwas nicht!»

Sofort stoppt Christoph den RTW auf dem Standstreifen der Autobahn, auf der Sie momentan unterwegs sind, und kommt zu Ihnen.

Weiter zu den Optionen von **531**.

188 Sie sind gerade mit Ihrer letzten Maßnahme fertig, da hören Sie plötzlich ein Klingeln.

Die Enkelin von Frau Fahrig geht zur Tür und kommt mit zwei Männern zurück, deren Kleidung der Ihren zum Verwechseln ähnelt.

«Hallo allerseits! Was liegt an?», werden Sie von einem der beiden, einem etwa 40-jährigen Mann, gefragt.

Nachdem er einen genaueren Blick auf Sie geworfen hat, fügt er hinzu: «Oh, wir kennen uns gar nicht. Ich bin Dr. Albert, der Notarzt. Aber Du kannst ruhig Jürgen zu mir sagen.»

Sie schütteln dem Mann die Hand und gleichzeitig fällt Ihnen ein Stein vom Herzen. Nun können Sie die Führung des Einsatzes abgeben.

Nachdem Sie dem Notarzt alle relevanten Fakten zu Ihrer Patientin übergeben haben, studiert der nochmals ausführlich das EKG und wendet sich dann erneut an Sie.

«Und, was denkst Du? Was hat die Patientin?»

- «Ich weiß es nicht!» **(382)**
- «Frau Fahrig leidet unter einer allergischen Reaktion auf Erdnüsse.» **(749)**
- «Frau Fahrig leidet unter einer infektexazerbierten COPD.» **(663)**
- «Frau Fahrig leidet unter einer dekompensierten Herzinsuffizienz.» **(441)**
- «Frau Fahrig hat einen Herzinfarkt.» **(231)**
- «Frau Fahrig hat eine Lungenembolie, weil Sie wegen einer Grippe letzte Woche fast nur im Bett gelegen hat.» **(250)**
- Sie sagen keinen der oben aufgeführten Sätze. **(426)**

«Kann's losgehen?» **189**

Arne hat alle Utensilien, die Sie für einen venösen Zugang brauchen, bereits vorbereitet. Aber welche sind das genau?

Notieren Sie sechs Dinge, die Sie auf jeden Fall brauchen, um bei Frau Fahrig einen Zugang zu legen, und lesen Sie bei **539** weiter.

Das in Abbildung 5 (S. 44) gezeigte EKG von Herrn Wagner ist alles, aber kein normales EKG. Denken Sie daran, dass Ihre Diagnosen und die sich daraus ergebenden Konsequenzen direkten Einfluss auf das Wohlergehen und vielleicht sogar das Leben Ihrer Patienten haben! Schmettern Sie also nicht einfach so eine Diagnose in den Raum, sondern überlegen Sie vorher gut. Zur Not geben Sie zu, dass Sie im Moment überfordert sind. Sie verlieren 4 Kompetenzpunkte. **190**

Zurück zu den Optionen von **85**.

Na wenigstens sind Sie ehrlich! **191**

«Ich weiß nicht, was wir tun sollen. So etwas habe ich noch nie erlebt», erklären Sie Arne in der Hoffnung, dass dieser Ihnen für Ihre Ahnungslosigkeit nicht den Kopf abreißt. Der reagiert allerdings ganz gelassen.

«Kein Problem. Man kann nicht alles wissen. Gut, dass Du so ehrlich bist. Also – wir machen Folgendes: Wir holen jetzt die Feuerwehr und die macht uns die Wohnung auf. Wir müssen schon sichergehen, dass der

Mann nicht mit einer Hirnblutung auf dem Boden liegt und deshalb die Tür nicht öffnet. Was meinst Du?», fragt Arne.
«Reicht die Feuerwehr oder brauchen wir auch die Polizei?»

- «Die Feuerwehr genügt.» **(519)**
- «Wir sollten auch die Polizei anfordern.» **(200)**

192 So, nun wissen Sie erst einmal alles, was für den Anfang wichtig ist. Sie fühlen sich gut gewappnet, um Ihren ersten Einsatz zu bestreiten.

Doch momentan scheint alles ruhig zu sein.

Sie sitzen mit Arne auf dem gemütlichen Sofa des Gemeinschaftsraumes und schauen sich die Nachrichten des Tages im Fernsehen an. Doch leider wollen Sie nicht so richtig zur Ruhe kommen. Eigentlich müsste doch jetzt mal was los sein! Sie haben doch nicht Ihre schöne Party abgesagt, um dann die ganze Nacht auf der Couch zu hocken und Däumchen zu drehen! Oder etwa doch?

Noch während Sie über Ihren Gedanken brüten, ertönt ein lautes und unangenehmes Geräusch.

Arne ist schon auf dem Weg zum RTW, als Ihnen erst klar wird, dass der Melder Sie gerade zu Ihrem ersten Einsatz alarmiert hat! Weiter bei **591**.

193 Wie um alles in der Welt wollen Sie denn wissen, dass Ihre Patientin unter einem Überangebot an Glukose leidet, wenn Sie noch gar nicht nachgemessen haben?

In der präklinischen Notfallmedizin dürfen Sie eines nie machen: raten. Und genau das haben Sie gerade getan.

Wenn Sie etwas nicht wissen, dann seien Sie ehrlich und geben Sie es zu. Dafür wird Ihnen keiner den Kopf abreißen.

Wenn Sie aber raten, dann gefährden Sie das Leben Ihrer Patienten.

Der Rettungsdienst ist kein Spielplatz für Blaulichtgeile! Hier geht es um Menschenleben. Bedenken Sie das unbedingt!

Sie verlieren 25 Kompetenzpunkte und der Einsatz endet hier für Sie.

Beginnen Sie bei **95** erneut, wenn Sie den Fall nochmal versuchen wollen.

194 Wir hoffen, Sie haben sich nur für diese Option entschieden, weil Sie mal schauen wollten, was dann passiert. Natürlich müssen Sie Ihren Patienten zuallererst stabilisieren, bevor Sie ihn ins Krankenhaus bringen. Dafür sind Sie da, das ist Ihr Job. Also erledigen Sie ihn.

Sie verlieren 10 Kompetenzpunkte.

Weiter zu den Optionen von **377**.

Sie nehmen Ihr neues Stethoskop, das Sie von Ihrer Freundin zur bestandenen Prüfung erhalten haben, und freuen sich darüber, dieses nun erstmalig zum Einsatz bringen zu können. **195**

Sie setzen es auf Rücken und Brust von Frau Fahrig und hören alle Lungenfelder ab. Überall zeigt sich das gleiche Bild: Während sich das Einatmen relativ normal anhört, hat man jedes Mal, wenn die Patientin ausatmet, den Eindruck, eine Dampflokomotive fährt in den Bahnhof ein.

Der Fachausdruck für diese Art der Atmung heißt Giemen. Und das ist bei Frau Fahrig in allen Feldern zu hören.

Sollten Sie der Untersuchung nun direkt eine Konsequenz folgen lassen?

- Ja. **(244)**
- Nein. **(132)**

Haben Sie bereits die Sauerstoffsättigung überprüft? **196**

- Ja. **(93)**
- Nein. **(362)**

Immer langsam! **197**

Natürlich müssen Sie die Ausrückzeiten einhalten. Allerdings ist eine Minute oft länger, als man denkt. Kollegen, die auf der Rettungswache losrennen, wenn der Melder geht, sind meist weniger gern gesehen und werden nicht selten auch belächelt. Sie sollten schließlich selbst gesund am Auto ankommen und nicht vorher über die Schnürsenkel fallen, die Sie in der Hektik vergessen haben zu binden.

Weiter bei **528**.

Sie bitten Arne, Ihnen einen Zugang zu richten. Dann punktieren Sie mit der abgebrühten Routine eines erfahrenen Retters eine Vene am Handrücken und haben sofort Erfolg. Der aus der Nadel bestimmte BZ beträgt 208 mg/dl. **198**

Wenn's läuft, dann läuft's!

Arne reicht Ihnen nun ein paar Röhrchen.

«Hier, wir können gleich Blut für die Klinik abnehmen!», sagt er.

- «Nein, die Zeit haben wir nicht.» **(61)**
- «Klar!» **(208)**

Sie schließen Herrn Hasemann an den Monitor an. Der wehrt sich mit Händen und Füßen dagegen. **199**

«Alter, was machst Du? Ich bin doch net krank oder so!»

Trotzdem bestehen Sie auf die Maßnahme und der Monitor spuckt Ihnen folgende Werte aus:

- RR: 160/80 mmHg
- Pulsfrequenz: 100/min
- SpO_2: 98 %.

Weiter zu den Optionen von **579**.

200 Sind Sie sich sicher? Wollen Sie wirklich die hart arbeitenden Kollegen der freiwilligen Feuerwehr nachts aus den Betten holen? Und dann noch die Polizei? Wissen Sie, was so ein Einsatz kostet?

- Ja, ich bin mir sicher. **(315)**
- Nein, lieber doch nicht. **(584)**

201 «Das glaube ich aber auch!», pflichtet Arne Ihnen bei.

«Im Notfall habe ich nämlich keine Zeit, Dir alles zu erklären!»

Etwas beschämt trotten Sie hinter Arne her, der sich auf den Weg in die Garage macht, um Ihnen alles zu zeigen.

Doch plötzlich ertönt ein merkwürdiges Geräusch.

Arne ist schon auf dem Weg zum RTW, als Ihnen erst klar wird, dass der Melder Sie gerade zu Ihrem ersten Einsatz alarmiert hat! Weiter bei **591**.

202 Obwohl umsichtig, war es im Moment nicht notwendig, extra nochmal die Lunge abzuhören. Wahrscheinlich war Ihr Hintergedanke, dass Sie feststellen wollten, ob Herr Wagner giemt, um so eine COPD auszuschließen, damit Sie durch die Sauerstoffgabe keinen Atemstillstand hervorrufen.

Das ist in diesem Fall aber unsinnig. Wer an einer Hypoxie leidet, der bekommt Sauerstoff!

Egal, ob die Lunge giemt oder nicht.

Bis zu welchem Wert wollen Sie den Patienten aufsättigen?

Notieren Sie Ihre Antwort und lesen Sie bei **56** weiter.

203 Auf Nachfrage erklärt Ihnen Herr Hasemann, dass er weder unter Kopfschmerzen noch unter Übelkeit oder gar drohendem Erbrechen leidet. Auch atmen kann er gut und Brustschmerzen hat er ebenfalls keine. Hatten Sie diese Fragen notiert? Wenn ja erhalten Sie 6 zusätzliche Kompetenzpunkte. Für jede vergessene Frage müssen Sie sich 2 Punkte abziehen.

Weiter zu den Optionen von **579**.

Gut! 204
Dann müssen Sie sich jetzt für eine Lage entscheiden.

- Sie positionieren den Patienten in Rückenlage. **(391)**
- Die stabile Seitenlage ist die richtige Position. **(312)**
- Der Oberkörper muss unbedingt aufrecht liegen. **(560)**
- Keine der genannten Positionen ist richtig. **(700)**

«Ich weiß ja auch nicht», antwortet Dr. Bieber. 205

«Der Tim hat schon Angst vor dem Zahnarzt, seitdem ich ihn kenne. Heute war er hier, um sich eine Füllung des rechten unteren Backenzahns machen zu lassen. Anfangs ging alles ganz gut. Sogar die Spritze hat er ausgehalten, ohne Panik zu bekommen. Doch dann, kurz bevor ich mit dem Bohren anfangen wollte, ist er plötzlich ganz rot geworden und hat immer schneller geatmet.»

Offensichtlich ist Herr Leitning nicht der Einzige, der rot ist. Der Zahnarzt schwitzt und scheint sich in seiner Haut ganz und gar nicht wohl zu fühlen.

Weiter zu den Optionen von **767**.

Welche Diagnose teilen Sie dem Disponenten als Notarztindikation mit? 206

- Gar keine. Der Notarzt soll kommen, weil Sie nicht mehr weiterwissen. Eine genaue Diagnose muss dann schon er stellen. **(106)**
- Instabile (pulslose) ventrikuläre Tachykardie. **(609)**
- Stabile ventrikuläre Tachykardie. **(600)**
- V. a. Herzinfarkt. **(397)**
- Instabile supraventrikuläre Tachykardie. **(401)**
- Keine der oben genannten ist korrekt. **(564)**

Es dauert ungefähr 20 bis 30 Minuten, bis das Medikament die gewünschte Wirkung erreicht. Haben Sie das gewusst? Wenn ja, bekommen Sie 2 Kompetenzpunkte, wenn nicht, verlieren Sie 4. Es ist nicht ganz unwichtig, dass Sie die Dynamik und vor allen Dingen die Dauer bis zum Einsetzen von Medikamentenwirkungen kennen (zumindest bei den für Sie freigegebenen Medikamenten), denn nur so können Sie einschätzen, ob das von Ihnen gewählte Medikament das richtige war. 207

Weiter zu den Optionen von **464**.

Wenn Sie jetzt schon einen Zugang gelegt haben, dann können Sie der Klinik diesen Gefallen auch tun. Oft besteht eine Art Übereinkunft mit den 208 umliegenden Krankenhäusern. Der Rettungsdienst nimmt bei der ersten Venenpunktion demnach gleich ein Standardlabor und, im Falle eines Traumas, auch Kreuzblut mit ab. Das ist praktisch und der Patient muss nicht doppelt und dreifach gestochen werden.

Sie bekommen 1 Kompetenzpünktchen für Ihre Freundlichkeit.

Weiter zu den Optionen von **488**.

209 Jetzt, da ein sicherer Zugang zu den Atemwegen etabliert ist und Sie eine Herzmassage durchführen, sollten Arne und Sie einen Rhythmus finden, indem Sie die Basismaßnahmen durchführen, bis das NEF endlich da ist. Welchen Rhythmus wählen Sie?

- 30-mal drücken, 2-mal beatmen. **(246)**
- 15-mal drücken, 2-mal beatmen. **(614)**
- 30-mal drücken, 5-mal beatmen. **(608)**
- 3-mal drücken, 1-mal beatmen. **(542)**
- Kontinuierlich 10- bis 12-mal pro Minute beatmen und durchdrücken. **(43)**

210 Sie entschuldigen sich bei Frau Wagner und machen sich so schnell wie möglich auf den Weg zu Arne ins Schlafzimmer.

Weiter bei **274**.

211 Und zwar?

Im Moment scheinen uns alle sinnvollen Möglichkeiten aufgezeigt. Hatten Sie etwas Bestimmtes im Sinne, als Sie sich für diese Option entschieden haben, oder haben Ihnen die anderen Auswahlmöglichkeiten einfach nicht gefallen?

Gehen Sie nochmal zu **640** und überlegen Sie, ob Sie sich nicht für eine sinnvolle Option entscheiden können!

212 Herr Geißenecker hat Ihnen einiges abverlangt. Zumindest hoffen wir das!

Zuallererst war dem Meldebild noch nicht einmal zu entnehmen, was eigentlich los ist. Sie wussten lediglich, dass ein Notruf eingegangen war, der dann plötzlich abgebrochen ist. So eine Information ist prinzipiell immer ein Grund zur Eile, denn, wie Sie gesehen haben, kann man nie wissen, ob der Abbruch nicht durch eine Verschärfung der Lage verursacht wurde.

Als Sie vor Ort waren, stießen Sie allerdings schnell auf das nächste Problem – nämlich die verschlossene Tür. Dem Umstand, dass ein Hausmeister aufzutreiben war, verdankt die Mietergemeinschaft die intakte Eingangstür. Ihnen darf so etwas aber kein Dorn im Auge sein. Wenn Sie eine Tür aufbrechen lassen müssen, um an einen Verunglückten zu kommen, dann tun Sie es. Dafür gibt es in Deutschland überall die freiwilligen Feuerwehren, die Sie über die Leitstelle alarmieren lassen können und die eigentlich immer sehr hilfsbereit sind.

Nachdem Sie dann also Zutritt zur Wohnung bekommen hatten, wurden Sie von uns gleich vor das nächste Problem gestellt. Es war eng – sehr eng.

Und auch das haben wir Ihnen nicht aus Spaß an der Schikane angetan, sondern weil Sie im wahren Leben oft auf entsprechende Situationen treffen werden. Merken Sie sich folgende Faustregel: Je kränker ein Patient, desto weiter oben wohnt er.

Wenn Sie klug waren, hatten Sie die Feuerwehr spätestens in diesem Moment darum gebeten, noch eine Weile zu bleiben, denn es musste Ihnen klar sein, dass Sie mit Herrn Geißenecker niemals einfach durch das Treppenhaus zum Auto kommen.

Bis zu dem Punkt, an dem Sie mit der Patientenversorgung begonnen hatten, haben wir Sie also schon vor eine Menge organisatorischer Herausforderungen gestellt.

Und Herr Geißenecker selbst?

Der war auch eine ziemlich harte Nuss, oder?

Wenn Sie allerdings nach dem sogenannten ABCDE-Schema vorgegangen sind und sich durch verschiedene Begleitumstände nicht aus der Ruhe haben bringen lassen, dann sollte es ganz gut geklappt haben!

Schlussendlich war es nötig, Ihren Patienten erst «durchzudiagnostizieren» und danach entsprechend zu stabilisieren.

Als der Notarzt eingetroffen war, sollten Sie ihm eine ordentliche Übergabe gemacht haben. Und natürlich war das Überleben Ihres Patienten ganz wesentlich davon abhängig, ob Sie ihn richtig gelagert hatten und ob Sie den Blutdruck so gelassen hatten, wie er war.

Ein paar Worte zum Blutdruck: Obwohl Sie durch die EVMs unseres imaginären ärztlichen Leiters dazu ermächtigt sind, einen Blutdrucksenker zu spritzen, in unserem Fall Ebrantil, heißt das nicht, dass Sie es ohne nachzudenken tun dürfen. Liegt ein Schädel-Hirn-Trauma und in dessen Folge eine Hirnblutung vor, so müssen Sie davon ausgehen, dass der Hirndruck per se ansteigt. Das bedeutet, dass die kleinen Gefäße im Hirn abgedrückt werden, denn der Schädel ist hart und dessen Inhalt hat kaum die Möglichkeit «zu fliehen». Die Blutversorgung des Hirnes ist aber von großer Wichtigkeit, denn das Organ toleriert einen Sauerstoffmangel nur äußerst kurz. Also muss der Körper reagieren. Und er tut das schnell und reflexartig, indem er den Blutdruck sofort ansteigen lässt, um die zugedrückten Gefäße wieder zu öffnen. Gleichzeitig senkt der Körper die Herzfrequenz ab. Das liegt daran, dass der sympathische Einfluss des Nervensystems auf das Herz unterbrochen wird.

Nehmen Sie dem Körper nun diesen Regulationsmechanismus weg, dann entsteht ein akuter Sauerstoffmangel im Hirn und Ihr Patient kann ernsthaft Schaden nehmen!

Sollten Sie sich dafür entschieden haben, das Ebrantil zu geben, dann wissen Sie, dass Herr Geißenecker in diesem Fall gestorben wäre.

Nachdem der Notarzt aus Ihrem Patienten ein gut geschnürtes Intensivpaket gemacht hatte, stellte sich die Frage des Transports aus der Wohnung.

Der war eigentlich nur via Drehleiter möglich, da das Treppenhaus viel zu eng für einen kontrollierten Transport des intubierten Patienten war.

In diesem Fall empfahl es sich, wie gesagt, die Feuerwehr noch vor Ort zu haben, denn die Jungs besitzen nun mal die Drehleiter.

Außerdem sollten Sie sich zumindest ein paar Gedanken um die Statik des völlig überfüllten Zimmers gemacht haben. Nehmen Sie diesen Tipp unbedingt für Ihre tägliche Arbeit mit und denken Sie immer daran, wenn Sie in Messiewohnungen unterwegs sind!

Oft wird das Gewicht von angesammelten Schallplatten, Werbeprospekten und Gerümpel schlichtweg unterschätzt und am Ende bricht die ganze Bude in sich zusammen – mit Ihnen.

Als Sie Herrn Geißenecker dann endlich im RTW hatten, war die Sache mit der Zielklinik hoffentlich schnell klar.

Nur die Uni mit der Möglichkeit einer sofortigen chirurgischen Versorgung Ihres Patienten durfte in Frage kommen.

Wenn Sie es bis hierher geschafft haben, ohne das Buch zu zerreißen, gegen die Wand zu schlagen oder es bei Amazon® mit nur einem Stern zu bewerten, dann sind Sie relativ fit. Aber ganz ohne den Verlust von Kompetenzpunkten haben Sie es vermutlich nicht geschafft – macht aber auch nichts!

Denn es macht durchaus Sinn, ab und an mal einen Fehler zu machen. Sie lernen schließlich noch.

Und ist es nicht besser, die Anfängerfehler nur hypothetisch zu machen und dafür ein paar Kompetenzpunkte abgezogen zu bekommen, anstatt Ihre ersten Patienten die Suppe auslöffeln zu lassen?

Wahrscheinlich schon.

Also, Kopf hoch und weiter geht's.

Bei **469**.

So etwas gibt es bei Erwachsenen fast gar nicht. Außerdem ist die Ohnmacht so plötzlich gekommen, dass Sie eine hypoxische Ursache ausschließen können. Der Grund für den Atemstillstand sowie die Bewusstlosigkeit ist vielmehr die fehlende Perfusion, die durch das Aussetzen der Herztätigkeit verursacht worden sein muss. Als Folge davon werden Hirnstamm und Großhirnrinde nicht mehr perfundiert, was zum Verlust der kognitiven Fähigkeiten sowie der Hirnstammreflexe führt. Also setzt die Atmung aus. Denken Sie also nochmal genau über Ihre Diagnose nach! 213

Sie verlieren 10 Kompetenzpunkte. Wählen Sie aus den Optionen von **674** eine andere aus!

Wenn Sie mit «Nein» geantwortet haben, weil theoretisch auch eine chronische Luftnot vorliegen könnte, dann haben Sie recht. Sie wissen noch nichts über die Krankheitsgeschichte von Frau Fahrig, somit können Sie lediglich aus ihrem Zustand heraus folgern, dass man so etwas wohl nicht lange genug überlebt, als dass es chronisch werden könnte. Außerdem klang das, was die Enkelin Ihnen erzählt hat, doch ziemlich nach einem akuten Verlauf. 214

Weiter bei **473**.

Ihr Patient sollte nun einen peripher-venösen Zugang im Arm haben, außerdem sollten Sie mit Hilfe des 12-Kanal-EKGs die Diagnose ST-Hebungsinfarkt gestellt haben und entsprechend 500 mg ASS verabreicht haben. Sie sollten wissen, dass keine Allergien vorliegen. Es schadet auch nicht, wenn Sie das Heparin bereits aufgezogen haben. Weiterhin sollten Sie Sauerstoff verabreicht, sich Gedanken über das Transportmittel und die weitere Versorgung gemacht haben. Dafür wäre es sicher sinnvoll gewesen, bei der Leitstelle die Kapazitäten des Herzkatheterlabors der Klinik Schmauterlach nachzufragen. Eine kurze Anamnese wäre außerdem recht hilfreich gewesen. Wenn Sie die oben genannten Dinge alle genau wie beschrieben erledigt haben, dann bekommen Sie fünf Extrapunkte. 215

Weiter bei **460**.

Die Patientin ist mittlerweile schon viel ruhiger und der Sauerstoff scheint ihr gut zu tun. Jetzt ist es an der Zeit, sich ein Bild davon zu machen, was hier eigentlich vorliegt. Momentan wissen Sie ja schließlich nur, dass Frau Fahrig unter Luftnot leidet. Der Grund für ihre Beschwerden liegt noch im Dunkeln. Und das ist auch in Ordnung. Denn die Stabilisierung eines Notfallpatienten erfolgt oft ohne genaue Kenntnis des zu Grunde liegenden 216

Krankheitsbildes. Wenn jemand am Ersticken ist – geben Sie Sauerstoff, auch wenn Sie erstmal keine Ahnung haben, wieso!

Weiter bei **444**.

217 Um ein genaues Ausmaß der Verletzungen zu bekommen, die bei Ihrem Patienten vorliegen, untersuchen Sie ihn von oben bis unten.

Dabei fällt Ihnen neben der Platzwunde am Hinterkopf auf, dass das rechte Bein verkürzt und nach außen rotiert ist. Das Becken scheint aber stabil zu sein. Weil Sie noch nicht im Auto sind, verzichten Sie auf die vollständige Entkleidung des Mannes. Trotzdem untersuchen Sie den verletzten Oberschenkel und die entsprechende Hüfte, indem Sie seine Hosen öffnen. Äußerlich können Sie keine Hinweise auf eine größere Einblutung entdecken. Der Rest des Bodychecks ist unauffällig. Allerdings ist die rechte Hand des Patienten blutverschmiert. Eine Wunde können Sie dort aber nicht finden.

Weiter zu den Optionen von **281**.

218 Obwohl es scheint, dass Sie sich schon eine halbe Ewigkeit in dieser stickigen, kleinen Wohnung befinden, sind Sie in Wahrheit erst ein paar Minuten vor Ort. Das heißt, dass Sie wohl noch ein bisschen auf das NEF warten müssen.

Nachdem Sie sich nun ein Bild gemacht haben, müssen Sie handeln, oder?

Nehmen Sie nun die therapeutischen Schritte vor, die notwendig sind, um Ihren Patienten zu stabilisieren. Folgende Möglichkeiten haben Sie:

- Sie machen gar nichts und warten nur auf das NEF. Herr Geißenecker ist so weit stabil. **(186)**
- Sie setzen Herrn Geißenecker eine Sauerstoffmaske auf. **(376)**
- Sie legen einen Zugang. **(468)**
- Sie spritzen fraktioniert Urapidil bis maximal 50 mg. Hierfür müssen Sie selbstverständlich vorher einen Zugang gelegt haben. **(326)**
- Sie intubieren Herrn Geißenecker mit Hilfe einer orotrachealen Intubation. **(164)**
- Sie intubieren Herrn Geißenecker mit Hilfe des Larynxtubus. **(456)**
- Sie sprechen mit den Männern von der Feuerwehr. **(685)**

Wählen Sie aus diesen Optionen maximal drei aus! Wenn Sie mehr machen wollen, bezahlen Sie jede weitere Option mit 5 Kompetenzpunkten. Entscheiden Sie sich dafür, mit weniger als drei Optionen auszukommen, dürfen Sie sich für jeden gesparten Punkt 5 Kompetenzpunkte dazuaddieren.

Wenn Sie den Patienten versorgt haben, lesen Sie bei **758** weiter.

«Klar, das weiß ich schon!», sagen Sie. 219

«ST-Hebungen sind Hinweise auf einen Herzinfarkt.»

War das so in etwa Ihre Antwort?

Wenn ja, dann bekommen Sie 2 Kompetenzpunkte. So wenig über EKGs wissen Sie ja doch nicht. Ihnen fällt es offenkundig nur schwer, etwas darauf zu erkennen. Keine Angst!

Übung macht den Meister!

Arne erklärt Ihnen weiter, dass der Umstand, dass sich die Hebungen in II, III und aVF befinden, ein Hinweis darauf ist, dass es sich um einen Hinterwandinfarkt handelt.

«Entsprechend repräsentieren die Ableitungen I und aVL die Seiten- und die Brustwandableitungen die Vorderwand», erklärt Arne weiter.

Sie sind beeindruckt vom Fachwissen Ihres Kollegen.

Weiter zu den Optionen von **488**.

Aber wirklich! 220

Wie kommt der Mann nur dazu, den Rettungsdienst derart zu missbrauchen?

Ist das wirklich Ihr Ernst?

Wenn Menschen den Notruf wählen, dann tun sie das in aller Regel, weil es ihnen schlecht geht und sie sich in einer Notlage befinden – zumindest subjektiv.

Wenn Sie dann denken, dass dem nicht so ist, dann könnten Sie recht haben oder eben auch nicht. Tatsache bleibt aber, dass der Patient sich bedroht fühlt und Hilfe braucht.

Also helfen Sie ihm, egal wo er wohnt!

Sie verlieren 7 Kompetenzpunkte.

Weiter zu den Optionen von **650**.

Bereits als Sie sich vorgestellt haben, konnten Sie sehen, dass allein Ihre 221 Anwesenheit eine beruhigende Wirkung auf Frau Fahrig hat. Und das sollten Sie nicht unterschätzen, denn viele Krankheitsbilder werden durch Angst und sogar Panik deutlich verschlimmert. Ein ganz bestimmtes Notfallkrankheitsbild entsteht sogar dadurch.

Notieren Sie sich dessen Namen und lesen Sie bei **411** weiter!

Die Vollständigkeit Ihrer Arbeitsmittel und die Funktionstüchtigkeit Ihrer 222 Gerätschaften müssen vor jeder Schicht überprüft werden! Das sollten Sie wissen, denn es gehört zu den elementarsten Dingen in Ihrem Beruf. Sie sind für die Funktionalität Ihres Equipments verantwortlich und das können Sie nicht erst am Notfallort überprüfen.

Sie verlieren 5 Kompetenzpunkte.

Weiter bei **249**.

223 Sie sollten im Prinzip nicht schneller fahren als 20 % über der erlaubten Geschwindigkeit. Denn auch wenn es schnell gehen muss, so haben Sie trotzdem eine Verantwortung gegenüber den anderen Verkehrsteilnehmern. Die meisten von denen verstehen sehr gut, um was es geht – nämlich um das Leben eines Menschen –, aber leider gibt es auch einige, die sich durch das Sondersignal provoziert fühlen. Also – immer schön auf den Verkehr achten!

Bei Herrn Geißenecker kommt erschwerend hinzu, dass der Patient an einer Hirnblutung leiden könnte und deshalb so vorsichtig wie möglich transportiert werden muss.

Eigentlich empfiehlt sich sogar ein Hubschraubertransport. Aufgrund der Tageszeit ist das aber aktuell nicht möglich.

Vorsichtig fahren sollten Sie aber auf jeden Fall!

Haben Sie beide Dinge gewusst? Dann gibt's dafür jeweils 2 Kompetenzpunkte. Konnten Sie eine der beiden Fragen nicht oder nur falsch beantworten, dann ziehen Sie sich 2 Kompetenzpunkte pro falscher Antwort ab!

Weiter bei **631**.

224 Sie hatten nun ausführlich Zeit, mit Ihrem Patienten zu reden und Informationen über den Hergang des Unfalls einzuholen.

Es sollte Ihnen nun möglich sein, sich einen Eindruck über die klinische Situation des Patienten gemacht zu haben. Auf Basis dieses Eindrucks sollten Sie nun eine Entscheidung bezüglich der weiteren Versorgung von Herrn Hasemann fällen.

Wollen Sie vorher noch etwas von Ihrem Patienten wissen?

- Ja. **(745)**
- Nein. **(127)**

225 Es dauert keine 5 Minuten, bis Sie bei besagter Adresse eingetroffen sind.

Es handelt sich um ein Mehrfamilienhaus im Stil der Siebzigerjahre, was man offenkundig vor ein paar Jahren grundsaniert hat.

«Hier wohnen hauptsächlich ältere Leute», erklärt Arne, während Sie die Hausnummer suchen.

«Welche Nummer war das doch gleich?», fragt Ihr Kollege.

- 9 **(463)**
- 19 **(759)**
- 8 **(547)**
- keine der oben genannten. **(90)**

Sie haben völlig recht. **226**

Für die Diagnose eines Herz-Kreislauf-Stillstandes reichen die beiden Symptome: Bewusstlosigkeit und Atemstillstand.

Sie werden sich vielleicht fragen, wie das mit dem Puls ist – nun, das ist so eine Sache. Zum einen fühlt man oft seinen eigenen Puls, auch wenn man für die Palpation nicht den Daumen verwendet, zum anderen bedeutet der Umstand, dass Sie keinen Puls fühlen, nicht zwangsläufig, dass keiner da ist. Der Umstand, dass der Patient nicht atmet, heißt aber, dass er auch keinen Puls mehr hat, denn das Atemzentrum wird nicht mehr perfundiert. Dass eine primäre Hypoxie ausschlaggebend für den Herzstillstand ist, kommt bei Erwachsenen so gut wie nie vor, bei Kindern dafür fast immer. Außerdem können Sie aufgrund des klinischen Erscheinungsbildes Ihres Patienten sicher davon ausgehen, dass Bewusstlosigkeit und Atemstillstand durch die fehlende Durchblutung der entsprechenden Hirnareale verursacht wurden.

Weiter bei **482**.

Wenn Sie die primäre Stabilisierung des Patienten abgeschlossen haben, dann macht es Sinn, sich um den Transport zu kümmern. **227**

Herr Wagner wirkt zwar immer unbeteiligter, ist aber noch ansprechbar und Sie sollten den Mann so schnell wie möglich in den RTW bringen. Für welche Möglichkeit des Transportes entscheiden Sie sich?

- Der Patient kann die paar Stufen bis ins Erdgeschoss laufen. Unten wartet die Trage auf ihn. **(175)**
- Sie transportieren Herrn Wagner im Tragetuch. **(555)**
- Sie versuchen, den Patienten mit Hilfe des Tragestuhls nach unten zu bringen. **(297)**

Sofort knien Sie sich neben den Patienten und setzen die Ballen Ihrer Hände wohin? **228**

- unterer Sternalrand **(471)**
- oberer Sternalrand **(115)**
- Mamillarlinie, hier in der Mitte direkt auf dem Sternum **(23)**
- zwei Querfinger von der Mitte der Mamillarlinie in Richtung Processus xyphoideus. **(288)**

229 Wo wollen Sie den Puls fühlen?

- Arm (A. radialis oder ulnaris) **(475)**
- Hals (A. carotis) **(94)**
- Leiste (A. femoralis). **(573)**

230 «Hey, Otto ist leider schon nach Hause gegangen!», werden Sie auf der Rettungswache von einem ungefähr 40-jährigen Mann in roter Uniform begrüßt, der sich als Arne vorstellt.

«Er hat mich gebeten, Dir Deine Dienstklamotten zu geben. Wenn Du ansonsten noch Fragen hast, dann kannst Du sie jederzeit an mich stellen!»

Arne drückt Ihnen einen Stapel Kleidung in die Hand und bittet Sie, ihm Ihre Schuhgröße zu nennen. Kurze Zeit später strahlen auch Sie in den schönsten Rottönen. An Ihren Füßen tragen Sie ein paar nagelneue Sicherheitsstiefel. Ein echter Retter! «Also, wie isses? Noch irgendwelche Fragen, bevor wir loslegen?»

Denken Sie bitte daran, nur das zu fragen, was Sie wirklich interessiert!

- «Nein, alles im grünen Bereich.» **(731)**
- «Wie läuft das denn jetzt ab?» **(142)**
- «Was genau sind denn meine Aufgaben?» **(452)**
- «Kannst Du mir mal bitte das Auto zeigen?» **(271)**
- «Sind wir alleine im Dienst?» **(373)**
- «Können wir mal was zu essen holen fahren?» **(711)**
- «Gibt's irgendetwas, was ich noch wissen sollte, bevor es losgeht?» **(337)**
- «Werden die Nachtschichten eigentlich extra bezahlt?» **(146)**

Wenn Sie alle sinnvollen Fragen gestellt haben, dann lesen Sie bei **192** weiter!

231 «Na, das glaube ich weniger!»

Jürgen ist kritisch.

Weder konnte man im EKG Hinweise auf einen Infarkt erkennen noch klagte die Patientin über pektanginöse Beschwerden.

Außerdem spricht auch der klinische Befund nicht für ein solches Krankheitsbild. Raten Sie nicht einfach drauf los, sondern äußern Sie eine Verdachtsdiagnose nur auf Basis einer ordentlichen Anamnese und einer guten klinischen Untersuchung! Sie verlieren 2 Kompetenzpunkte.

Denken Sie bei **188** nochmal genau nach, an welchem Krankheitsbild Frau Fahrig leiden könnte.

232 Wenn Sie wissen wollen, ob ein Patient orientiert ist, dann meinen Sie damit selbstredend nicht seine sexuelle Orientierung!

In der Regel stellt man ein paar Fragen, um abschätzen zu können, ob eine akute und relevante Beeinträchtigung der Hirnfunktionen vorliegt oder nicht.

Dazu prüft man die Orientierung zu Person, Zeit, Ort und meist stellt man noch eine Frage zum Zeitgeschehen. Die Frage nach dem aktuellen Bundeskanzler hat sich diesbezüglich bewährt.

Zurück zu den Optionen von **579**.

«Das war ich», antwortet die Sprechstundenhilfe, die Sie vorhin schon empfangen hat. **233**

«Herr Leitning hat plötzlich etwas schwerlich geatmet und sich gar nicht wohl gefühlt. Da hielt ich es für besser, ihn ins Krankenhaus zur Beobachtung einzuliefern», ergänzt der Zahnarzt.

Sie …

- … bestätigen, dass es richtig war, den Rettungsdienst zu rufen. **(59)**
- … drehen sich genervt weg und murmeln etwas wie «als Arzt doch alleine hinkriegen …» **(622)**

Fast! Die verbrauchten Materialien sind zwar alle dabei, aber die BZ-Stix müssen Sie nicht auffüllen. Die Stix befinden sich in einer Dose und die muss nur ersetzt werden, wenn sie leer ist. Davon war allerdings nicht die Rede. Punkte verlieren Sie trotzdem keine, weil Ihr Gedanke richtig war. **234**

Weiter bei **470**.

«Ich habe mir einen Leberfleck entfernen lassen und nachdem ich die Spritze bekommen habe, hatte ich ähnliche Beschwerden», erklärt Herr Leitning. **235**

«Aber das ist so lange her. So richtig weiß ich es auch nicht mehr.»

Weiter bei den Optionen von **668**.

Die Idee ist nicht so gut – denn wofür sind Sie denn da, wenn nicht um eine Einschätzung vor Ort vorzunehmen. Sie wissen ja noch gar nicht, mit welcher Diagnose Sie Ihren Patienten anmelden sollen. **236**

Auch ob ein internistisches oder ein chirurgisches Problem führend ist, können Sie jetzt noch gar nicht sagen.

Sie verlieren 6 Kompetenzpunkte.

Weiter zu den Optionen von **579**.

Eines der ausgewählten Krankheitsbilder ist richtig. Sie verlieren 2 Kompetenzpunkte. Gehen Sie zu **188** und denken Sie nochmal genau nach! **237**

238 Eine der genannten Optionen stimmt.

Denken Sie nochmal genau nach! Was können Sie mit Sicherheit sagen? Sie verlieren 4 Kompetenzpunkte.

Weiter bei den Optionen von **37**.

239 Sie sprechen Ihren Patienten laut an, kneifen ihn sogar ins Ohrläppchen, um einen Schmerzreiz auszulösen – doch vergebens.

Herr Wagner gibt keinen Mucks von sich. Ein Blick auf den Brustkorb des Patienten zeigt Ihnen außerdem, dass dort keinerlei Atemmechanik zu beobachten ist.

Weiter bei **674**.

240 «Bist Du Dir ganz sicher?», möchte Arne wissen.

Sie denken noch einmal genau darüber nach. Wie war das denn nur mit der erzielten Sauerstoffkonzentration? Wie hoch ist der Prozentsatz des inhalierten Sauerstoffs, wenn Sie das Gas mit einer Brille oder Maske verabreichen? Weiter bei **89**.

241 Bevor Jürgen den Patienten intubiert, leitet er eine Narkose ein. Hierfür nutzt er neben einem Narkotikum auch ein Muskelrelaxans. Das kurzwirksame Suxamethonium ist, beachtet man die Kontraindikationen, eine gute Wahl (**Abb. 8**).

Die Intubation klappt ohne Probleme und die sofort danach durchgeführte Auskultation beider Lungen sowie des Abdomens zeigt eine korrekte Tubuslage. Diese wird durch die Kapnometrie bestätigt.

«So, jetzt aber schnell raus hier!», gibt Jürgen weitere Anweisungen.

Hatten Sie die Feuerwehr darum gebeten, noch zu warten?

- Ja. **(721)**
- Nein. **(182)**

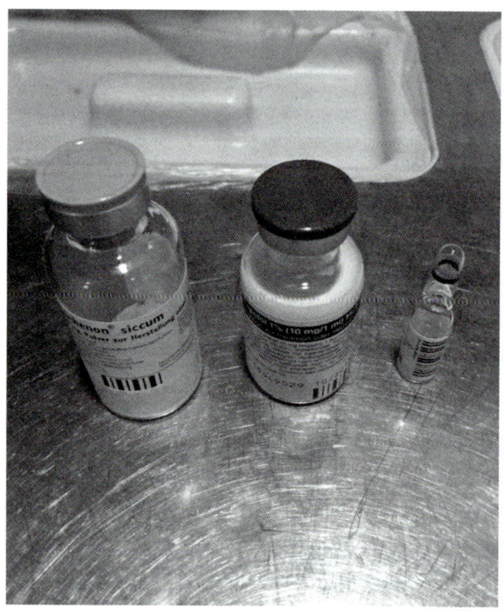

Abbildung 8

Und dann geht alles ganz schnell!

Während Sie versuchen, Smalltalk mit Herrn Wagner zu machen, der zunehmend müde wird und sogar etwas eintrübt, laden Sie den Mann in den RTW, schnallen ihn an und düsen die wenigen Meter in die Notaufnahme. Das Ganze dauert keine 90 Sekunden.

Trotzdem steht ein Schockraumteam bereit, das Ihnen Herrn Wagner abnimmt, denn das hatte Arne ja bereits angefordert.

Der Mann ist mittlerweile kaum noch ansprechbar. Die sofort erhobenen Vitalparameter sind katastrophal.

Der Puls liegt bei 130/min und der Blutdruck bei nunmehr 60 mmHg systolisch. Auch die Sauerstoffsättigung liegt in den unteren Achtzigern.

«Der ist im kardiogenen Schock!», sagt irgendeiner der Ärzte. Sie werden nach der Übergabe von dem Team allerdings völlig ignoriert.

Allein und irritiert stehen Sie am Rande, schreiben Ihr Protokoll und sehen dabei zu, wie der Anästhesist einen Tubus einführt und der Kardiologe ein schnelles Echo durchführt.

«Kaum noch Pumpleistung», sagt er.

«Ich habe keinen Puls mehr», antwortet der Anästhesist.

Und dann sitzt plötzlich ein Pfleger auf der Brust von Herrn Wagner und drückt diese in gleichmäßigem Rhythmus nach unten.

«Schnell!», sagt der Internist.

«Wir gehen unter Reanimation ins Herzkatheterlabor.»

Sie merken, wie Ihnen der Schweiß in Strömen herunterläuft, obwohl es im Schockraum eigentlich ziemlich kalt ist.

Was haben Sie da nur getan?

Und das in Ihrer ersten Nacht!

Als Sie 3 Tage später zu Otto, dem Rettungsdienstleiter, bestellt werden, ahnen Sie Schlimmes.

Als Sie das Büro betreten, sehen Sie, dass Otto nicht allein ist. Neben ihm und Arne sitzt eine Ihnen ziemlich vertraut aussehende Frau.

Als Sie das Büro betreten, fällt die Ihnen um den Hals.

«Danke, danke, danke!», sagt sie immer wieder.

Auch Arne klopft Ihnen auf die Schulter.

«Herr Wagner hat überlebt. Und das wahrscheinlich nur, weil er es rechtzeitig zum Herzkatheter geschafft hat.»

Nach einer kurzen Pause fügt der Rettungsassistent hinzu.

«Dank Dir!»

Und in der Tat – Ihr Verhalten war mutig und hat letzten Endes zum Erfolg geführt.

Dafür gibt es jetzt erst mal 5 Kompetenzpunkte extra. Aber freuen Sie sich nicht zu früh. Die ganze Aktion hätte auch schiefgehen können. Wäre der Patient in Ihrem RTW reanimationspflichtig geworden, dann wären endlose Rechtfertigungsschreiben und im dümmsten Fall sogar eine Klage auf Sie zugekommen. Rettungsmedizin ist ein sehr schmaler Grat und oft weiß man anfangs nicht, ob das, was man vorhat, auch richtig ist.

In der Nachbesprechung bei **545** vertiefen wir diese Thematik.

243 Sind Sie sicher, dass Sie nicht doch einen Vitalparameter vergessen haben?

Denken Sie nochmals genau nach und lesen Sie bei **284** weiter. Ziehen Sie sich währenddessen 3 Kompetenzpunkte ab!

244 «Arne, ich denke, wir sollten Frau Fahrig so schnell wie möglich vernebeln lassen!»

Das müssen Sie Ihrem Kollegen nicht zweimal sagen, denn schon während Sie noch mit dem Abhören von Frau Fahrig beschäftigt waren, hat er zwei Ampullen eines Medikaments in den Verneblertopf gegeben, den er nun an die Sauerstoffmaske anschließt und der Patientin auf diese Weise zukommen lässt.

Doch wie heißt das Medikament und was ist dessen Aufgabe?

Notieren Sie die Antwort und lesen Sie bei **605** weiter!

245 Bis nach Schmaltal ist es ein bisschen zu fahren und auf dem Weg dorthin möchte Christoph von Ihnen wissen, ob Sie auch diesen Einsatz wieder übernehmen wollen.

«Na klar!», antworten Sie begeistert.

«Gut, dann werde ich mich im Hintergrund halten und Dir assistieren. Bis jetzt hast Du Dich ja wirklich gut geschlagen!»

Na dann los …

Weiter bei **311**.

246 Das wäre tatsächlich die richtige Abfolge.

Leider aber nicht in dieser Situation. Denn Sie haben bereits einen sicheren Atemweg etabliert bzw. Arne hat das getan. Damit können Sie kontinuierlich beatmen, denn Sie müssen keine Angst mehr haben, dass durch das gleichzeitige Drücken kein Sauerstoff mehr in der Lunge ankommt.

Schade!

Sie haben richtig gedacht, sind uns aber auf den Leim gegangen. Also nochmal in aller Deutlichkeit: Die Basismaßnahmen der Reanimation verlangen, dass nach dem 30. Mal drücken zwei Beatmungshübe folgen sollen. Das gilt auch für Sie, wenn Sie mit der Maske beatmen. Da wir Ihnen aber vorgegeben haben, dass Herr Wagner von Arne mittels Larynxtubus intubiert wurde, muss jetzt auch kontinuierlich durchbeatmet werden. Das tut Arne mit einer Frequenz von ungefähr 10–12 Hüben pro Minute.

Sie verlieren 2 Kompetenzpunkte. Es wäre auch nicht schlimm gewesen, wenn Sie im Rhythmus 30 : 2 weitergemacht hätten. Schaden hätte Herr Wagner davon sicher nicht genommen.

Weil man aber herausgefunden hat, dass das Aufrechterhalten der Blutzirkulation bei der Reanimation die wichtigste Maßnahme ist, sollte die Herzmassage für die Beatmung nicht unterbrochen werden, wenn es nicht mehr nötig ist.

Weiter bei **31**.

Dass Sie sich für diese Option entschieden haben, kann nur eines bedeuten: **247**
Sie haben absolut keine Ahnung, wovon Sie reden!

Weil Ihrem Handeln keine unmittelbaren Konsequenzen folgen, außer, dass Sie die wahre Erkrankung von Frau Müller nicht behandelt haben, dürfen Sie sich bei **484** nochmals Gedanken darüber machen, was mit Ihrer Patientin nicht stimmt.

Aber erst ziehen Sie sich 15 Kompetenzpunkte ab.

Sie erklären Ihrem neuen Patienten, dass Sie nun ein paar wichtige Werte **248**
ermitteln wollen, und beginnen damit, die Sauerstoffsättigung zu bestimmen. Außerdem messen Sie den Blutdruck und leiten ein 3-Kanal-EKG ab. Folgende Werte können Sie ermitteln:

- SpO_2 91 %
- RR 145/100 mmHg.

Das EKG sieht, zumindest auf dem Monitor, normal aus. Allerdings schlägt das Herz offenkundig unregelmäßig.
Wollen Sie aus diesen Messungen irgendwelche Konsequenzen ableiten?

- Ja. **(682)**
- Nein. **(629)**

Nachdem Sie das Auto kontrolliert und die Systeme der Geräte auf ihre **249**
Funktion hin kontrolliert haben, setzen Sie sich alle gemeinsam aufs Sofa, um sich zu stärken.

Jürgens Tochter hatte Geburtstag und von der Party sind noch jede Menge Buletten und Kuchen übrig geblieben, die es jetzt gilt zu verdrücken.

Nachdem Sie gefühlte zwanzig Klopse und ebenso viele Stückchen Süßkram verdrückt haben, sind Sie kurz davor, ins Kohlenhydratkoma zu fallen, und verabschieden sich von den anderen, um ins Bett zu gehen. Sie sind überraschenderweise schon wieder todmüde – und das, obwohl Sie im Grunde gerade erst aufgestanden sind.

Träge gehen Sie auf Ihr Zimmer, überziehen das Bett und lassen sich reinfallen, um wenige Augenblicke später zu schlafen wie ein Baby.

Ihr Schönheitsschlaf wird allerdings plötzlich von einem unangenehmen Tröten unterbrochen, das sich anhört, als sei irgendwo eine Sirene angesprungen. Als Sie nach und nach zu sich kommen, merken Sie, dass Ihre Einschätzung gar nicht so falsch war, denn das Geräusch entstammt Ihrem Melder, der Sie darüber informiert, dass Ihre Fachkompetenz irgendwo ganz dringend vonnöten ist.

Sofort sind Sie hellwach, schlüpfen in Ihre Sicherheitsschuhe, werfen die Jacke über und torkeln zum Auto. Auf dem Weg treffen Sie auf Arne, der offenkundig auch gerade aus dem Schlaf gerissen wurde.

Im Auto angekommen zeigt Ihnen ein Blick auf die Uhr, dass es bereits ein Uhr morgens ist.

Weiter bei **52**.

250 «Na, das glaube ich weniger!»

Jürgen ist kritisch.

Zwar hat Frau Fahrig lange im Bett gelegen, aber das ist auch alles.

Weder spricht der klinische Befund für ein solches Krankheitsbild, noch gibt es andere Anzeichen dafür, dass hier tatsächlich eine Lungenembolie vorliegt. Raten Sie nicht einfach drauf los, sondern äußern Sie eine Verdachtsdiagnose nur auf Basis einer ordentlichen Anamnese und einer guten klinischen Untersuchung! Sie verlieren 2 Kompetenzpunkte.

Denken Sie bei **188** nochmal genau darüber nach, was hier los ist.

251 Die Lage ist entspannt! Sie können sich zurücklehnen und die Freude darüber genießen, dass Sie es geschafft haben, Ihre erste Patientin, die noch dazu ziemlich im Eimer war, zu stabilisieren. Bis der Notarzt kommt, haben Sie nichts anderes zu tun, als sich darüber im Klaren zu werden, dass die Enkelin von Frau Fahrig doch eigentlich ziemlich attraktiv wirkt.

Wie alt die wohl ist?

«Sag mal! Willst Du nicht mal was tun?», holt Sie Arne aus Ihren Tagträumen zurück.

«Die Arbeit macht sich nicht von alleine!»

Mhhh, offenbar sind Sie doch noch nicht ganz fertig! Nur weil die Lage unter Kontrolle und Ihre Patientin nicht mehr auf dem direkten Weg ins Jenseits ist, heißt das nicht, dass Ihr Tageswerk schon erledigt ist!

Sie verlieren 2 Kompetenzpunkte!

Weiter bei den Optionen von **473**.

Hat Arne einen Zugang gelegt, Sie sich aber dagegen entschieden, das Nadelblut für die Bestimmung des BZ zu nehmen? **252**

- Ja. **(299)**
- Nein. **(414)**

Wie schon bei dem Fall mit Herrn Wagner konnten Sie diese Herausforderung erneut auf zwei verschiedene Arten lösen. **253**

Aber fangen wir von vorne an:

Herr Leitning stellte sich mit dem Leitsymptom «Luftnot» bei Ihnen vor oder besser: Der Patient wurde von seinem Zahnarzt vorgestellt.

Ihre Aufgabe war es nun herauszubekommen, woher die subjektiv empfundene Luftnot kam.

Hierbei war es uns wichtig, erneut herauszuarbeiten, wie enorm viel Sie aus einer körperlichen Untersuchung und einer Anamnese filtern können. Obwohl Sie noch nicht einmal die Basismaßnahmen durchführten, die Ihnen verraten, ob ein Patient stabil ist oder nicht, konnten Sie die möglichen Gründe für die Luftnot nach der Anamnese bereits auf drei Verdachtsdiagnosen eingrenzen: Asthmaanfall, Allergie, Hyperventilation.

Nachdem Sie bei der körperlichen Untersuchung dann überall Pusteln fanden, sollte die Sache klar gewesen sein.

Und dann mussten Sie eine folgenschwere Entscheidung treffen!

Haben Sie sich dafür entschieden, Herrn Leitning erst ins Auto zu bringen und dann zu behandeln, so hatte die allergische Reaktion genug Zeit, sich in einen manifesten allergischen Schock mit instabilem Kreislauf und problematischer Atemsituation zu entwickeln.

Und dabei wäre eine gute Therapie so einfach und durch Ihre EVMs auch zu einhundert Prozent gedeckt gewesen.

Folgende Bestandteile gehören zu einer adäquaten Allergietherapie:

Antihistaminika: Durch diese Medikamente, von denen in Ihren EVMs Clemastin freigegeben ist, werden die allergieverursachenden Histamine an der Durchführung Ihrer gefährlichen Arbeit gehindert. Das Medikament blockt die sogenannten H1-Rezeptoren, die für die Erweiterung der Blutgefäße und dadurch für die Symptome verantwortlich sind.

Prednisolon: Ist ein Glukokortikoid. Freigegeben ist in Ihren EVMs Solu-Decortin®. Das Medikament stabilisiert die Zellmembran der Mastzellen, was dazu führt, dass diese kein Histamin mehr abgeben.

Volumen: Die histaminvermittelte Erweiterung der Blutgefäße, und hier besonders der kleineren, führt zu einer Menge Verlust von intrazellulärer Flüssigkeit ins Interstitium, was zu Flüssigkeitsmangel und letzten Endes zum Schock führt. Weil die Flüssigkeit nicht verloren geht, sondern Sie nur «umgeräumt» wird, spricht man vom distributiven Schock. In der Regel wird im Rettungsdienst eine Vollelektrolytlösung für die Substitution der intravasalen Flüssigkeit verwendet.

Katecholamine: Diese Gruppe von Medikamenten, von denen Ihnen Suprarenin zur Verfügung steht, führt zur Zusammenziehung der Blutgefäße und konterkariert damit die Effekte des Histamins. Dies führt zu einer Blutdrucksteigerung.

Alle vier Medikamente mussten Sie nur zur Anwendung bringen, falls Sie Herrn Leitning überhaupt in den allergischen Schock hatten rutschen lassen.

Wenn Sie in der Arztpraxis direkt behandelten, dann haben die ersten drei Medikamente gereicht, um Schlimmeres zu verhindern.

Weiter bei **764**.

254 Da bereits eine Infusion auf Hochtouren laufen sollte, können Sie das Medikament einfach in diese reingeben. Worauf sollten Sie dabei aber achten?

Notieren Sie die Antwort und lesen Sie bei **3** weiter!

255 Sie bleiben dabei und haben damit selbstverständlich recht! Es gehört prinzipiell immer zu Ihren Aufgaben, die Vitalparameter eines Patienten zu bestimmen! Und gerade im Notfalleinsatz ist es ganz besonders wichtig, potentielle Störungen von Atmung und Kreislauf frühzeitig zu erkennen. Welcher vom Monitor gemessene Wert ist für Sie als Rettungsassistent denn in der aktuellen Situation besonders wichtig? Notieren Sie sich den Parameter sowie dessen Normbereich und lesen Sie bei **465** weiter!

256 Arne hält Ihnen bereits das Pulsoxymeter hin, und Sie müssen das kleine Gerät nur noch an den Finger der Patientin klippen (**Abb. 9**).

Die vielen, tiefen Pieptöne, die wie eine Gewehrsalve auf Ihre Ohren einprügeln, hören sich überhaupt nicht gut an.

«Die Sättigung liegt bei 73 %!», informiert Sie Arne über den Messwert am Monitor.

«Da sollten wir schnell reagieren!»

Zurück zu den Optionen von **662**.

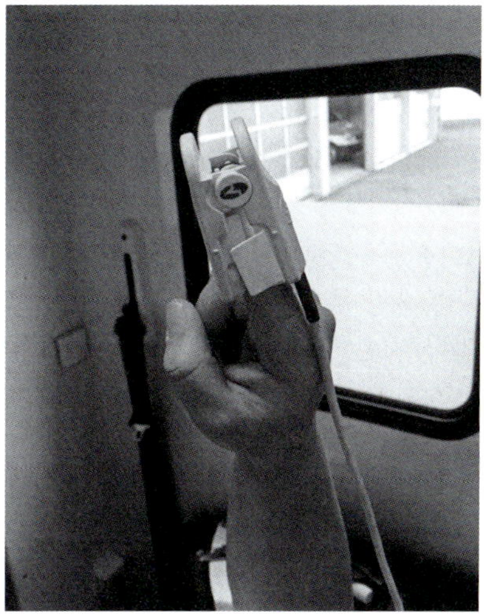

Abbildung 9

Ein Blick auf die Uhr sagt Ihnen, dass es mittlerweile schon nach Mitternacht ist. **257**

«Mensch, hab ich einen Kohldampf!», spricht Arne das aus, was Sie denken.

Doch bevor Sie endlich dazu kommen, Ihr wohl verdientes Abendbrot zu verdrücken, das nun unfreiwillig zum Mitternachtssnack geworden ist, müssen Sie erst mal dafür sorgen, dass Sie wieder voll einsatzfähig sind.

«1/83 auf dem Weg zur Leitstelle bedingt einsatzfähig», funkt Arne die Leitstelle an.

Nach einer zehnminütigen Fahrt erreichen Sie endlich die Rettungswache und ...

... drücken die «1». **(644)**

... drücken die «3». **(258)**

... drücken die «6». **(581)**

... drücken eine andere Zahl. **(720)**

Falsch! **258**

Mit Status «3» informieren Sie die Leitstelle darüber, dass Sie einen neuen Einsatz angenommen haben! Im Moment wurden Sie aber überhaupt nicht mit einem entsprechenden Auftrag betraut. Sie verlieren 2 Kompetenzpunkte. Der richtige Status wäre die «2» gewesen.

Damit teilen Sie der Leitstelle mit, dass Sie sich nun auf der Wache befinden und über den Melder erreichbar sind.

Weiter bei **103**.

Sie helfen Herrn Leitning, indem Sie die Lehne der Trage etwas aufrichten. **259**

Diese Position hilft schließlich bei Atemnot.

Eine Blutdruckkontrolle nach einigen Augenblicken zeigt allerdings, dass Ihre Aktion gar nichts gebracht hat. Im Gegenteil: Sie haben Zeit verloren und der Blutdruck ist weiter gefallen. Aktuell ist er nur noch bei 70/40 mmHg.

Sie verlieren 4 Kompetenzpunkte.

Zurück zu den Optionen von **386**.

260 Das EKG zeigt ein Kammerflimmern, einen der beiden defibrillierbaren Rhythmen. Haben Sie das gewusst?

Wenn ja, gibt's 1 Kompetenzpunkt dazu, wenn nein, verlieren Sie 1 Punkt.

Nennen Sie die anderen defibrillierbaren, malignen Herzrhythmusstörungen und außerdem die beiden nicht defibrillierbaren.

Bei **78** geht's weiter.

261 Und los geht's!

Sobald Jürgen Ihnen grünes Licht gibt, treten Sie aufs Gas und setzen den RTW in Bewegung. Aber Vorsicht!

Denken Sie immer daran, dass Sie einen Patienten transportieren, der den Zentrifugalkräften, die Ihre Fahrweise aufbaut, strotzen muss.

Und auch wenn es wirklich schnell gehen muss; das Ziel der ganzen Sache muss sein, dass der Patient und das Team die Fahrt überleben.

Worauf müssen Sie in Bezug auf die Fahrweise bei Herrn Geißenecker besonders achten? Wo ist das Limit der Geschwindigkeitsübertretung, das Sie bei einer Blaulichtfahrt nicht überschreiten sollten?

Notieren Sie die Antworten und lesen Sie bei **223** weiter!

262 «Also los, load and go!»

Sie haben jetzt keine Zeit, sich um Vitalparameter zu kümmern.

Da Sie nun einmal die Entscheidung getroffen haben, nicht auf den Notarzt zu warten, müssen Sie diese jetzt auch durchziehen. Ob sich Ihr Tun dann letztendlich als profitabel für den Patienten erweist, können Sie momentan noch nicht einschätzen. Was Herrn Wagner aber ganz sicher schadet, ist, wenn Sie jetzt eine Zwischenlösung zu finden versuchen – so schnell wie möglich in die Klinik heißt, dass Sie sich mit nichts anderem aufhalten dürfen.

Wir sind ja schließlich nicht in der Politik.

Trotzdem steht Ihnen ein Vitalparameter zur Verfügung, den Sie kontinuierlich ganz ohne Monitor bestimmen können. Welcher ist das?

Notieren Sie sich die Antwort und lesen Sie bei **360** weiter.

Vorher dürfen Sie sich allerdings 4 Kompetenzpunkte dazuaddieren, weil Sie sich dafür entschieden haben, Ihren Plan durchzuziehen.

Dieses Medikament ist in der aktuellen Situation nicht indiziert. **263**

Sie können damit nichts verbessern, aber eine Menge Schaden anrichten!

Zurück zu den Optionen von **4**.

Im Prinzip ist das die beste Idee. Sie sind keine Exekutivgewalt, sondern die medizinische Fraktion. Für solche Einsätze sind Sie weder ausgerüstet noch ausgebildet. **264**

Das wichtigste Kredo im Rettungsdienst lautet schließlich: Der Retter muss überleben. Lassen Sie diejenigen den Streit beenden, dessen Aufgabe das ist. Bis dahin machen Sie nichts und warten ab. Vielleicht haben die beiden ja irgendwann keine Lust mehr, sich zu verkloppen. Dann können Sie eingreifen.

Weiter bei **447**.

Schon auf den ersten Blick sehen Sie, dass Herr Leitning wohl ein paar Kilo zu viel auf den Rippen hat. **265**

Außerdem fällt Ihnen die angestrengte Atmung des Patienten auf. Obwohl er über Luftnot klagt, setzt Herr Leitning die Atemhilfsmuskulatur aber nicht ein. Auch eine Zyanose können Sie auf den ersten Blick nicht erkennen.

Nachdem Sie den ersten Eindruck verarbeitet haben, untersuchen Sie den Patienten systematisch von oben nach unten durch, oder?

- Ja. **(623)**
- Nein, der erste Eindruck genügt vorerst. **(123)**

Wenn Sie noch fragen wollten, ob der Patient unter Luftnot oder Brustschmerzen leidet, und sich außerdem dafür interessiert haben, ob er sich in der Lage dazu fühlt, die Fahrt mit Ihnen anzutreten, dann bekommen Sie jeweils 2 Zusatzpunkte. Wenn nicht, verlieren Sie aber keine Kompetenzpunkte, denn prinzipiell ist es sinnvoll, das zu fragen, was Sie interessiert. Die drei genannten Fragen sollten Ihnen aber eingefallen sein, denn diese Dinge müssen, gerade bei einem Herzpatienten, vor Antritt der Fahrt geklärt sein, damit es keine bösen Überraschungen gibt. **266**

Weiter zu den Optionen von **629**.

267 Weiter zu den Optionen von **623**.

268 Sie untersuchen Herrn Hasemann sprichwörtlich von Kopf bis Fuß, was Ihrem Patienten weniger zusagt.

«Ey Alter, was machst Du? Hör auf mich zu begrabschen!», müssen Sie sich anhören und versuchen, dabei Ruhe zu bewahren.

Die körperliche Untersuchung ergibt, bis auf die Wunde am Arm, die sich bei genauerer Inspektion eher als Kratzer identifizieren lässt, keine weiteren pathologischen Befunde. Die Extremitäten sind ansonsten stabil und nicht druckschmerzhaft. Sie können weder Schwellungen noch Stufen ertasten. Selbiges gilt für Abdomen und Thorax sowie den Gesichtsbereich. Das Blut, das Sie vorher als Nasenbluten fehlgedeutet haben, hat sich der Patient vom Arm ins Gesicht geschmiert.

Wollen Sie noch etwas untersuchen oder reichen Ihnen die erhobenen Befunde?

- Sie wollen noch etwas untersuchen. **(684)**
- Ihnen reichen die Befunde. **(474)**

269 Sie widersprechen Arne und drehen die Infusion voll auf.

Warum tun Sie das?

Der Patient hat kein Volumenproblem. Weder ist der Blutdruck kompromittiert noch liegt eine Tachykardie vor. Der periphere Refill erlaubt keine Rückschlüsse auf ein Schockgeschehen. Auch eine Einblutung in der Nähe der offenbar frakturierten Hüfte konnten Sie nicht entdecken.

Was der Patient jetzt nicht braucht, ist eine Volumentherapie. Da Sie aktuell nichts über dessen Herzgesundheit wissen, könnten Sie mit einer aggressiven Volumengabe die Liste seiner Probleme sogar noch um ein Lungenödem erweitern. Sie verlieren 3 Kompetenzpunkte.

Weiter bei den Optionen von **218**.

270 Um Entscheidungen über eine eventuelle Medikamentengabe treffen zu können, müssen Sie erst Aussagen über den Herzrhythmus machen können. Sie verlieren 4 Kompetenzpunkte. Holen Sie das bei **525** nach!

271 «Ach so! Du kennst Dich bei uns ja noch gar nicht aus! Dann komm mal mit!», fordert Arne Sie auf und macht sich zusammen mit Ihnen auf den Weg zum RTW. Arne zeigt Ihnen, wo der Notfallrucksack untergebracht ist und was sich alles darin befindet.

In **Abbildung 10** können Sie die Sauerstofftasche sowie den Notfallrucksack begutachten. Merken Sie Sich gut, was Sie wo finden können! Später wird das Wissen vielleicht noch nützlich sein!

Nachdem Arne Ihnen das Equipment gezeigt hat, ist die Inneneinrichtung des RTW an der Reihe.

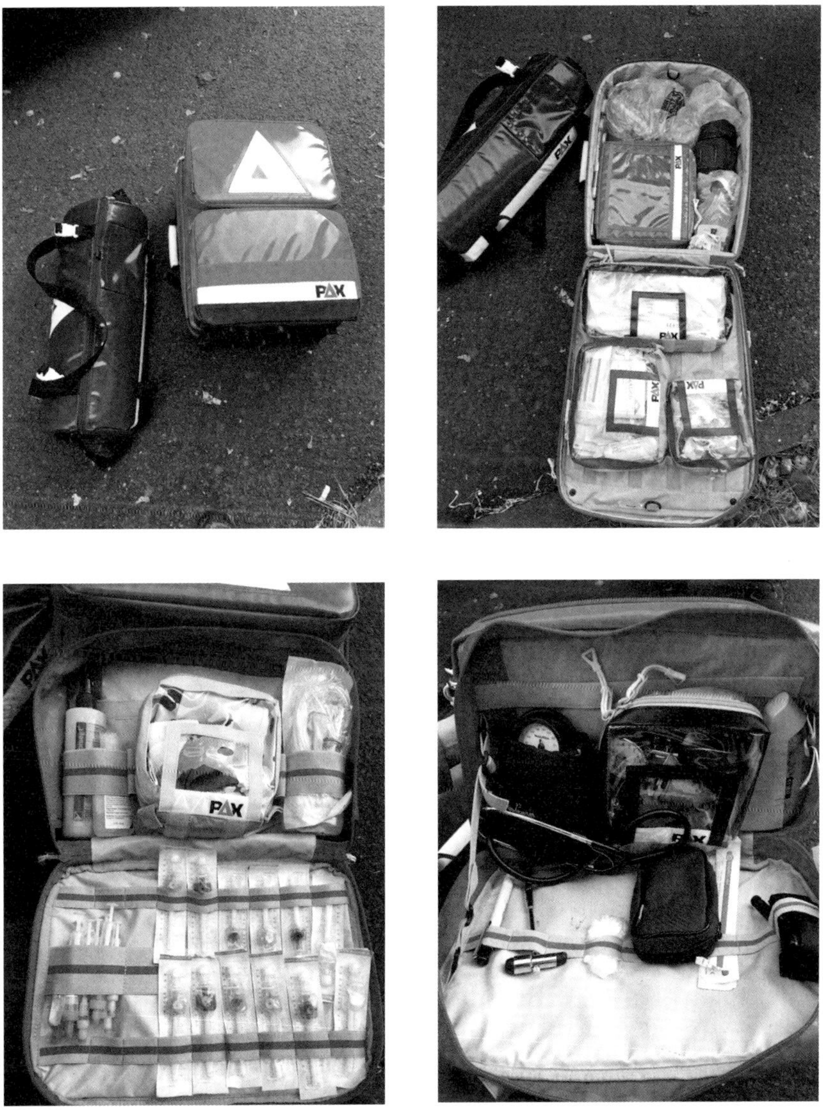

Abbildung 10

Abbildung 11 gibt Ihnen ein paar repräsentative Einblicke in Ihr neues Arbeitsumfeld.

«Nicht das modernste Zeug, ich weiß!», sagt Arne entschuldigend.

«Aber wir können hier alles Notwendige leisten, um Menschenleben zu retten!»

Weiter bei **489**.

272 «Sind Sie ganz sicher?», möchte der Zugführer wissen.

Sie bejahen und bedanken sich für die Hilfe.

Mit einem Kopfschütteln zieht der Mann von dannen.

Na, ob Sie da nicht Ihre Kompetenzen überschritten haben?

Zurück zu den Optionen von **218**.

273 Ohne Zugang wird es mit der Medikamentengabe schwierig. Zwar hat der Zahnarzt versucht, einen zu etablieren – die Sache ist aber leider nach hinten losgegangen.

Sie holen die Maßnahme nach und können jetzt bei **4** Medikamente verabreichen.

274 Sie betreten das Schlafzimmer, in dem Herr Wagner noch vor wenigen Augenblicken quietschfidel, oder zumindest lebendig, auf dem Bett gesessen hat, und Ihnen fährt der Schreck den Rücken herunter.

Der Mann liegt nun, weiß im Gesicht und mit Schaum vor dem Mund, zusammengesunken vor dem Bett.

Weiter bei **377**.

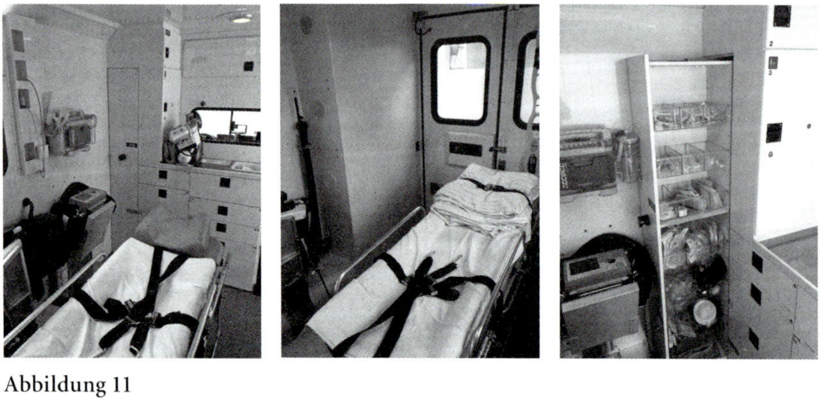

Abbildung 11

Also dann! Geben Sie Ihrem Patienten Sauerstoff! 275

Weiter bei 202.

Sie sollten sich nun vorgestellt haben und der Patientin gleich darauf gut zureden. Erklären Sie ihr jeden Ihrer Schritte! So fasst die Frau Vertrauen und fühlt sich kompetent behandelt. Nach dem Messen der Sauerstoffsättigung sollten Sie entsprechend Sauerstoff verabreicht haben. Außerdem sollten Sie Blutdruck und Puls sowie die Atemfrequenz bestimmt haben. Sind Sie so vorgegangen? Wenn ja, bekommen Sie jetzt satte 3 Punkte extra aufs Konto! 276

Wenn auch Ihre Reihenfolge die richtige war, dann bekommen Sie nochmals 2 Zusatzpunkte.

Wenn nicht, dann verlieren Sie für jede Aktion, die Sie vergessen und zu viel durchgeführt haben, 1 Kompetenzpunkt.

Natürlich muss im Verlauf der Behandlung auch ein Zugang gelegt werden. Auch die Bestimmung des Blutzuckers und das Ableiten eines 12-Kanal-EKGs sind von essentieller Bedeutung. Aber nicht sofort. Bei jedem Notfallbild gibt es ein paar Maßnahmen, die keinen Aufschub erfordern.

Na, und dass man sich vorstellt, das gehört wohl zu einer guten Kinderstube, oder etwa nicht? Weiter bei 216.

Sie sollten vielleicht erste Medikamente vorbereiten, das heißt aufziehen, bevor Sie welche geben können, oder? 277

Holen Sie das bei 355 nach.

Aber vorher ziehen Sie sich 2 Kompetenzpunkte ab.

278

Abbildung 12 zeigt Ihnen schematisch, wie die Extremitätenableitungen bei einem Patienten anzubringen sind.

Dabei können die Ableitungen ebenso an den peripheren Armen und Beinen, das heißt an den Fuß- und Handgelenken, platziert werden. Wichtig ist hierbei, auf die korrekte Anordnung der verschiedenen Farben zu achten:

- rot – rechter Arm
- gelb – linker Arm

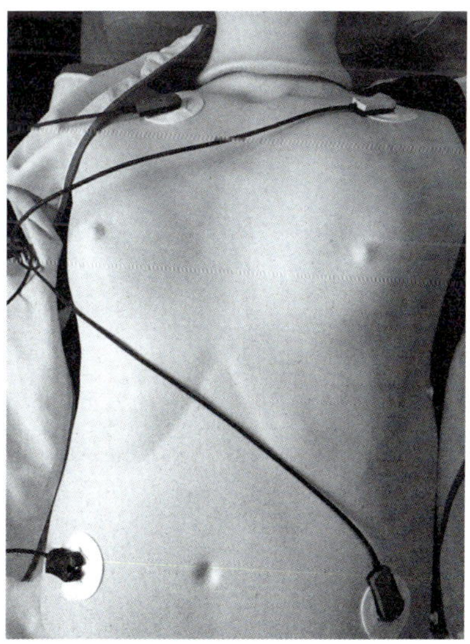

Abbildung 12

- grün – linkes Bein
- schwarz – rechtes Bein.

Sie können sich die Anordnung wie die einer Ampel vorstellen – rot, gelb, grün.

Ach ja, und dann kommt eben noch schwarz.

Aber damit haben Sie ja lediglich ein 3-Kanal-EKG geklebt. Für das ganze Paket fehlen noch die präkordialen Ableitungen.

Abbildung 13 zeigt Ihnen deren Anordnung.

Die präkordialen Ableitungen sind mit C1 bis C6 oder alternativ auch V1 bis V6 bezeichnet und werden wie folgt angebracht:

- C1 – vierter Interkostalraum am rechten Sternalrand
- C2 – vierter Interkostalraum am linken Sternalrand
- C3 – Mitte zwischen den Positionen C2 und C4
- C4 – mittlere Clavikularlinie links im fünften Interkostalraum
- C5 – vordere Axillarlinie links auf der gleichen Höhe wie C4
- C6 – mittlere Axillarlinie links auf der gleichen Höhe wie C4 und C5.

So, das waren ja jetzt eine ganze Menge Informationen. Wussten Sie alles ausnahmslos und ohne Fehler? Dann herzlichen Glückwunsch! Sie dürfen sich satte 10 Kompetenzpunkte dazuaddieren.

Sollten Sie nicht alles gewusst haben, dann müssen Sie sich von diesen 10 Punkten für jeden Fehler 1 Punkt abziehen. Die Differenz können Sie sich dann gutschreiben – oder eben abziehen.

Weiter bei **85**.

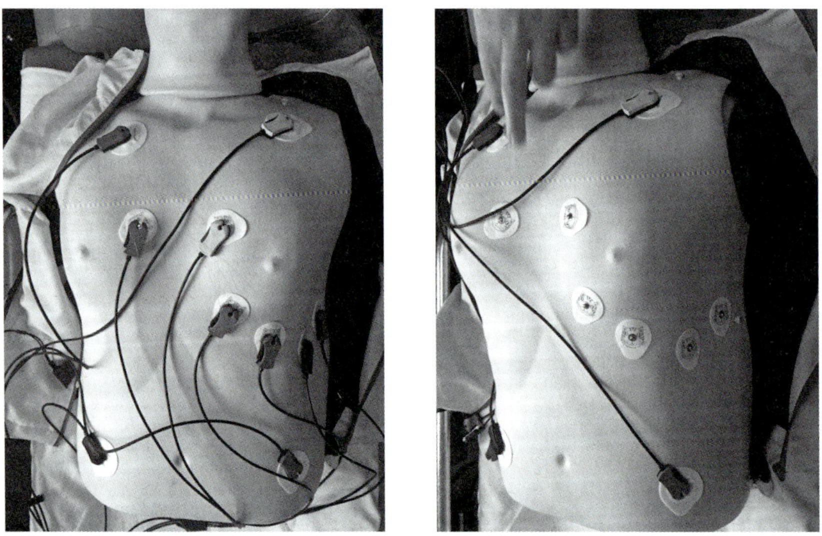

Abbildung 13

Da haben Sie eine der fundamentalsten Prinzipien der Notfallmedizin nicht verinnerlicht. Bei der Reanimation geht es nicht darum, den Patienten so schnell wie möglich mit Sauerstoff zu versorgen, sondern unverzüglich mit der Herzmassage zu beginnen, um den Kreislauf in Gang zu halten. Zwar gilt in fast allen Situationen die goldene ABC-Regel, nach der zuallererst die Atemwege, dann die Belüftung der Lunge und danach erst der Kreislauf kontrolliert werden sollte – bei der Reanimation geht es aber in allererster Linie darum, die Perfusion der Körperorgane wiederherzustellen. Im Blut befindet sich immer noch ein bisschen Restsauerstoff, der den Organen zur Verfügung steht, wenn das Blut zirkuliert. Auf der anderen Seite können Sie einem Körper so viel Sauerstoff zur Verfügung stellen, wie Sie wollen – wenn keine Herzaktivität vorhanden ist und das Hämoglobin entsprechend nicht in den Körper und zu den Organen befördert werden kann, dann bringt Ihnen aller Sauerstoff der Welt nichts. **279**

Sie verlieren 8 Kompetenzpunkte und gehen zurück zu den Optionen von **482**, um nochmals genau nachzudenken!

«Schließ die Frau doch bitte mal an den Monitor an!», beauftragen Sie Arne. **280**

Der beginnt, den Sensor für die Messung der Sauerstoffsättigung sowie die Blutdruckmanschette am Arm von Frau Müller zu befestigen.

Als er damit fertig ist, möchte er von Ihnen wissen, ob Sie auch ein 3-Kanal-EKG abgeleitet haben möchten.

- «Ja klar, das gehört dazu!» **(320)**
- «Nein, vorerst können wir darauf verzichten.» **(32)**

… sehen einen, allem Anschein nach, zutiefst bewusstlosen Mann, der irgendwie komisch auf der Seite liegt. Neben seinem Kopf hat sich eine Blutlache gebildet. Außerdem liegt auf dem Boden ein schnurloses Telefon. **281**

Und dabei sollten Sie doch nur zu einem Sturz fahren!

Was nun? Welche Schritte müssen Sie in der ersten Phase der Patientenbehandlung einleiten? Tun Sie nur das, was jetzt unmittelbar lebenswichtig ist.

Wählen Sie aus den aufgeführten Optionen die aus, die Sie für sinnvoll erachten. Legen Sie außerdem zuerst eine strategische Reihenfolge fest! (Sie haben hier relativ viele Optionen. Am besten, Sie notieren die Reihenfolge, denn Sie werden später noch damit arbeiten müssen.)

Arbeiten Sie die Punkte unbedingt nach der von Ihnen festgelegten Reihenfolge ab!

- Sie legen dem Patienten einen Zugang. **(51)**
- Sie schauen sich weiter in der Wohnung um. Vielleicht finden sich ja Hinweise auf den Grund des Komas. **(431)**
- Sie beauftragen Arne, etwas zu tun. **(508)**
- Sie sprechen den Patienten an. **(643)**
- Sie beauftragen den Hausmeister, etwas zu tun. **(287)**
- Sie verändern Herrn Geißeneckers Lage. **(8)**
- Sie kontrollieren die Atemwege des Patienten und checken, ob überhaupt eine Atmung vorhanden ist. Dann legen Sie eine Halskrause an. **(317)**
- Sie messen den Blutzucker. **(522)**
- Sie verlassen die Wohnung. Es könnte sich um eine Kohlenmonoxidvergiftung handeln. **(99)**
- Sie hören die Lunge ab. Danach messen Sie die periphere Sauerstoffsättigung. **(518)**
- Sie fühlen den Puls, danach messen Sie den Blutdruck und die periphere Refillzeit. **(229)**
- Sie führen einen Bodycheck durch. **(217)**
- Sie durchforsten die Wohnung nach Medikamenten. **(162)**
- Sie kontrollieren die Pupillen des Patienten. **(669)**
- Sie schreiben ein EKG. **(445)**

Lesen Sie bei **218** weiter, wenn Sie Ihre Auswahl getroffen haben.

282 Das Medikament, das Sie über das MAD, also das «Mucosal Atomization Device», verabreichen dürfen, heißt Midazolam. Beim MAD handelt es sich um einen pyramidenförmigen Aufsatz für handelsübliche Spritzen. Beim persistierenden Krampfanfall wird diese Pyramide in ein Nasenloch gesteckt, während das andere zugehalten wird. Dann betätigt man mit ordentlich Druck den Kolben der Spritze. Der Pyramidenaufsatz zerstäubt das Medikament in so kleine Tröpfchen, dass es über die Nasenschleimhaut aufgenommen werden kann. Für Glukose ist diese Art der Applikation nicht gedacht.

Sollten Sie gewusst haben, dass das Benzodiazepin Midazolam das klassische Medikament ist, das mit dem MAD verabreicht werden darf, so bekommen Sie die besagten 2 Kompetenzpunkte zurück.

Weiter zu den Optionen von **665**.

283 Mittlerweile hat auch Arne den Aufstieg geschafft.

«Und, willst Du wieder?», fragt er Sie.

«Hat vorhin doch ganz gut geklappt.»

Von Arnes Vertrauen Ihnen gegenüber beflügelt machen Sie sich daran zu ergründen, was hier los ist und …

- … beauftragen Ihren Kollegen, etwas zu tun. **(537)**
- … fragen den älteren Herrn, was passiert ist. **(683)**
- … rufen mit Ihrem Handy bei der Leitstelle an, um zu fragen, wie lange das NEF noch braucht. **(389)**
- … packen die Patientin zusammen, um sie mit Arne erst einmal in den RTW zu bringen. Alles andere sollte dort gemacht werden. **(592)**
- … beginnen sofort mit der Reanimation. **(596)**
- … machen noch etwas anderes. **(301)**
- … kontrollieren Bewusstsein und Atmung. Außerdem kontrollieren Sie, ob ein Kreislauf vorhanden ist. **(768)**

Sie dürfen maximal drei der oben genannten Tätigkeiten ausführen. Wenn Sie mehr machen wollen, dann können Sie das tun, verlieren aber ab der vierten Aktion 2 Kompetenzpunkte.

Weiter bei **168**.

Sie schauen auf die Uhr und zählen die Atemzüge von Frau Fahrig über einen Zeitraum von 15 Sekunden. Dann multiplizieren Sie den Wert mit 4. **284**

«Die Atemfrequenz beträgt 48/min», informieren Sie Arne mit leicht unsicherer Stimme.

Wie waren nochmal die Normalwerte für die Atemfrequenz?

Weiter bei **553**.

Bei der Untersuchung des Patienten fällt Ihnen Folgendes auf: Die Schleimhäute scheinen ein wenig gräulich auszusehen, außerdem hat der Patient eine auffallend rote Knollennase. Beide Knöchel sind ein wenig geschwollen, die Beine aber ansonsten seitengleich und schlank. Die Palpation des Abdomens fühlt sich normal an. Sie hören orientierend auf beide Lungenflügel, können hier aber nichts Ungewöhnliches feststellen. **285**

Die Untersuchung der Extremitäten zeigt, bis auf einen venösen Zugang in der rechten Ellenbeuge, keine Auffälligkeiten.

Wollen Sie diesen Untersuchungen unmittelbare therapeutische Konsequenzen folgen lassen?

- Ja. **(423)**
- Nein. **(629)**

Sie haben sich bis hierher durchgearbeitet. Warum bauen Sie jetzt Mist? Bestellen Sie das NEF immer frühzeitig, wenn Sie merken, dass ein Patient **286** instabil wird! Es ist besser, Sie bitten zehnmal zu früh als einmal zu spät um die Hilfe eines Notarztes. Und ganz offenkundig hat sich die Dynamik von Herrn Leitnings Krankheitsbild rapide entwickelt.

Sie verlieren 5 Kompetenzpunkte.

«Bestell mal lieber das NEF!», rettet Christoph Ihnen den A… und Sie fordern den Notarzt bei der Leitstelle an.

Weiter bei **408**.

287 Hatten Sie die Feuerwehr bereits weggeschickt?

- Ja. **(607)**
- Nein. **(514)**

288 Diese Antwort ist falsch.

Sie wäre allerdings noch vor guten 5 Jahren richtig gewesen, denn im Jahr 2010 haben sich die Leitlinien diesbezüglich geändert. Dem Laien, der ja eigentlich das wichtigste Glied in der Rettungskette ist, kann man diese Lokalisation nämlich schwerlich erklären.

Die Reanimationsleitlinien, an die Sie unbedingt gebunden sind, weil Sie alles beinhalten, was wir momentan über Reanimationen wissen, sagen nämlich etwas anderes. Informieren Sie sich unbedingt über diese Leitlinien. Sie erscheinen alle 5 Jahre und stehen im Jahr 2015 erneut auf der Agenda.

Sie verlieren 2 Kompetenzpunkte.

Zurück zu den Optionen von **228**.

289 Sie bitten Herrn Leitning, sich entspannt zurückzulehnen, und ziehen dem Patienten das T-Shirt nach oben, um den Bauch abtasten zu können.

Bevor Sie überhaupt mit Ihrer Untersuchung beginnen, fällt Ihnen schon auf, dass der ganze Bauch mit roten Pusteln übersät ist.

«Das sieht aber gar nicht gut aus!», rutscht es Ihnen heraus.

Herr Leitning antwortet, dass er die Pusteln auch gerade erst bemerkt habe und sie heute Morgen noch nicht da gewesen seien.

Die Palpation des Abdomens ist ansonsten völlig unauffällig.

Weiter bei den Optionen von **623**.

290 Diese Idee ist nicht sehr zielführend, denn die Lagerung auf dem Bett wird Sie nicht sonderlich gut arbeiten lassen.

Außerdem ist das Fühlen des Pulses für Ihre Diagnose nicht unbedingt nötig.

Sie verlieren 4 Kompetenzpunkte.

Wählen Sie aus den Optionen von **377** eine andere aus.

291

«Was soll ich tun?», fragt Herr Krummholz leise.

Sie können deutlich erkennen, dass es dem Mann nicht besonders gut geht.

Erneut erklären Sie ihm die Maßnahme. Zwar ist Ihr Patient anfangs etwas skeptisch, führt aber dann das Manöver durch.

Sie beobachten den Monitor und können tatsächlich einen kleinen Erfolg verbuchen: Die Herzfrequenz sinkt auf einen Wert von durchschnittlich 135/min.

Weiter zu den Optionen von **479**.

292

Sie sind mutig! Aber vielleicht ist es besser, Arne mit Jürgen zusammenarbeiten zu lassen. Es ist heute Ihr erster Tag und besonders viel Erfahrung mit intubiert-beatmeten Patienten haben Sie nicht. Also immer eins nach dem anderen! Ihre Motivation in Ehren, aber Arne wird schon einen Grund gehabt haben, Sie als Fahrer vorzuschlagen.

Weiter bei **261**.

293

«Was ist denn eigentlich passiert?», möchten Sie von Frau Fahrig wissen.

Die schaut Sie nur hilflos an, während sie damit beschäftigt ist zu atmen.

Fragend wenden Sie sich an die Enkelin der Patientin.

«Ich weiß auch nicht. Ich wollte Omi besuchen und da saß sie so da wie jetzt! Sie hat in den letzten Tagen immer wieder über Schwäche geklagt.»

Mehr Informationen bekommen Sie momentan nicht, da Arne Sie zur Eile drängt.

Für eine ausführliche Anamnese ist jetzt nicht der richtige Zeitpunkt.

Sie haben später noch Zeit dafür.

Kompetenzpunkte verlieren Sie aber nicht, weil es schon notwendig ist, den Patienten danach zu fragen, wie er überhaupt in die Notfallsituation geraten ist. Im Augenblick sollten Sie sich aber auf die Sofortmaßnahmen konzentrieren.

Zurück zu den Optionen von **662**.

294

Es geht gut!

Zwar wäre es schon irgendwie clever gewesen, dem Patienten den Transport ins Krankenhaus zu empfehlen – er wäre aber sowieso nicht mitgekommen.

Nach ausführlicher Untersuchung und Rekonstruktion des Unfallherganges konnten Sie mit Recht von einem absoluten Bagatelltrauma ausgehen – und das müssen Sie nun wirklich keinem Arzt vorstellen. Nur wenn Sie die EVMs in Anspruch genommen haben, sind Sie dann auch gezwungen, einen Arzt auf den Patienten schauen zu lassen. Das war bei Herrn Hasemann nicht der Fall. Entsprechend steht einer ambulanten Versorgung der Schürfwunde nichts im Wege.

Sie bekommen 10 Kompetenzpunkte zusätzlich, denn Sie haben gezeigt, dass Sie auch schwierigere Entscheidungen konsequent richtig treffen können.

Weiter bei **709**.

295 «Du wärst der Erste, der einen NSTEMI auf dem EKG sieht», erklärt Arne und hat damit recht. Ein NSTEMI, ein Nicht-ST-Hebungsinfarkt, zeichnet sich eben genau dadurch aus, dass man das typische Merkmal eines ausgeprägten transmuralen Myokardinfarktes nicht sieht. Beim NSTEMI kann man höchstens indirekte Zeichen der myokardialen Ischämie ausmachen.

Denken Sie daran, dass Ihre Diagnosen und die sich daraus ergebenden Konsequenzen direkten Einfluss auf das Wohlergehen und vielleicht sogar das Leben Ihrer Patienten haben! Schmettern Sie also nicht einfach so eine Diagnose in den Raum, sondern überlegen Sie vorher gut. Zur Not geben Sie zu, dass Sie im Moment überfordert sind. Sie verlieren 4 Kompetenzpunkte.

Zurück zu den Optionen von **85**.

296 Bei einem Bodycheck handelt es sich in aller Regel um eine Untersuchung des gesamten Körpers in Bezug auf eventuelle Traumafolgen. Zwar liegt bei Herrn Leitning kein Trauma vor, trotzdem ist ein Bodycheck prinzipiell keine falsche Maßnahme, denn die Untersuchung geht schnell und verrät Ihnen im besten Fall eine ganze Menge über den Zustand des Patienten. Allerdings können Sie beim Abtasten des Körpers keine schmerzenden Regionen feststellen. Die Extremitäten scheinen alle in Ordnung und an ihrem Platz zu sein.

Auch der restliche Körper scheint grob orientiert nicht besonders in Mitleidenschaft gezogen.

Weiter zu den Optionen von **623**.

297 Der Tragestuhl ist von den drei angebotenen Transportarten ohne Zweifel die beste. Nicht nur, dass es selbstredend völlig unverantwortlich wäre,

Herrn Wagner laufen zu lassen, weil jede Anstrengung den myokardialen Sauerstoffverbrauch erhöht und zu bösartigen Arrhythmien führen kann – auch der Transport mittels Tragetuch wäre falsch.

Hierbei müssen Sie Ihren Patienten nämlich flach lagern, was im kardiogenen Schock zu einem Flüssigkeitsrückstau in die Lunge führen und so ein Atemversagen auslösen kann.

Weiter bei den Optionen von **488**.

Gerade als Sie nach einer geeigneten Vene für den Zugang suchen, fällt Ihnen auf, dass Herr Wagner ja schon einen PVK im Arm hat. Das können Sie sich also sparen. **298**

Zurück zu den Optionen von **91**.

Sie wollten also das Blut aus der Nadel nicht nehmen, um den BZ zu bestimmen, weil Sie glauben, der Wert sei nicht repräsentativ. Trotzdem wollen Sie wissen, wie hoch der Blutzuckerspiegel ist. **299**

Arne muss also nochmal zustechen, um dieses Mal Blut aus der Fingerspitze von Frau Müller zu bekommen. Den Aufwand hätten Sie sich sparen können. Das Restblut aus der Nadel kann ruhig benutzt werden – und das wird es im Alltag auch. Trotzdem – jetzt ist die Nadel verworfen und Arne misst noch einmal neu.

«BZ ist 22 mg/dl», informiert Sie der Kollege.

Weiter bei den Optionen von **537**.

Mit Ihrer Druckfrequenz scheint Arne ganz zufrieden zu sein, denn die lässt er unkommentiert. **300**

Ihre Tiefe hat der RA-Kollege allerdings zu bemängeln.

«Du drückst ja viel zu wenig. Da kann doch kein ordentlicher Blutdruck aufgebaut werden.»

Durch die niedrige Drucktiefe bauen Sie kaum einen ordentlichen Blutdruck auf und die Effektivität Ihrer Reanimation ist nicht besonders hoch.

Sie verlieren 4 Kompetenzpunkte.

Bei **527** lesen Sie, wie Sie es richtig machen!

Wissen Sie schon, was Frau Müller fehlt? **301**

Bitte antworten Sie wahrheitsgemäß und wählen Sie nur «Ja», wenn Sie auch tatsächlich sicher sind.

- Ja. **(484)**
- Nein. **(161)**

302 «Haben wir momentan nichts Besseres zu tun?», fragt Arne.

Und tatsächlich. Vielleicht muss Herr Wagner ja wirklich im Verlauf intubiert werden. Momentan sollte Ihr Fokus aber in der primären Stabilisierung liegen. Außerdem sollten Sie dem Notarzt in seiner Entscheidung nicht zu sehr vorgreifen. Was, wenn der den Mann gar nicht intubieren will. Das Krankenhaus ist schließlich gleich nebenan. Und eine Intubation unter kontrollierten, klinischen Bedingungen ist allemal besser als eine präklinisch durchgeführte.

Sie verlieren 3 Kompetenzpunkte.

Weiter zu den Optionen von **488**.

303 «Verstanden!», bestätigt Arne die wenig erbauliche Information und gibt Gas.

«Na dann ... Willkommen im Rettungsdienst.»

Der RA scheint kein bisschen aufgeregt zu sein.

«Übrigens, den Status habe ich schon durchgegeben. Das ist immer das Erste, was wir machen müssen, wenn wir am Auto sind – wegen der Hilfsfristen!»

Oh! Hatten Sie daran gedacht?

Bestimmt, oder?

Welchen Status hat Ihr Kollege Arne denn betätigt? Schreiben Sie sich die Antwort auf ein Stück Papier und lesen Sie bei **14** weiter!

304 «Vor 3 Tagen kam der Patient wegen plötzlicher Palpitationen in die Notaufnahme. Außerdem hatte er wohl auch ein Druckgefühl auf der Brust gehabt, welches aber, nachdem wir die Tachykardie im Griff hatten, verschwunden war. Troponine waren allzeit negativ, sodass wir davon ausgehen, dass die AP durch die Tachykardie ausgelöst worden ist. Im Verlauf kamen die Beschwerden auch nicht wieder. Jetzt ist Herr Krummholz mit einem Betablocker eingestellt und voll antikoaguliert. Wir haben eine Kardioversion versucht, aber der Patient ist immer wieder in das Vorhofflimmern zurückgesprungen.»

Weiter bei den Optionen von **723**.

305 Trotzdem Sie und das Team Ihr Bestmögliches geben, schaffen Sie es nicht, den Patienten wieder zurückzuholen. Als der Morgen graut, erklärt Jürgen den Mann für tot.

«Vielleicht hätten wir Herrn Wagner doch einfach einladen und schnell rüber in die Notaufnahme fahren sollen!», grübelt Arne nach.

Aber alles Grübeln bringt nichts!

Sie haben so entschieden und sind damit den sicheren Weg gegangen – dass Herr Wagner stirbt, war nicht abzusehen.

Erläutern Sie die Konzepte «stay and play» und «scoop and run» und lesen Sie bei **672** weiter!

Wenn Sie schon zu einer solch drastischen Maßnahme wie einer Intubation greifen, dann sollten Sie zumindest wissen, wieso Sie das tun. Dass der Patient atmet, sollte Ihnen mittlerweile aufgefallen sein, denn wenn nicht, hätten Sie ihn ja sofort reanimieren oder zumindest oxygenieren müssen. Ihre Entscheidung entbehrt also jeder Grundlage und gefährdet den Patienten. Sie verlieren 20 Kompetenzpunkte. **306**

Zurück zu den Optionen von **218**.

«Willst Du nicht mal ein bisschen schneller arbeiten?», fragt Arne und spielt damit auf Ihre entspannte Druckfrequenz an. **307**

Wenn auch das Herz normalerweise so um die 80 Schläge pro Minute drauf hat, so ist das bei einer Reanimation doch viel zu wenig.

Ihre Drucktiefe ist allerdings in Ordnung.

Sie verlieren 4 Kompetenzpunkte.

Bei **527** lesen Sie, wie es richtig geht.

Heparin ist nicht Teil Ihrer EVMs. Das mag in dem Rettungsdienstbereich, in dem Sie im wahren Leben arbeiten, anders sein. Denken Sie aber daran, dass Sie auch in der echten Welt nicht immer beim gleichen Arbeitgeber tätig sein werden und sich deshalb immer über die zugelassenen Medikamente informieren müssen. Sie verlieren 10 Kompetenzpunkte und, wenn's blöd läuft, Ihre Zulassung als RA! **308**

Zurück zu den Optionen von **166**.

Während Sie die Leitstelle über den Status des Patienten und Ihr bevorzugtes Transportziel unterrichtet haben, waren Arne und Jürgen nicht untätig, sie haben Herrn Geißenecker in den RTW gebracht und die entsprechenden Transportvorbereitungen getroffen. **309**

«So, wir können los!», informiert Sie Arne.

«Willst Du fahren?»

- «Klar!» **(261)**
- «Ich würde lieber hinten mitfahren.» **(292)**

- «Wir können noch nicht fahren, wir haben weder eine Krankengeschichte noch die Medikation des Patienten. Wir müssen die Wohnung erst nach weiteren Hinweisen durchsuchen.» **(510)**

310 Gute Idee!

Sie versuchen einen Radialispuls zu ertasten, was Ihnen nach einigem Bemühen auch tatsächlich gelingt. Der Pulsschlag fühlt sich zwar schwach und fadenförmig an und auch die Haut von Herrn Krummholz ist irgendwie schweißig – aber zumindest ist ein effektiver Puls vorhanden. Sie können außerdem feststellen, dass die am Monitor angezeigte Herzfrequenz mit der Ihres Patienten übereinstimmt. Es gilt also schnell zu handeln!

Zurück zu den Optionen von **531**.

311 Der Zahnarzt befindet sich im ersten Stock eines ziemlich alten Hauses. Entsprechend eng ist der Treppenaufgang und einen Fahrstuhl gibt es natürlich auch nicht.

Routiniert gehen Sie im Kopf bereits die Möglichkeiten durch, die Ihnen für den Transport des Patienten zur Verfügung stehen, sollte der nicht alleine laufen können.

Ihnen fällt auf, dass es nicht viele sind.

Trotzdem sind Sie stolz darauf, dass Sie sich bereits jetzt des klassischen Retterdenkens bedienen, bei dem Sie schon ganz am Anfang Szenarien durchspielen, wie Sie sich vom Einsatzort zurückziehen können, zu Deutsch: Wie Sie den Patienten da rausbekommen.

Oben angekommen, empfängt Sie bereits eine Zahnarzthelferin.

«Kommen Sie schnell, der Herr Doktor ist mit dem Patienten in Zimmer 2.»

Sie folgen der jungen Frau in besagtes Zimmer und sehen einen jungen Mann, der auf einem Zahnarztstuhl sitzt. Neben ihm hockt ein schweißüberströmter älterer Herr in weißer Kleidung, den Sie daher unschwer als Dr. Bieber, den Zahnarzt, identifizieren.

Bei näherem Hinsehen stellen Sie fest, dass der Mann offenbar gerade versucht, einen Zugang zu legen. Den Einstichen am Arm des jungen Mannes zufolge ist er bereits mehrfach gescheitert.

Weiter bei **767**.

312 Mit Arnes Hilfe legen Sie Herrn Geißenecker in die stabile Seitenlage (**Abb. 14**). Dabei fällt Ihnen auf, dass sich das rechte Bein irgendwie komisch verhält. Es fehlt jede Elastizität und außerdem bilden Sie sich ein,

ein unangenehmes Knirschen zu hören, das aus dem Hüftbereich zu kommen scheint. Zurück zu den Optionen von **281**.

Sie hätten mittels Carotis-Sinus-Massage die Möglichkeit gehabt, die Pulsfrequenz wenigstens etwas zu reduzieren. Außerdem kann der Patient mit dem sogenannten Valsalva-Manöver selbst versuchen, die Herzfrequenz zu reduzieren. Dabei hält er sich die Nase zu und presst gegen die Trommelfelle. So etwas funktioniert natürlich nur, wenn die intakt sind. **313**

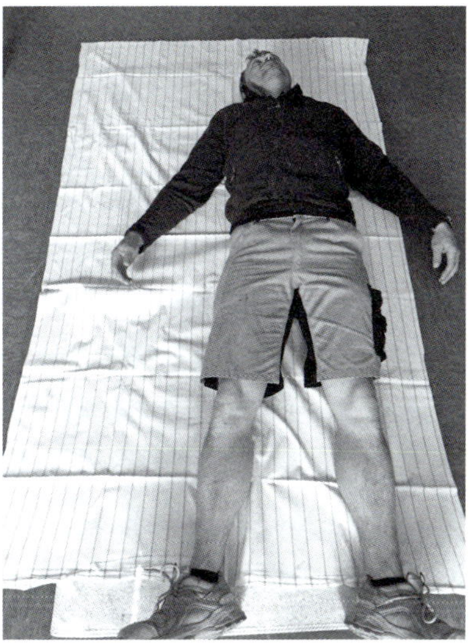

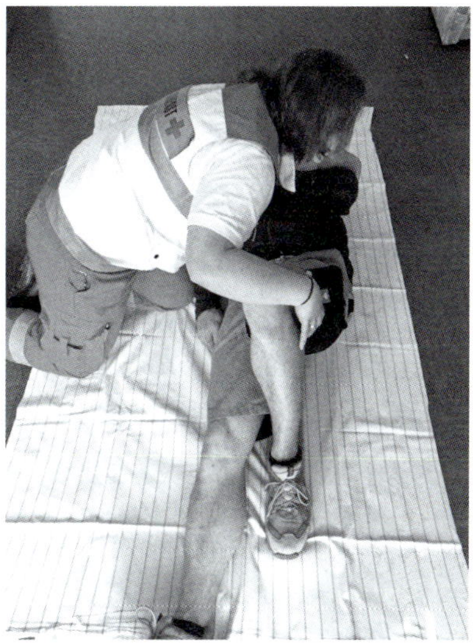

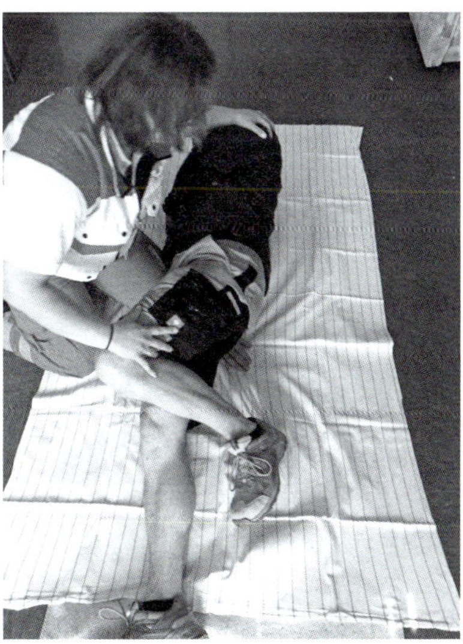

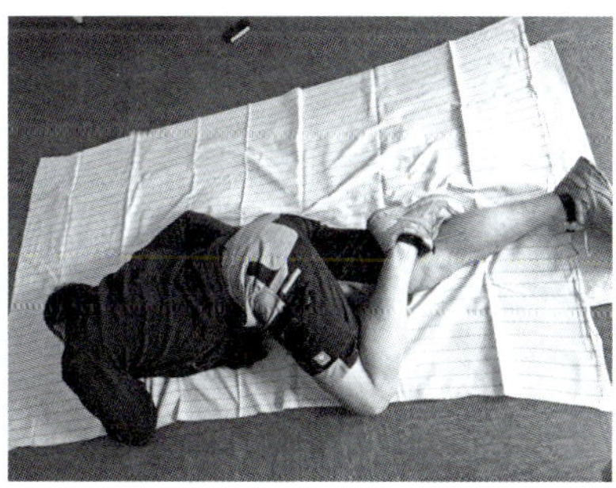

Abbildung 14

Dafür, dass Sie die Grundlagen vergessen haben, verlieren Sie 8 Kompetenzpunkte.

Jetzt heißt es trotzdem handeln.

Die Fahrt in die Zielklinik dauert noch ungefähr 30 Minuten. Das nächste Akutklinikum ist ungefähr 10 Minuten entfernt.

Der aktuelle gemessene Blutdruck liegt bei 90/55 mmHg, die Pulsfrequenz bei durchschnittlichen 155/min.
Was tun Sie?

- Sie hatten einen gewissen therapeutischen Erfolg und die Tachykardie ist so weit stabil. Sie fahren mit Sondersignal die Zielklinik an und beobachten Herrn Krummholz währenddessen genau. **(86)**
- Sie fordern den Notarzt nach. **(206)**
- Sie fahren mit Sondersignal das nächste Akutkrankenhaus an. **(732)**

314 Je nachdem, ob Sie bereits ein 12-Kanal-EKG geschrieben haben oder nicht, wissen Sie, dass die Brust von Herrn Krummholz ziemlich schweißig ist. Es fällt Ihnen schwer, die Paddels zu befestigen. Kennen Sie eine Möglichkeit, die Ihnen die Aufgabe etwas erleichtern könnte?

Lesen Sie die Antwort bei **533**!

315 Sie sind trotz blöder Nachfragen unsererseits standhaft geblieben! Dafür gibt's satte 6 Kompetenzpunkte extra.

Gewöhnen Sie sich das gleich an! Wenn Sie eine Entscheidung getroffen haben, die für Sie schlüssig scheint, und Ihnen niemand ein vernünftiges Argument auf den Tisch legt, das Ihre Entscheidung als falsch demaskiert, dann ziehen Sie es durch! Die Höhe der Einsatzkosten oder die Notwendigkeit weiterer Kräfte darf Sie selbst zur Unzeit nicht davon abbringen, diese nachzufordern, wenn sie notwendig sind, um Menschenleben zu retten!

Weiter bei **412**.

316 Haben Sie bereits einen Zugang gelegt?

- Ja. **(4)**
- Nein. **(273)**

317 Obwohl Herr Geißenecker zusammengesunken auf dem Boden liegt, müssen Sie als Erstes die Atemwege checken, um sicherzugehen, dass der Mann überhaupt noch lebt, oder?

Wie auch immer – Sie haben sich entschieden, das jetzt zu tun. Nach kurzer Inspektion des Mundraumes halten Sie Ihre Hand vor Nase und

Mund des Patienten und verspüren einen warmen Hauch, der in regelmäßigen Abständen aus dem Mund von Herrn Geißenecker strömt. «Gut!», sagen Sie und bringen mit Arne die Halskrause an.

Zurück zu den Optionen von **281**.

«Und dafür brauchen Sie wirklich ein NEF?», will der Leitstellendisponent **318**
von Ihnen wissen.

- «Ja.» **(513)**
- «Sie haben recht. Das brauchen wir vielleicht doch nicht.» **(70)**

Klar! **319**

Der Zahnarzt hatte das zwar versucht, jedoch ohne Erfolg.

Sie haben die Situation ganz richtig beurteilt: Herrn Leitning geht es momentan zwar noch nicht so schlecht, aber was noch nicht ist, kann ja noch werden. Und dann wird er mit ziemlicher Sicherheit Medikamente brauchen. Doch dafür ist ein intravenöser Zugang nötig.

Routiniert, wie Sie bereits sind, bitten Sie Christoph, Ihnen die benötigten Materialien anzureichen und etablieren den peripheren Zugang ohne Probleme. Glücklicherweise hat Herr Leitning nämlich gute Venen.

Zurück zu den Optionen von **97**.

Sie liegen völlig richtig! Zur Erhebung der Vitalparameter gehört die Ab- **320**
leitung eines 3-Kanal-EKGs. Das liegt nicht zuletzt daran, dass es ja durchaus rhythmogene Ursachen für die Ohnmacht von Frau Müller geben kann.

Fällt Ihnen hierzu ein Krankheitsbild ein? Notieren Sie es und lesen Sie bei **449** weiter.

Obwohl Herr Leitning keine Beschwerden in den Extremitäten angibt, **321**
wollen Sie diese untersuchen. Dafür ziehen Sie dem jungen Mann die Hosenbeine so weit wie möglich nach oben. Eine komplette Entkleidung ist momentan nicht notwendig. Schon bevor Sie mit der Palpation beginnen können, fallen Ihnen auch hier überall diese roten Pusteln auf.

«Das ist komisch», sagt der Patient.

«Jetzt verstehe ich auch, warum mein ganzer Körper so juckt!»

Die restliche Untersuchung der Extremitäten ist unauffällig.

Weiter bei den Optionen von **623**.

322 Medikament der Wahl ist ohne Frage Adrenalin in einer Dosierung von 1 mg. Dieses Medikament müssen Sie nach der Reanimationsleitlinie alle 3 bis 5 Minuten verabreichen.

Da ein Kammerflimmern vorliegt, sollten Sie nach dem dritten erfolglosen Schock auch Amiodaron verabreichen. Das dürfen Sie zweimal tun. Das erste Mal in einer Dosierung von 300 mg, sollte das Kammerflimmern andauern, können Sie es nach 5 Minuten nochmals mit 150 mg versuchen.

Wussten Sie das?

Dann dürfen Sie sich insgesamt 8 Kompetenzpunkte dazurechnen. Für jedes vergessene oder falsche Medikament oder eine falsche Dosierung müssen Sie sich allerdings wieder 2 Punkte abziehen.

Zurück zu den Optionen von **91**.

323 Wenn Sie sich diesbezüglich sicher sind – warum therapieren Sie dann nicht?

Sie sind entweder bereits RA oder Notfallsanitäter oder wollen es werden. Dann müssen Sie die notwendige Verantwortung auch übernehmen!

Herr Leitning leidet an einer Erkrankung, die Sie mit den für Sie freigegebenen EVMs ohne Probleme behandeln können.

Sie verlieren 5 Kompetenzpunkte.

Warten Sie auf das NEF und beginnen Sie mit der Therapie!

Weiter zu den Optionen von **386**.

324 «Mir ist schwindelig und ich fühle mich plötzlich ziemlich unwohl», antwortet Herr Krummholz.

Und tatsächlich sieht der Mann genau so aus!

Offenbar geht es Ihrem Patienten plötzlich alles andere als gut!

Zu den Optionen von **531**.

325 «Kann losgehen!», rufen Sie Christoph zu, der auf dem Fahrersitz des RTW auf Ihr O. K. wartet.

Weiter bei **41**.

326 Der Blutdruck ist sehr hoch und Sie sind der Meinung, diesen senken zu müssen. Dafür verabreichen Sie dem Patienten fraktioniert Urapidil, bis der Monitor einen Blutdruck von 150/100 mmHg anzeigt. Weiter behandeln Sie den Druck aber nicht, da Sie wissen, dass man einen hohen Druck immer nur Schritt für Schritt senken sollte, um Schäden am Hirn zu vermeiden.

Zurück zu den Optionen von **218**.

Ein 12-Kanal-EKG ist immer gut, denken Sie und beginnen mit dem Kleben der Elektroden! **327**

«Das kann warten!», werden Sie allerdings recht schnell von Christoph an der Durchführung Ihres Planes gehindert.

Obwohl ein EKG natürlich zu den grundlegenden Maßnahmen bei unklarer Luftnot gehört, sollten Sie damit im Moment keine Zeit verschwenden, denn Herr Leitning hat ja nicht über AP-Beschwerden geklagt, was Sie wissen sollten, wenn Sie sich mit ihm kurz unterhalten haben.

Hier sehen Sie wieder, wie wichtig eine ordentliche Anamnese für das weitere Vorgehen ist.

Natürlich kann später noch ein EKG geschrieben werden – im Moment würde die Maßnahme allerdings lediglich die Lösung von Herrn Leitnings Problem behindern.

Sie verlieren 1 Kompetenzpunkt.

Zurück zu den Optionen von **97**.

Für dieses Medikament gibt es momentan absolut keine Indikation. Sollten Sie von einem Asthmaanfall ausgehen, so ist es sogar kontraindiziert. **328**

Sie verlieren 3 Kompetenzpunkte, wenn Ihre Verdachtsdiagnose nicht «Asthmaanfall» ist, und 5, wenn sie es ist.

Weiter zu den Optionen von **464**.

Was haben wir vorhin gelernt? Zu einer korrekten Erhebung der Vitalfunktionen gehört doch noch etwas dazu, oder? Während Sie sich 1 Kompetenzpunkt abziehen, bitten Sie Arne, die Atemfrequenz zu ermitteln. **329**

«Liegt bei 12/min», antwortet er.

Zu den Optionen von **537**.

Was wollen Sie noch wissen? **330**

Notieren Sie die Antwort und lesen Sie bei **203** weiter!

Haben Sie schon den Blutzucker bestimmt? **331**

- Ja. **(574)**
- Nein. **(193)**

Der AED gibt Ihnen das Signal, dass Sie den Schock jetzt abgeben können. **332**

Müssen Sie an noch etwas denken, bevor Sie die Taste aktivieren?

Weiter bei **544**.

333 Haben Sie nicht!

Das hier ist eine Reanimation! Sie sollten alles für das Leben Ihres Patienten geben.

Sie verlieren 8 Kompetenzpunkte.

Weiter bei den Optionen von **544**.

334 Während Sie damit beschäftigt waren, den Zugang am Arm von Frau Fahrig zu befestigen, hat Arne den BZ aus der Nadel bestimmt.

«Zucker ist 89», teilt er Ihnen mit.

Für Sie ein Grund …

- … mit anderen Dingen fortzufahren. **(473)**
- … therapeutisch einzugreifen. **(344)**

335 Das ist ja wohl nicht Ihr Ernst, oder?

Sie wurden als Rettungsdienst zu einem Rettungseinsatz gerufen. Es ist also davon auszugehen, dass hier ein Menschenleben in Gefahr ist. Was, wenn Herr Geißenecker, der ja bekanntlich gestürzt ist, seine Wohnungstür einfach nicht öffnen kann oder vielleicht sogar ohnmächtig geworden ist und daher nicht ans Telefon geht? Schon mal was von Sturz auf den Kopf gehört? Sie wissen schlicht überhaupt nichts über den offenkundigen Unfallmechanismus und treffen eine solche Fehlentscheidung!?

Was Sie hier tun, grenzt an unterlassene Hilfeleistung, und das weiß Arne auch.

«Bist Du weich im Hirn?», fragt Ihr Kollege.

«Nur, weil es mitten in der Nacht ist und Du lieber ins Bett willst, können wir doch nicht einfach wieder nach Hause fahren!»

Lassen Sie nie zu, dass persönliche Animositäten, egal ob Müdigkeit oder das Fußball-WM-Finale, Ihre Entscheidungen beim Retten von Menschenleben beeinflussen!

Sie verlieren 10 Kompetenzpunkte.

Überlegen Sie bei **485** nochmal genau und passen Sie auf, dass Sie nicht nochmal 10 Punkte loswerden!

336 Sofort hüllt Sie eine Wolke aus dezenten Düften ein. Vom Geruch nach Exkrementen und Urin bis zum starken Duft von Schweiß ist alles dabei. Sie bilden sich sogar ein, einen Hauch von Schimmel herauszuriechen, und ertappen sich bei dem Gedanken, dass sich die Sache mit Herrn Geißenecker vielleicht von ganz alleine erledigt hat. Dass dem nicht so ist, merken Sie spätestens, als Sie ganz hinten, in einem Zimmer, das wohl mal als

Wohnzimmer gedacht war, jetzt aber von oben bis unten mit Zeitungen, Werbeprospekten und Müll vollgestopft ist, einen leblosen Körper entdecken.

Schnell laufen Sie zu dem Patienten und versuchen, Ihren Ekel so gut es geht zu unterdrücken. Sie schalten das Licht im Wohnzimmer an und …

Weiter bei **281**.

«Ich weiß ja nicht, was man Dir bisher schon erklärt hat!» **337**

Sie denken kurz darüber nach. Viel war es nicht. Schließlich sind Sie ganz spontan eingesprungen. Direkt ins kalte Wasser sozusagen!

«Kennst Du denn den RTW schon?», möchte Arne wissen.

Etwas verunsichert schauen Sie den Rettungsassistenten an.

«Ich meine: Weißt Du, wo was steht?»

- «Klaro! Ich kenn mich aus! Aber ich hätte einen Bärenhunger!» **(380)**
- «Nein, ich würde mich freuen, wenn Du mir den Wagen erklären könntest!» **(271)**

Folgende drei Möglichkeiten zur Steigerung der Sauerstoffkonzentration in der Atemluft gibt es: **338**

1. Sauerstoffzufuhr
2. Sauerstoffzufuhr und zusätzlich Reservoirbeutel
3. Sauerstoffzufuhr und zusätzlich Demand-Ventil.

Die Sauerstoffkonzentration erhöht sich bei den genannten Optionen in absteigender Reihenfolge. Das heißt, dass Sie logischerweise mit der reinen Sauerstoffzufuhr (meist auf 15 l/min gestellt) den geringsten Gasanteil erzielen und unter Zuhilfenahme des Demand-Ventils, das ausschließlich reinen Sauerstoff in den Beatmungsbeutel einfließen lässt, fast 100 % erreichen können.

Haben Sie's gewusst?

Dann bekommen Sie 6 Kompetenzpunkte gutgeschrieben, wenn Sie alle drei Optionen in genau dieser Reihenfolge nennen konnten.

Für jeden Schnitzer in der Reihenfolge müssen Sie von diesen 6 Punkten 2 abziehen, für jede vergessene Option 4 Punkte.

Weiter bei **91**.

«Schnell, Arne, gib mir mal die Zuckertabletten!» **339**

Arne kramt im Rettungsrucksack und reicht Ihnen eine Stange mit Glukoseblättchen.

«Bist Du Dir sicher?», fragt er.

«Frau Müller ist ziemlich weit weg. Hoffentlich kann sie das Zeug schlucken.»

Sie denken nochmal darüber nach und müssen Arne dann recht geben.

Es ist vielleicht doch keine so gute Idee, Ihre Patientin oral mit Zucker aufzusättigen.

Bei Diabetikern, die noch ansprechbar sind und langsam somnolent werden, ist diese Art der Glukoseapplikation sicher die Therapie der Wahl. Bei schon eingetretenem Koma ist das keine so gute Idee, da die orale Glukosegabe in einem solchen Fall wahrscheinlich zu keinem adäquaten Anstieg des Blutglukosespiegels führen wird und außerdem ein erhebliches Aspirationsrisiko besteht.

Sie verlieren 6 Kompetenzpunkte.

Weiter bei **139**.

340 Während Sie mit anderen Dingen beschäftigt waren, hat Arne bereits die EKG-Elektroden auf Frau Fahrigs Brust sowie an Armen und Beinen befestigt.

«Jetzt mal bitte kurz nichts sagen!», fordert er die Patientin auf und betätigt die «EKG erfassen»-Taste am Monitor. Kurz darauf druckt das Gerät einen EKG-Streifen aus, auf dem Sie bis auf eine Sinustachykardie keine pathologischen Befunde entdecken können.

Zu den Optionen von **473**.

341 Sie bitten Herrn Krummholz, sich aufzurichten, nachdem Sie die Gurte um seinen Körper gelöst haben.

«Mir ist so schwindelig», sagt der Patient und wirkt dabei wirklich ziemlich matt.

«Gut, dann legen Sie sich wieder hin!», weisen Sie Herrn Krummholz an.

Was wollten Sie denn mit dieser Aktion erreichen?

Zwar gibt es mechanische Möglichkeiten, diese Art der Herzrhythmusstörung zu unterbrechen, die von Ihnen gewählte gehört aber nicht dazu.

Sie verlieren 4 Kompetenzpunkte.

Weiter bei zu den Optionen von **479**.

342 Für dieses Medikament gibt es momentan absolut keine Indikation. Sollten Sie von einem Asthmaanfall ausgehen, so ist es sogar kontraindiziert.

Sie verlieren 3 Kompetenzpunkte, wenn Ihre Verdachtsdiagnose nicht «Asthmaanfall» ist, und 5, wenn sie es ist.

Zurück zu den Optionen von **4**.

Weiter bei **222**. **343**

Im Moment müssen Sie diesbezüglich nichts tun. Schauen Sie sich die Referenzwerte für den menschlichen Blutzuckerspiegel nochmals genau an! **344**

Sie verlieren 4 Kompetenzpunkte.

Weiter zu den Optionen von **473**.

Weiter bei **62**. **345**

Sie drücken also sanft auf einen der Fingernägel von Frau Fahrig. Als Sie Ihre Hand wegnehmen, können Sie kurz beobachten, wie der Nagel blass ist. Nach wenigen Augenblicken kommt die Farbe zurück. Ein C-Problem liegt momentan also nicht vor. **346**

Vielleicht werden wir ihn aber im Verlauf des Nachtdienstes noch einmal brauchen. Also behalten Sie im Hinterkopf, wie er funktioniert.

Zurück zu den Optionen von **132**.

Jetzt haben wir einiges Theoriewissen abgefragt, dabei sind Sie doch gerade dabei, das Leben von Herrn Wagner zu retten. **347**

Nochmal zur Erinnerung: Sie waren gerade dabei zu reanimieren. Während Arne sich darum kümmert, dass Ihrem Patienten nicht die Luft ausgeht, waren Sie dabei, die Herzdruckmassage durchzuführen. Dann haben Sie den Herzrhythmus über die Paddels, die Arne aufgeklebt hat, analysiert. Der AED hat Ihnen die Anweisung gegeben, während der Analysezeit den Patienten nicht zu berühren, und obwohl Sie wissen, dass man die Herzdruckmassage so selten wie möglich unterbrechen sollte, sind Sie diesen Anweisungen gefolgt. Nun empfiehlt der AED einen Schock. Allerdings muss sich das Gerät erst selbst aufladen. Dazu müssen Sie die «Laden»-Taste betätigen. Das tun Sie.

Was dann?

- Sie warten, bis der AED für die Schockabgabe bereit ist. **(575)**
- Sie fahren mit der Herzdruckmassage fort. **(55)**

Wenn Sie einen Puls am Handgelenk fühlen können, dann ist davon auszugehen, dass der systolische Blutdruck bei mindestens 80–100 mmHg liegt. Genaue Daten gibt es unseres Wissens diesbezüglich zwar nicht, aber diese Faustregel findet im Rettungsdienst rege Anwendung. Sie sollten sie dennoch nur als Orientierung nutzen. **348**

Wussten Sie die Antwort? Dann bekommen Sie 2 Kompetenzpunkte. Wenn nicht, verlieren Sie allerdings keine Punkte, weil es sich wie gesagt nur um eine Faustregel handelt.

Weiter bei **398**.

349 Da bereits eine Infusion auf Hochtouren laufen sollte, können Sie das Medikament einfach in diese reingeben. Worauf sollten Sie dabei aber achten?

Notieren Sie die Antwort und lesen Sie bei **740** weiter!

350 Arne macht mit seiner Tour durch den RTW munter weiter. Als Nächstes zeigt er Ihnen die «Geheimfächer» außen am Auto.

«Hier findest Du alles, was man für den Transport von Patienten braucht», sagt er.

Abbildung 15 zeigt Ihnen, was Arne meint.

Merken Sie sich, wo die verschiedenen Gegenstände untergebracht sind! Im Notfall müssen Sie schnell darauf zugreifen können!

Zurück zu den Optionen von **230**.

351 «Das Problem ist,», beginnen Sie Ihren Satz, «dass der Raum, in dem unser Patient liegt, vollgestopft ist mit alten Zeitungen. Ich bin mir nicht sicher, wie viele Männer er hält, bevor er zusammenbricht!»

Hier wird ein seltenes, aber ganz wichtiges Thema angesprochen. Gerade in sogenannten «Plattenbauten» wurde oft minderwertiger Beton zum Bauen benutzt. Es kann vorkommen, dass die Bausubstanz der Sammelwut von Messies (und so einer ist Herr Geißenecker offenbar) nicht standhält.

Wird die Belastung, die auf das Gebäude wirkt, dann noch erhöht, indem ein Trupp Feuerwehrleute ins Zimmer spaziert, kann es zu dramatischen Deckeneinbrüchen kommen, die auch das Rettungsteam in Gefahr bringen können. So etwas

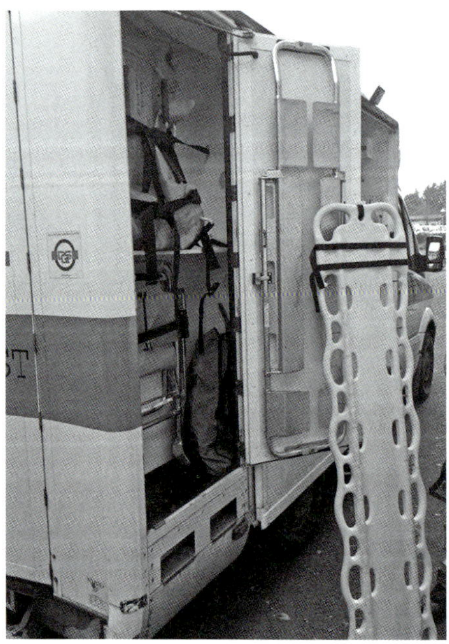

Abbildung 15

ist zwar sehr selten – im Hinterkopf behalten sollten Sie es aber unbedingt. Wenn Sie tatsächlich daran gedacht haben, bekommen Sie jetzt 7 Kompetenzpunkte zusätzlich.

Sie vereinbaren mit dem Feuerwehrhauptmann, dass Sie die Rettung über ein anderes Zimmer mit Fenster organisieren. Zurück zu den Optionen von **218**.

Im Moment wäre es sicher besser, beim Patienten zu bleiben. Sollten Sie in diesem Fall nicht besser das Handy zur Hand nehmen und den Disponenten auf diesem Weg kontaktieren? **352**

Weiter bei **356**.

Sie bitten Herrn Krummholz, sich aufzurichten, nachdem Sie die Gurte um seinen Körper gelöst haben. **353**
«Mir ist so schwindelig, hoffentlich kippe ich nicht um», sagt der Patient und wirkt dabei wirklich ziemlich matt.

- Sie bestehen darauf, dass Herr Krummholz sich hinstellt. **(647)**
- Sie verwerfen Ihre Idee. **(53)**

Sie sollten geklärt haben, ob Frau Fahrig unter Brustschmerzen leidet. Außerdem sollten Sie in Erfahrung bringen, ob Ihre Patientin Raucherin ist, welche Vorerkrankungen und nicht zuletzt welche Allergien sie hat. **354**

Haben Sie an alles gedacht? Ist Ihnen vielleicht noch etwas Wesentliches aufgefallen, was hier nicht notiert ist? Addieren Sie für jeden der oben genannten Punkte 1 Kompetenzpunkt auf Ihr Konto. Sollten Sie eine der vier Fragen vergessen haben, dann ziehen Sie sich jeweils 2 Punkte ab. Sie sollten diese Dinge unbedingt immer abfragen! Sollten Sie die Vorerkrankung Ihrer Patientin bereits aus der Medikamentenliste abgeleitet haben, verlieren Sie natürlich keine Kompetenzpunkte.

Auf Ihre Fragen antwortet Frau Fahrig, dass ihre Brust nicht schmerzt, sie bereits seit ihrem sechzehnten Lebensjahr aktive Raucherin ist und deshalb auch immer wieder unter rezidivierenden Bronchitiden leidet. Außerdem beklagt sie einen hohen Blutdruck sowie ein schwaches Herz. Allergisch ist Frau Fahrig gegen Erdnüsse.

Weiter bei den Optionen von **689**.

An welche Medikamente denken Sie? **355**

- ASS 500 mg
- Heparin 10.000 IE
- Heparin 5.000 IE

- ASS 250 mg
- Marcumar 3 mg
- Metoprolol 5 mg
- Morphin 10 mg
- Paracetamol 250 mg.

Treffen Sie eine Auswahl und lesen Sie bei **375** weiter.

356 Mutmaßlich ist es klüger, den Kontakt zur Leitstelle auf diesem Weg herzustellen. Wenn Sie sich dafür entscheiden, mittels Funk die Verfügbarkeit des Herzkatheterlabors nachzufragen, ist das sicher auch nicht falsch – bedenken Sie aber, dass Sie Arne für diese Zeit mit dem schwerkranken Patienten allein lassen müssen.

Und obwohl der ein erfahrener RA ist, hat er trotzdem nur zwei Hände.

Wählen Sie also lieber das Handy.

«Warten Sie kurz. Ich frage nach!», geht der Leitstellendisponent Ihrer Bitte nach und informiert Sie eine Minute später darüber, dass das Krankenhaus Schmauterlach einen Intensivplatz zur Verfügung hat und das Herzkatheterlabor hochgefahren werden könnte. Sie erklären dem Leitstellendisponenten, dass Sie sich sofort melden werden, nachdem Sie Rücksprache mit dem Notarzt gehalten haben.

Zu den Optionen von **488**.

357 Mittlerweile haben Sie Ihren Patienten schon mehrmals geschockt und auch mit Medikamenten versorgt, aber ein Sinusrhythmus will sich trotzdem nicht einstellen.

Im Gegenteil – auf dem Monitor ist jetzt eine Nulllinie zu sehen und der AED empfiehlt die Abgabe eines Schocks nicht mehr.

Langsam fehlen Ihnen die Optionen. Glücklicherweise hören Sie nach 10 Minuten Stiefelgetrampel im Treppenhaus und sehen gleich darauf Jürgen und Martin zur Tür hereinkommen.

Die beiden lassen sich von Ihnen mit den Details versorgen und Martin löst Sie sofort bei der Herzdruckmassage ab.

Weil Herr Wagner noch so jung ist, entscheidet sich Jürgen dafür, eine Lysetherapie einzuleiten. Auch er nimmt, dank Ihrer ausgezeichneten Vorarbeit, als reversible Ursache des Herz-Kreislauf-Stillstandes eine Thrombose/Embolie im Sinne eines Herzinfarktes als wahrscheinlichste Ursache an und versucht, diese mit Hilfe des Medikamentes aufzulösen.

«Oh Mann, jetzt heißt es durchhalten!», kommentiert Arne die Situation.

Wie lange sollten Sie mindestens noch reanimieren, wenn der Notarzt eine Lysetherapie in die Wege geleitet hat?

Notieren Sie die Antwort und lesen Sie bei **597** weiter!

Da liegen Sie richtig! **358**

Genau diese Materialien haben Sie verbraucht. Besonders zu erwähnen ist, dass die BZ-Stix nicht aufgefüllt werden müssen, da sie sich in einer Dose befinden. Die muss aber nur ersetzt werden, wenn sie leer ist. Davon war aber nie die Rede.

Also – alles richtig gemacht!

Weiter bei **470**.

Weiter bei **240**. **359**

Der einfachste Vitalparameter, den Sie bestimmen können, ist die Vigilanz, also der Bewusstseinsstatus des Patienten. Geht der Kreislauf eines Menschen auf gefährliche Weise in die Knie, so merken Sie das als Erstes daran, dass die Vigilanz abnimmt, der Patient also langsam komatös wird. Anfänglich wirkt er sehr müde und ist immer schlechter ansprechbar. Die extremste Form der Vigilanzstörung ist die Bewusstlosigkeit. Sprechen Sie also mit Ihrem Patienten während des Transportes. **360**

Kannten Sie die richtige Antwort? Wenn ja, bekommen Sie 2 Kompetenzpunkte, wenn nicht, dann verlieren Sie 3.

Weiter bei **242**.

Im Moment gibt es keine Medikamente, die Sie vorbereiten müssen. **361**

Weiter zu den Optionen von **629**.

Sie sollten die periphere Sauerstoffsättigung messen, bevor Sie Sauerstoff geben. Das geht ganz schnell und Sie haben einen Ausgangswert. Der Notarzt wird Sie sicher später danach fragen. Holen Sie Ihr Versäumnis schnell nach, dann geben Sie den Sauerstoff! **362**

Prinzipiell gilt aber, dass die Applikation des lebensnotwendigen Gases nicht durch Messvorgänge verzögert werden sollte. Wenn ein Patient Sauerstoff braucht, bekommt er ihn unverzüglich.

Weiter bei **256**.

Es dauert glücklicherweise nur ein paar Minuten, da hören Sie ein Klopfen an der Tür des RTW. Als Sie die öffnen, kommen zwei Ihnen unbekannte **363**

Retter herein. Sie stellen sich als Notarzt Dr. Martin Schneider und Rettungsassistent Frank vor.

Da Sie nicht mehr in Ihrem eigenen Gebiet unterwegs sind, kennt auch Christoph die beiden nicht.

Der Notarzt lässt sich von Ihnen eine Übergabe machen und lauscht aufmerksam der Dinge, die Sie bereits getan haben.

Hierzu sollte das Anfertigen eines 12-Kanal-EKGs gehören. Außerdem sollten Sie eine Infusion an den Zugang angeschlossen und die Paddels auf die Brust des Patienten geklebt haben. Auf das Vorbereiten von Medikamenten haben Sie verzichtet.

Wenn Sie all die Dinge so wie gerade benannt durchgeführt haben, dann bekommen Sie nochmals 8 Zusatzpunkte. Wenn nicht, verlieren Sie für jeden Punkt, den Sie vergessen oder zu viel durchgeführt haben, 4 Punkte. Das gilt nicht für das Vorbereiten von Medikamenten, weil das, wie bereits geschildert, ein ziemlich heikles Thema ist.

Weiter bei **697**.

364 Das ist ganz und gar nicht egal!

Sie sollten immer so weit distal, also handwärts, nach einer Vene suchen, wie nur irgend möglich. Wenn Sie nämlich in der Ellenbeuge beginnen, dann nicht treffen und danach erst einen Zugang in eine Handvene schieben, besteht die Gefahr, dass die Infusionslösung aus der verletzten Vene in der Ellenbeuge wieder austritt. Spritzen Sie oder der Notarzt dann bestimmte Medikamente, so kann dies zu ernsten Verletzungen bis hin zu großflächigen Nekrosen führen. Sie verlieren 2 Kompetenzpunkte.

Weiter bei **119**.

365 «Gut, dass Sie kommen!», antwortet die Ihnen.

«Meiner Oma geht es gar nicht gut! Sie bekommt kaum noch Luft!»

Sie wissen ja bereits von der Leitstelle, dass es hier wohl um eine Luftnot geht.

«O. K., wir sind ja jetzt da!», versuchen Sie mehr sich selbst als die Frau zu beruhigen.

«Und würden dann auch sofort zu Ihnen reinkommen, wenn der Kollege mir mal beim Tragen hilft!», fügt Arne hinzu.

Ups …

Da haben Sie wohl etwas vergessen. Natürlich!

Auch wenn es am Einsatzort heiß herzugehen scheint und Ihnen die Angehörigen (oder die Opfer) bereits auf der Straße entgegenkommen –

ohne Ausrüstung können Sie relativ wenig für die Menschen tun. Und die sollten Sie nicht nur Ihren Kollegen schleppen lassen. Schließlich sind Sie der Neue und können froh sein, dass Arne Sie nicht die ganze Arbeit allein machen lässt! Kollegialität ist im Rettungsdienst oberstes Gebot! Die Arbeit funktioniert nur im Team! Mit 3 Kompetenzpunkten zahlen Sie ein gehöriges Lehrgeld! Weiter bei **173**.

Eine Ohnmacht liegt hier vor – so viel ist klar. Allerdings wussten Sie das **366**
auch schon, als Sie die Wohnung betraten und Frau Müller auf der Couch haben liegen sehen.

Ihre Aufgabe ist es aber, den Grund oder zumindest potentiell lebensbedrohliche und durch Sie reversible Gründe der Ohnmacht bloßzustellen.

Doch dieser Aufgabe sind Sie bisher nicht zufriedenstellend nachgekommen, denn sonst wüssten Sie, warum Frau Müller im Koma liegt.

Nachdem Sie sich 7 Kompetenzpunkte abgezogen haben, gehen Sie zurück zu **283** und versuchen erneut herauszufinden, was Ihrer Patientin fehlt!

«Was ist da hinten bei Euch los?», fragt Christoph, der auch mitbekommen **367**
hat, dass irgendetwas nicht stimmt.

«Brauchst Du Hilfe?»

Sie verneinen und bestätigen, alles im Griff zu haben.

Das scheint Ihr Patient anders zu sehen.

«Mir wird so schwindelig», sagt er und verdreht dann auch schon die Augen.

Sie versuchen, einen Puls zu fühlen, können den aber nur sehr abgeschwächt und fadenförmig ausmachen. Auch das Gesicht Ihres Patienten ist plötzlich sehr blass und kaltschweißig.

Da haben Sie wohl Mist gebaut, denn eine solche Herzrhythmusstörung ist zwar durchaus im Rahmen der Grunderkrankung von Herrn Krummholz zu beobachten – normal oder gar harmlos ist sie deshalb aber noch lange nicht.

Sie verlieren 10 Kompetenzpunkte.

Gehen Sie zu **531** zurück und versuchen Sie diesmal, Ihren Patienten nicht zu einem frühzeitigen Dahinscheiden zu überreden!

«Wer nicht will, der hat schon!», kommentiert Arne Ihre Ablehnung zur **368**
kollektiven Nahrungsaufnahme.

«Eigentlich essen wir hier immer zusammen zu Abend.» Das wussten Sie nicht. Beim nächsten Mal werden Sie auf den Hungerhappen zu Hause verzichten und mit dem Kollegen auf der Wache dinieren. Scheint Ihnen in Bezug auf das Betriebsklima auch irgendwie sinnvoll zu sein.

«Aber ich brauch dringend was zwischen die Kiemen!», besteht Arne auf sein Abendbrot.

«Dann mal los! Ich zeig Dir, wo man hier in der Stadt was Ordentliches zu futtern bekommt!»

Gesagt, getan. Sie treten aufs Gaspedal des RTW und los geht's. Ein Blick auf die Uhr zeigt Ihnen, dass die Versorgung von Frau Fahrig länger gedauert hat, als Sie dachten.

«Mensch!», sagen Sie.

«Es ist ja schon fast zehn. Das hat ja ganz schön gedauert.»

Während Arne Ihnen erklärt, wo genau Sie hinfahren müssen, hören Sie am Funk, dass das NEF bereits wieder alarmiert wird. Kurz zucken Sie innerlich zusammen.

«Keine Angst!», sagt Arne.

«Da fährt ein anderer RTW mit hin. Wir können erst mal was essen.»

Na, da haben Sie aber Glück gehabt. Es dauert nicht lange, bis Sie das NEF mit Sondersignal im Rückspiegel auf Sie zurasen sehen. Ordnungsgemäß fahren Sie rechts ran.

Weiter bei **679**.

369 Sie sollten nun mitten in der Reanimation stecken und eine Rhythmusanalyse mit Hilfe des AED durchgeführt und dem Patienten in der Folge auch einen Schock verabreicht haben. Außerdem war es notwendig, Adrenalin sowie Amiodaron zu verabreichen. Einen Zugang mussten Sie hierfür nicht erst legen, denn den hatte Herr Wagner schon.

Außerdem sollten Sie über die reversiblen Ursachen des Herz-Kreislauf-Stillstandes und deren Behandlung nachgedacht haben.

Haben Sie das alles in dieser Reihenfolge getan? Dann gibt es zu den Punkten, die Sie schon bekommen haben, nochmal 6 Bonuspunkte obendrauf.

Gute Arbeit!

Sie kennen sich mit dem Reanimationsalgorhythmus gut aus.

Wenn Sie lediglich darauf gewartet haben, dass das NEF eintrifft, dann haben Sie Ihre Hausaufgaben nicht richtig gemacht und Herrn Wagner sogar nachhaltig geschadet. Sie verlieren in diesem Fall 15 Kompetenzpunkte.

Weiter bei **393**.

In dieser Dosierung ist das Medikament für Sie nur während der Reanimation zugelassen – und das mit Recht! 370

Bei einem nicht reanimationspflichtigen Patienten können Sie mit der Gabe von Suprarenin in dieser hohen Dosis eine Hirnblutung auslösen.

Sie verlieren 8 Kompetenzpunkte.

Zurück zu den Optionen von 4.

«Genau! Wirklich gut! Das Kortison lässt die angeschwollenen unteren Atemwege abschwellen und die Atmung wird deutlich erleichtert! Du hast es echt drauf, was?» 371

Sollten Sie sofort die richtige Antwort gewusst haben, bekommen Sie 2 Kompetenzpunkte. Es ist gut, dass Sie das theoretische Hintergrundwissen zu Ihrem Beruf parat haben. Wenn Sie nicht sofort auf die richtige Antwort gekommen sind, verlieren Sie aber keinen Punkt. Sie haben schließlich nichts falsch gemacht.

Weiter bei 638.

Sie müssen natürlich Klebeelektroden anbringen, bevor Sie die EKG-Kabel an Herrn Wagner anschließen können. Wenn Sie das gewusst haben, gibt's 1 Extrapunkt, wenn nicht, verlieren Sie 1 Punkt. 372

Wo aber müssen diese angebracht werden?

Zeichnen Sie schematisch den Körper eines Patienten und machen Sie daran fest, wo welche Kabel angebracht werden. Spezifizieren Sie die Lokalisation der präkordialen Ableitungen zusätzlich mit Hilfe anatomischer Landmarken!

Weiter bei 278.

«Nein!», antwortet Arne. 373

«Neben uns sind noch Martin, der NEF-Fahrer und unser Notarzt hier untergebracht. Die sind aber momentan im Einsatz.»

Zurück zu den Optionen von 230.

Wir gehen jetzt einfach mal davon aus, dass diese Auswahl von Ihnen nicht ernst, sondern eher spaßig gemeint war! 374

Natürlich holen Sie sich jetzt keinen Kaffee, sondern ziehen den Auftrag durch. Danach können Sie gerne mit Christoph eine heiße Tasse des schwarzen Muntermachers zu sich nehmen.

Während Sie einen Auftrag bearbeiten, verbietet sich das aber.

Sie verlieren 1 Kompetenzpunkt, befestigen die Gerätschaften an den dafür vorgesehenen Halterungen, kontrollieren dann die Gurte des Patienten, bevor Sie sich selbst setzen und vorschriftsmäßig angurten.

«Kann losgehen!», rufen Sie Christoph zu, der auf dem Fahrersitz des RTW auf Ihr O. K. wartet.

Weiter bei **41**.

375 Im Prinzip sollten Sie Medikamente nur vorbereiten, wenn Sie genau wissen, dass das für den Notarzt in Ordnung geht, oder wenn Sie die entsprechenden Substanzen nach Ihren EVMs selbstständig geben dürfen und dafür eine Indikation vorliegt.

Einige Notärzte fühlen sich etwas überfahren, wenn Sie zum Einsatzort kommen und dort schon alles aufgezogen liegt. Dieser Umstand wird dann oft als verdeckte Indikationsstellung missinterpretiert und entsprechend übelgenommen. In unserem Fall wissen wir aber, dass Jürgen ein solches Verhalten nicht krummnimmt.

Somit sollten Sie also auf jeden Fall Heparin 5.000 IE und ASS 500 mg aufgezogen haben. Zu diskutieren wäre im Prinzip auch noch Metoprolol 5 mg, da dieses Medikament die Herzfrequenz senkt, was bei Herrn Wagner sicher keine so schlechte Idee ist. Da es aber auch den Blutdruck absenkt, ist es in diesem Fall (kardiogener Schock) absolut kontraindiziert. Morphin sollten Sie auf keinen Fall aufgezogen haben. Auch wenn Sie das Medikament auf dem RTW haben, ist es ein BtM und darf nur durch den Notarzt angeordnet werden, der letzten Endes auch dafür unterschreiben muss.

Für jedes falsch aufgezogene Medikament verlieren Sie 2 Kompetenzpunkte. Wenn Sie sich dafür entschieden haben, lediglich ASS und Heparin in den richtigen Dosierungen vorzubereiten, dann bekommen Sie 5 Kompetenzpunkte.

Weiter bei den Optionen von **488**.

376 «Die Sättigung ist etwas niedrig, und wer weiß, was der Mann sonst noch hat?», sagen Sie und bitten Arne im nächsten Satz, Ihnen eine Sauerstoffmaske zu geben, über die Sie Herrn Geißenecker mit Hilfe eines kontinuierlichen Flusses von 6 l/min Sauerstoff verabreichen. Nach wenigen Augenblicken pendelt sich die Sättigung bei 99 % ein.

Zurück zu den Optionen von **218**.

377 Was nun?

- Sie bringen den Patienten so schnell wie möglich in den RTW. Jetzt kann ihn nur noch der sofortige Transport in die Klinik retten. **(194)**

- Sie legen den Patienten auf den Boden und überprüfen Bewusstsein und Atmung. **(239)**
- Sie legen den Patienten auf das Bett und überprüfen Bewusstsein, Atmung und Puls. **(290)**
- Sie prüfen gar nichts, denn der Patient ist schließlich an den Monitor angeschlossen. **(498)**

«Na ja», sagen Sie etwas kleinlaut. Schließlich kennen Sie Arne noch nicht gut und wollen es sich nicht schon am ersten Tag mit einem Kollegen versauen. **378**

«Ich bin ja noch nie hier gewesen. Könntest Du mir eventuell noch 'ne kurze Einweisung geben?»

«Ach so! Stimmt ja!», antwortet Arne verständnisvoll.

Sie atmen erleichtert auf.

«Was willst Du denn wissen?»

Zurück zu den Optionen von **230**!

Sie können selbstverständlich das Restblut aus der Nadel, die sie zum Legen eines peripheren Venenzugangs benutzt haben, verwenden, um den Blutglukosespiegel zu bestimmen. Das wird auch routinemäßig so gemacht. Nur wenn Sie einem Patienten in die Fingerkuppe stechen, um den BZ zu bestimmen, müssen Sie den ersten Tropfen verwischen. Bei der Analyse aus der Nadel, die direkt in der Vene steckt, ist das aber kein Problem. **379**

«BZ ist 22 mg/dl», informiert Sie der Kollege.

Weiter bei den Optionen von **537**.

Sie sind sich sicher, dass Sie den RTW gut genug kennen, um im Notfall schnell und zielsicher reagieren zu können? **380**

«Was möchtest Du denn essen?», fragt Arne.

«Wir hätten hier einen Döner, einen Italiener und einen Griechen im Angebot.»

Aber noch bevor Sie sich zwischen Pita und Pasta entscheiden können, reißt Sie ein merkwürdiges Geräusch aus Ihren Gedanken.

Arne ist schon auf dem Weg zum RTW, als Ihnen erst klar wird, dass der Melder Sie gerade zu Ihrem ersten Einsatz alarmiert hat! Weiter bei **591**.

Sie haben den Kabelbaum nun in der Hand und Arne wartet darauf, dass Sie die zehn Kabel ordnungsgemäß an Ihrem Patienten anbringen. **381**

Was müssen Sie aber vorher beachten?

Notieren Sie die Lösung und lesen Sie bei **372** weiter.

382 Sie sind ehrlich und sagen dem Notarzt Dr. Albert, dass Sie im Moment noch keine Ahnung haben, was Frau Fahrig fehlt.

Haben Sie bereits Salbutamol verabreicht?

- Ja. **(426)**
- Nein. **(429)**

383 Herr Hasemann schaut Sie völlig verwirrt an!

«Alter, was geht Dich das denn an?», mault er Sie an und ist damit ja irgendwie auch im Recht!

Zum einen sollten Sie bereits herausbekommen haben, dass es in dem kleinen Streit um eine Frau ging, zum anderen spielt die sexuelle Orientierung des Patienten bei dessen gesundheitlicher Versorgung keine Rolle.

Sie verlieren 10 Kompetenzpunkte.

Zurück zu den Optionen von **18**.

384 «Das ist aber die ganz falsche Adresse», kommentiert Arne Ihren Entschluss.

«Dort können die Ärzte vielleicht die Hüfte richten, mehr aber auch nicht. Das ist ein Klinikum der Grund- und Regelversorgung!»

Natürlich hat der Kollege recht!

Sie müssen doch davon ausgehen, dass Ihr Patient an einer Hirnblutung leidet. Anders ist die Bewusstseinseintrübung kaum zu erklären.

Die kann aber in Schmauterlach keiner behandeln – dafür fehlen personell wie auch strukturell die Möglichkeiten. Auch wenn der Transportweg nach Allheim der längste ist – da gehört Ihr Patient hin. Sie verlieren 5 Kompetenzpunkte.

Weiter bei **309**.

385 Es dauert ungefähr 20 bis 30 Minuten, bis das Medikament die gewünschte Wirkung erreicht. Haben Sie das gewusst? Wenn ja, bekommen Sie 2 Kompetenzpunkte, wenn nicht, verlieren Sie 4. Es ist nicht ganz unwichtig, dass Sie die Dynamik und vor allen Dingen die Dauer bis zum Einsetzen von Medikamentenwirkungen kennen (zumindest bei den für Sie freigegebenen Medikamenten), denn nur so können Sie einschätzen, ob das von Ihnen gewählte Medikament das richtige war.

Zurück zu den Optionen von **4**.

Welche? 386

- Sie fahren dem NEF schon einmal entgegen. Wenn Sie sich für diese Option entscheiden, dürfen Sie keine der anderen Optionen wählen. **(50)**
- Sie legen einen Zugang. **(125)**
- Sie lagern den Patienten auf eine spezielle Art und Weise. **(15)**
- Sie wissen nicht weiter und geben an Christoph ab. **(746)**
- Sie geben Medikamente. **(422)**
- Sie schreiben ein 12-Kanal-EKG. **(73)**
- Sie dokumentieren den Einsatz. **(45)**

Treffen Sie Ihre Maßnahmen und lesen Sie dann bei **630** weiter.

Das ist ja wohl nicht Ihr Ernst, oder? 387

Sie wurden als Rettungsdienst zu einem Rettungseinsatz gerufen. Es ist also davon auszugehen, dass hier ein Menschenleben in Gefahr ist. Was, wenn Herr Geißenecker, der ja bekanntlich gestürzt ist, seine Wohnungstür einfach nicht öffnen kann? Was Sie hier tun, grenzt an unterlassene Hilfeleistung, und das weiß Arne auch.

«Bist Du weich im Hirn?», fragt Ihr Kollege.

«Nur weil es mitten in der Nacht ist und Du lieber ins Bett willst, können wir doch nicht einfach wieder nach Hause fahren!»

Lassen Sie nie zu, dass persönliche Animositäten, egal ob Müdigkeit oder das Fußball-WM-Finale, Ihre Entscheidungen beim Retten von Menschenleben beeinflussen!

Sie verlieren 10 Kompetenzpunkte.

Überlegen Sie bei **640** nochmal genau und passen Sie auf, dass Sie nicht nochmal 10 Punkte loswerden!

Haben Sie es bereits geschafft, durch eine Ihrer Maßnahmen die Herzfrequenz von Herrn Krummholz zu senken? 388

- Ja. **(17)**
- Nein. **(313)**

Ohne einen weiteren Kommentar nehmen Sie Ihr Handy aus der Hosentasche und wählen die Nummer der Leitstelle. Kurz bevor Sie die «Hörer abnehmen»-Taste aktivieren, fragt Arne: «Was hast Du denn vor?» 389

Sie erklären, dass Sie bei der Leitstelle nachfragen wollen, wie lange das NEF noch braucht, denn hier scheint ja nun wirklich einiges im Argen zu liegen. Sie brauchen dringend einen Notarzt, der Frau Müller intubiert.

«Bist Du übergeschnappt?»

Arne scheint Ihre Idee nicht so prall zu finden.

«Du weißt doch, dass ein NEF unterwegs ist! Hilf lieber der Patientin.»

Sie verlieren 4 Kompetenzpunkte, weil Sie mit einer völlig unnötigen Aktion Zeit verloren haben.

Zurück zu den Optionen von **283**.

390 Wollen Sie den Notarzt nachfordern?

- Ja. **(47)**
- Nein. **(443)**

391 Mit Arnes Hilfe legen Sie Herrn Geißenecker auf den Rücken. Dabei fällt Ihnen auf, dass sich das rechte Bein irgendwie komisch verhält. Es fehlt jede Elastizität und außerdem bilden Sie sich ein, ein unangenehmes Knirschen zu hören, das aus dem Hüftbereich zu kommen scheint.

Zurück zu den Optionen von **281**.

392 Sie haben im Hinterkopf, dass bei der Gabe von Amiodaron irgendetwas mit Ausflocken zu beachten war. Als Sie im Medikamentenschrank (**Abb. 16**) nach der Substanz suchen, müssen Sie aber leider feststellen, dass es kein Pülverchen mit diesem Namen gibt.

Da haben Sie wohl etwas verwechselt!

Zwar flockt Amiodaron unter bestimmten Umständen aus, es wird aber nicht als Trockensubstanz vorgehalten!

Sie verlieren 2 Kompetenzpunkte.

Weiter bei **13**.

393 Sie sind nun dabei, die erweiterten Reanimationsmaßnahmen durchzuführen, und merken, dass es ziemlich anstrengend ist. In der Schule haben Sie immer nur ein paar Augenblicke auf der Übungspuppe herumgedrückt. Aber jetzt – im richtigen Leben – kommen Sie ganz schön ins Schwitzen. Und das auch noch mitten in der Nacht.

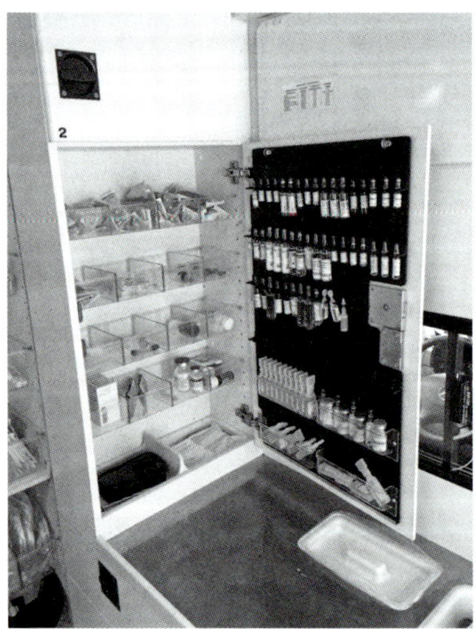

Abbildung 16

Damit die Herzdruckmassage trotzdem effektiv bleibt, sollten Sie sich in der Durchführung dieser Maßnahme immer abwechseln.

Wie lange sollte ein Retter maximal drücken, bis er sich vom Kollegen ablösen lässt?

- 4 Minuten **(19)**
- 2 Minuten **(728)**
- So lange, bis er nicht mehr kann. **(708)**

Na klar! Was Sie hier sehen, ist ein Blutzuckermessgerät. Was man damit macht? Blöde Frage! Den Blutzuckerwert messen natürlich. Diese diagnostische Methode zählt zu den absoluten Basismaßnahmen bei fast allen Patienten, im Rettungsdienst insbesondere beim Bewusstlosen. **394**

Haben Sie gewusst, was für ein Gerät Sie vor sich haben? Dann dürfen Sie sich 1 Kompetenzpunkt gutschreiben. Wenn nicht, verlieren Sie 1.

Aber wie hoch sollte denn der Glukosewert bei einem normalen Erwachsenen sein? Notieren Sie sich den niedrigsten und den höchsten Normalwert und lesen Sie bei **741** weiter!

Da sollten Sie schon vorher daran denken! Wenn sich der Gang ins Badezimmer allerdings nicht umgehen lässt, dann müssen Sie halt gehen. Allerdings sollten Sie im Rettungsdienst daran denken, dann Ihre Bedürfnisse zu befriedigen, wenn's gerade passt, und nicht erst, wenn es zu spät ist. **395**

Weiter bei **528**.

«Mmh, ich glaube, da war was», sagt Jürgen und schaut im Brief nach. **396**

«Ah ja, hier haben wir's ja. Genau … zum einen wäre da eine Penicillinallergie, zum anderen eine gegen Jod. Deshalb war das mit dem Amiodaron auch problematisch.»

Weiter zu den Optionen von **723**.

Wie kommen Sie denn auf die Idee? **397**

Welche Anhaltspunkte gibt es denn für einen Herzinfarkt? Natürlich kann die Herzrhythmusstörung ischämisch bedingt sein, um das zu klären, sind Sie aber doch mit Herrn Krummholz auf dem Weg ins Herzkatheterlabor.

Sie verlieren 4 Kompetenzpunkte.

Denken Sie bei **206** nochmal genau über Ihre Antwort nach!

Während Sie den Puls von Herrn Geißenecker ertastet haben, hat Arne dem Patienten die Blutdruckmanschette angelegt. **398**

Nach wenigen Augenblicken spuckt die dann auch das Ergebnis ihrer Messung aus: 210/110 mmHg.

Sie drücken außerdem fest auf den rechten Zeigefinger des Patienten so lange, bis die Fingerkuppe richtig weiß ist. Dann zählen Sie die Zeit, die es dauert, bis sich das Nagelbett wieder mit Blut füllt. Im Fall von Herrn Geißenecker passiert das sofort. Nicht mal eine Sekunde, nachdem Sie dessen Finger wieder freigegeben haben, ist der schon wieder schön rosig.

Zurück zu den Optionen von **281**.

399 «So, Frau, wie war der Name nochmal?»

«Fahrig», antwortete die Enkelin.

«Ah ja, genau. Frau Fahrig. Wo haben Sie denn Ihre Versicherungskarte?»

«Wie bitte?»

Die junge Enkelin ist empört.

«Omi kann kaum atmen und alles, was Sie interessiert, ist die Versicherung?»

«Entschuldigung», mischt Arne sich ein.

«Der Kollege ist neu.»

Dann übernimmt er die Versorgung der Patientin.

Das war doch wohl hoffentlich nicht Ihr Ernst? Ein Patient, gerade ein Notleidender, ist erst einmal zu versorgen, bevor man sich auch nur die leisesten Gedanken um Versicherung und all die anderen bürokratischen Dinge macht.

Sie verlieren 7 Kompetenzpunkte.

Lesen Sie direkt bei **276** weiter!

400 Jetzt nur nicht trödeln!

Allerdings sollten Sie auch nicht unnötigerweise durch die Rettungswache rennen und damit den Spott der Kollegen auf sich ziehen. Eine Minute ist oft länger, als man denkt.

Sie haben sich also ganz richtig entschieden.

Auf dem Weg nach unten treffen Sie Arne.

«Na, kannst wohl nicht genug bekommen?», scherzt er und schlägt Ihnen freundschaftlich auf die Schulter. Weiter geht's bei **528** mit Ihrem nächsten Abenteuer!

401 Sie haben recht!

Zum einen handelt es sich um eine supraventrikuläre, tachykarde Herzrhythmusstörung. Das sehen Sie an den schmalen QRS-Komplexen. Dass die Herzrhythmusstörung tachykard ist, versteht sich von selbst. Was die

Stabilität des Krankheitsbildes angeht, so kann man geteilter Meinung sein. Weil die Störung aber akut aufgetreten ist, den Blutdruck beeinflusst, Symptome verursacht und außerdem progredient zu sein scheint, kann man von einer beginnenden Instabilität ausgehen.

Weiter bei **16**.

Sie hängen, wie eigentlich immer, nachdem Sie einen Zugang etabliert haben, eine Infusionslösung an. **402**

Doch ob diese nur genutzt wird, um den peripheren Venenkatheter offenzuhalten oder als Medikament, hängt von der Laufrate der Flüssigkeit ab.

Wie schnell wollen Sie die Infusion einlaufen lassen?

- So schnell wie möglich. **(180)**
- In moderater Geschwindigkeit. **(532)**

So schnell es geht, machen Sie kehrt und rennen zum Auto zurück. **403**

Ihre Patientin lassen Sie dabei in den fähigen Händen von Arne.

Guter Plan!

Wenn Sie so wenig über Notfallmedizin wissen, dass Sie jetzt erst einmal mit der Leitstelle sprechen wollen, dann ist Frau Fahrig vielleicht besser beraten, wenn Arne sich um die Frau kümmert und nicht Sie.

Nur im MANV, bei Gefahr für Leib und Leben des Rettungsteams sowie beim Verkehrsunfall ist die Leitstelle zwecks Lagemeldung sofort zu informieren.

In allen anderen Fällen hat die Patientenversorgung allerhöchste Priorität.

Ihr Punktestand fällt auf eine Höhe von 3 Punkten ab. Das heißt, egal wie viele Kompetenzpunkte Sie bisher noch hatten – ab jetzt spielen Sie mit 3 Punkten.

Weiter bei den Optionen von **662**.

Nachdem Sie sichergestellt haben, dass der Zugang sicher intravenös liegt, spritzen Sie langsam die Glukose. **404**

Herr Müller schaut Ihnen dabei interessiert zu und wimmert, ohne dabei wirklich etwas Sinnvolles zu sagen.

Dafür beginnt Ihre Patientin, zunehmend wach zu werden und sich irritiert umzusehen.

«Arne, miss nochmal nach!», sagen Sie, während Sie sich Frau Müller vorstellen.

«Zucker ist jetzt 215 mg/dl», informiert Sie der Kollege über das Ergebnis seiner letzten Messung.

«Oh nein!», murmelt Frau Müller vor sich hin.

Langsam kommt die Patientin so richtig zu sich und fixiert Sie mit beiden Augen.

«Schon wieder der Zucker?»

Sie nicken und erklären ihr, was passiert ist.

Frau Müller bedankt sich herzlich und informiert Sie ihrerseits darüber, dass sie seit Jahren unter einem nur sehr schwer einstellbaren Diabetes leidet und immer wieder in die Hypoglykämie abrutscht.

«Mein Mann ist zwar furchtbar dement, aber er schafft es immer wieder, den Notruf abzusetzen», sagt sie und tätschelt ihrem Mann liebevoll die Hand, nachdem sie es geschafft hat, sich wieder aufrecht hinzusetzen.

Weiter bei **155**.

405 Sie kramen das Blutzuckergerät aus dem Rucksack. Diesmal scheint Arne nichts dagegen zu haben. Schließlich haben Sie Frau Fahrig ja stabilisiert und haben jetzt Zeit, sich um das Bestimmen ihres Blutzuckers zu kümmern.

Sie piksen die Patientin und nachdem Sie den ersten Tropfen Blut weggewischt haben, lassen Sie den nächsten auf den Teststreifen fließen.

Nach wenigen Sekunden teilt das Gerät Ihnen mit, dass der Blutzuckerwert bei 89 mg/dl liegt.

Für Sie ein Grund, …

- … mit anderen Dingen fortzufahren. **(473)**
- … therapeutisch einzugreifen. **(344)**

406 Weiter bei **523**.

407 Und nicht nur der!

«Hey, schon wieder im Dienst. Du willst es wohl richtig wissen, was?», begrüßt Sie Notarzt Jürgen, der hier offenkundig auch als Internist tätig ist.

Sie grüßen zurück und er schickt Sie mitsamt Ihrer Trage, dem Equipment und natürlich Christoph in ein Patientenzimmer.

«Pass auf!», beginnt er die Übergabe des Patienten.

«Das hier ist Herr Krummholz, 64 Jahre alt», fährt Jürgen fort.

«Er ist hier wegen einer TARA eingeliefert worden und wird jetzt, nachdem wir ihn eingestellt haben, zum Herzkatheter nach Allheim geschickt. Ist aber nichts Akutes. Dürfte also alles glattgehen. Im Brief steht alles Weitere.

Mach's gut!», erklärt er und ist offenbar der Meinung, alles Wichtige sei gesagt.

Ihnen wird mal wieder bewusst, wie wenig Zeit die Ärzte im Krankenhaus alle haben.

Trotzdem, die Verantwortung für den Transport liegt nun bei Ihnen. Haben Sie noch Fragen?

- Ja. **(723)**
- Nein. **(524)**

Wollen Sie vor Ankunft des NEF irgendwelche Maßnahmen ergreifen? **408**

- Ja. **(386)**
- Nein. **(450)**

Sie sollten nun einiges über Ihre Patientin in Erfahrung gebracht haben. **409**

Um bei der Anamnese nichts zu vergessen, hat sich in der Praxis das sogenannte SAMPLER-Schema bewährt.

Auf diese Weise können Sie ganz gezielt notfallmedizinisch relevante Punkte abfragen und sichergehen, dass Sie nichts Wichtiges vergessen. Die Idee des SAMPLER-Schemas kommt aus dem englischen Sprachraum. Folgende Punkte sollten demnach abgefragt werden:

- S – Symptome (welche Beschwerden gibt der Patient an)
- A – Allergien
- M – Medikation
- P – Past History (Anamnese)
- L – Last Oral Intake (letzte Mahlzeit, letztes Getränk, letzte Zigarette)
- E – Events (welche akuten Beschwerden hat der Patient?)
- R – Risikofaktoren.

Wenn Sie Frau Fahrig ordentlich befragt haben, können Sie jetzt all diese Fragen beantworten. Lediglich die Sache mit der letzten Mahlzeit kann bei internistischen Patienten weggelassen werden.

Zu den Optionen von **473**.

Frau Fahrig geht es nun wieder besser und sie kann sogar ein paar Schritte gehen. Zusammen mit Martin stützen Sie die Patientin und führen Sie zur Liege des RTW, während Jürgen die Daten von Frau Fahrig aufnimmt. **410**

«Wo wollen wir die gute Frau denn hinfahren?», fragt er Sie und will damit offenkundig prüfen, ob Sie in Bezug auf die Krankenhäuser in der Nähe schon fit sind.

Was antworten Sie?

- «Ins Krankenaus Schmalzfeld.» **(565)**
- «Nach Allheim.» **(38)**
- «Ins Schmauterlacher Krankenhaus.» **(174)**

411 Das Name des Krankheitsbildes lautet «Hyperventilation». Haben Sie das gewusst?

Wenn ja, dann dürfen Sie sich 1 Kompetenzpunkt gutschreiben, wenn nicht, 1 abziehen.

Bei der Hyperventilation handelt es sich um einen Zustand, in dem der Patient, meist aus Angst (selten auch durch physische Ursachen), nicht mehr in der Lage ist, seine Atmung zu kontrollieren, und auf diese Weise viel zu viel CO_2 abatmet. Dadurch folgt eine immer schlimmere Panik, die durch ein Kribbeln in den Extremitäten charakterisiert ist, was sich bis zur berühmten «Pfötchenstellung» verschlimmern kann.

Bei Frau Fahrig liegt zwar keine Hyperventilation vor, durch eine sichere und ruhige Art sowie gutes Zureden gelingt es Ihnen aber trotzdem, der Frau ein bisschen Angst zu nehmen.

Weiter zu den Optionen von **662**.

412 Hatten Sie sich dafür entschieden, neben der Feuerwehr auch die Polizei zu verständigen?

- Ja. **(664)**
- Nein. **(158)**

413 Während Arne den intravenösen Zugang legt, ziehen Sie die so dringend benötigte Glukose auf.

In Ihrem RTW stehen Ihnen 10 ml Phiolen mit einer 20%igen Glukoselösung zur Verfügung.

Wie viele Phiolen müssen Sie aufziehen, um 10 g Glukose zu verabreichen, und worauf müssen Sie bei der Applikation besonders achten?

Weiter bei **12**!

414 Sie haben also noch gar keinen Zugang legen lassen, möchten aber trotzdem wissen, wie hoch der Blutglukosespiegel von Frau Müller ist. Arne nimmt das BZ-Gerät und sticht die Patientin in die Spitze des Fingers. Den ersten Blutstropfen wischt er weg, den zweiten verwendet er, um eine BZ-Analyse durchzuführen.

«BZ ist 22 mg/dl», informiert Sie der Kollege.

Zu den Optionen von **537**.

415

Sie drehen die weiße Noppe des Einlaufregulators ein kleines bisschen nach unten und verringern so die Laufrate der Infusion.

Tatsächlich haben Sie den Zugang ja in diesem Fall nicht zur Volumensubstitution gelegt, sondern weil Sie eine Möglichkeit schaffen wollten, im Notfall Medikamente zu verabreichen.

Deshalb ist die angeschlossene Ringer-Lösung auch nicht als Therapiemaßnahme per se, sondern als Mittel gedacht, den Zugang offenzuhalten.

Ihre Entscheidung war richtig, denn Sie wissen nicht, wie es um Frau Fahrigs Herz bestellt ist. Im Extremfall kann eine zu aggressive Volumensubstitution nämlich zu einem Lungenödem führen. Addieren Sie 2 zusätzliche Kompetenzpunkte auf Ihr Konto!

Zurück zu den Optionen von 473.

416

Sie nennen die besagte Nummer und lenken den RTW vor die Haustüre des entsprechenden Aufgangs.

«Sicher, dass es hier war?», fragt Arne nochmals. Aber Sie lassen sich von Ihrem Kurs nicht abbringen.

«Ja, es war die 60», antworten Sie selbstbewusst und bringen den RTW direkt vor besagter Hausnummer zum Stehen.

Blöd nur, dass es in diesem Aufgang keine Familie Müller gibt.

«Mist!», sagt Arne und funkt die Leitstelle an, damit die ihm nochmals die richtige Hausnummer durchgibt. Es war die 9.

Durch Ihre Aktion haben Sie mindestens 2 Minuten verloren, was bei einem wirklichen medizinischen Notfall (und bei einer bewusstlosen Person kann man durchaus davon ausgehen, dass der hier vorliegt) von entscheidender Bedeutung sein kann.

Wenn Sie etwas nicht wissen, dann sagen Sie das einfach. Niemand wird Ihnen den Kopf abreißen. Aber antworten Sie nicht einfach auf eine Frage, auf die Sie die Antwort gar nicht kennen. Das kann fatal ausgehen. Sie verlieren 2 Kompetenzpunkte.

Weiter bei 95.

417

«O. K., dann lass uns mal anfangen.

A – Stiffneck anlegen, Atemwege überprüfen,

B – Lunge abhören …»

«Nun mal langsam!», unterbricht Sie Arne.

«Was willst Du denn machen?»

Sie erklären Ihrem Kollegen, dass es sich Ihres Erachtens um ein eventuelles Polytrauma handelt und Sie nun alles tun wollen, um dem Patienten das Leben zu retten.

«Aber der hat doch nur eine Schnittwunde», gibt Arne zu bedenken.

«Dafür brauchen wir weder einen Notarzt noch einen Schockraum. Jürgen wird sich bedanken, wenn Du ihn deshalb aus dem Bett klingelst.»

Recht hat Ihr Kollege.

Übertreiben Sie es nicht! Wie kommen Sie denn auf die Idee, dass der Patient ein Polytrauma haben könnte? Weder der Unfallmechanismus noch das Verletzungsmuster legt diesen Schluss nahe.

Sie verlieren 5 Kompetenzpunkte.

Überlegen Sie bei den Optionen von **66** nochmal gut, ob es nicht eine Alternative zu Ihrem Handeln geben könnte!

418 Sie sind gerade dabei, Frau Fahrig von oben bis unten mit EKG-Elektroden zu verkleben, als Arne Ihrem Treiben ein Ende macht.

«Was machst Du denn da?», fragt er.

Sie erklären ihm, dass Sie in der Schule gelernt haben, dass ein 12-Kanal-EKG zu den Standards bei Luftnot gehört.

«Aber doch nicht jetzt!», ist seine ernüchternde Antwort.

Und damit hat Ihr Kollege ganz recht!

Zwar sollten Sie nicht vergessen, eine derartige Untersuchung in die Wege zu leiten. Im Moment ist aber nicht der richtige Zeitpunkt dafür. Jetzt sind andere Dinge wichtig.

Weiter bei den Optionen von **662**.

419 Sie denken an die reversiblen Ursachen des Herz-Kreislauf-Stillstandes?

Dann liegen Sie richtig. Welche acht potentiell reversiblen Ursachen kennen Sie?

Liegt eine von diesen bei Herrn Wagner vor und können Sie diese eventuell behandeln?

Fragen über Fragen!

Notieren Sie die Antworten und lesen Sie dann bei **122** weiter!

420 Sie bemühen sich wirklich sehr, dem Patienten die Notwendigkeit einer Krankenhauseinweisung klarzumachen. Leider fallen Ihnen selbst kaum vernünftige Argumente dafür ein, und das merkt der Mann auch. Alles in allem wollen Sie sich natürlich auch rechtlich absichern und hoffen deshalb, Herrn Hasemann zu überzeugen, mit Ihnen zu kommen.

Leider ist dem Patienten Ihre Unsicherheit vollkommen egal. Herr Hasemann besteht darauf, jetzt endlich den RTW zu verlassen, und Sie …

- … geben nach. **(26)**
- … rufen die Polizei. **(606)**

«Haben Sie irgendwelche Allergien?», fragt Dr. Schneider Herrn Krummholz, bevor er die Infusion aufdreht – eine Frage, die man immer und ausnahmslos vor der Applikation von Medikamenten stellen muss (es sei denn, die Patienten sind nicht bei Bewusstsein und es ist niemand da, der Auskunft geben kann). **421**

«Ja, gegen Penicillin und Jod.»

Sofort wird Dr. Schneider hellhörig.

«Jod, da darf ich Ihnen dieses Medikament aber nicht geben.»

Tadelnd dreht er sich zu Ihnen um: «Das hätten Sie mir aber auch mal sagen können.»

Natürlich ist es die Aufgabe des Arztes, sich vor der Gabe von Medikamenten über die entsprechenden Unverträglichkeiten zu informieren. Allerdings verbietet Ihnen niemand mitzudenken.

Amiodaron enthält Jod und darf deshalb bei Herrn Krummholz nicht gegeben werden.

Sie verlieren 5 Kompetenzpunkte.

Weiter bei **493**.

Haben Sie bereits einen Zugang gelegt? **422**

- Ja. **(464)**
- Nein. **(690)**

Momentan gibt es keine Konsequenzen, die Sie aus der körperlichen Untersuchung ziehen sollten. Führen Sie die Patientenversorgung bei **629** einfach weiter fort. **423**

Vorher ziehen Sie sich aber noch 2 Kompetenzpunkte ab!

Und plötzlich sind Sie zum ersten Mal seit Stunden allein. **424**

Allerdings bleibt das nicht lange so, denn gerade, als Sie Ihr Bett beziehen wollen, macht der kleine, schwarze Kasten an Ihrem Gürtel auf sich aufmerksam.

Nach einem ausgiebigen Alarmton informiert Sie die Stimme des Disponenten: «Notfalleinsatz für den 1/83. Fahren Sie in die Bürgermeisterstraße 17. Hier im fünften Stock ein Herr Geißenecker, 73 Jahre, gestürzt.

Mehr konnte nicht in Erfahrung gebracht werden, da der Kontakt mitten im Gespräch abgebrochen ist. Ich wiederhole: …»

Sie lassen alles stehen und liegen und …

- … gehen erst nochmal aufs Klo, denn in der Hektik haben Sie ganz vergessen, Ihre Blase zu entleeren. **(395)**
- … rennen, so schnell Sie können, in die Fahrzeughalle. Sie haben schließlich nur eine Minute, bis der Status gedrückt sein muss. **(197)**
- … gehen in festem, aber nicht übermäßig schnellem Schritt in Richtung Fahrzeughalle. Wenn Sie in der Hektik stolpern und sich vielleicht noch ein Bein brechen, ist schließlich auch niemandem geholfen. **(400)**

425 Sie dürfen das Manöver auf keinen Fall beidseitig durchführen, da es in so einem Fall zu einem extremen Blutdruckabfall kommen kann.

Der Hintergrund der sogenannten Carotis-Sinus-Massage liegt in der Aktivierung parasympathischer Nervenfasern, die in diesem Bereich des Halses gebündelt vorkommen. Im besten Fall kann das zu einer Bremsung der Tachykardie führen.

Wussten Sie das?

Wenn ja, bekommen Sie für jede der beiden Tatsachen 2 Kompetenzpunkte. Sollten Sie nicht gewusst haben, dass man nicht auf beiden Seiten des Halses massieren darf, dann verlieren Sie 6 Punkte. Wenn Sie den Mechanismus hinter der Carotis-Sinus-Massage nicht kannten, dann verlieren Sie keinen Punkt, denn dieses Wissen ist zwar sinnvoll, jedoch nicht unbedingt praxisrelevant.

Zu den Optionen von **479**.

426 «Du hast ja schon fast alles gemacht! Klasse. Für den ersten Einsatz wirklich gut. Und das, obwohl Du keine Ahnung hast, was der Patientin fehlt!»

Jürgen hat wohl recht. Sie haben schließlich die korrekte Therapie in die Wege geleitet. Lesen Sie bei **188** nochmal genau nach und suchen Sie nach der richtigen Diagnose!

427 Trotzdem Sie bei der Frequenz Ihrer Herzmassage richtig liegen, ist die Aussage «so tief wie möglich drücken» doch ziemlich subjektiv.

Was genau soll man sich denn darunter vorstellen?

Für den einen bedeutet das, dem Patienten beim ersten Drücken alle Rippen zu brechen, der andere schafft es vielleicht nicht einmal, einen halbwegs vernünftigen Blutdruck zu generieren.

Da müssen Sie sich schon besser ausdrücken.

Sie verlieren 4 Kompetenzpunkte.

Bei **527** lesen Sie, wie es richtig geht.

Sie entschuldigen sich beim Patienten und verlassen das Zimmer, um Christoph zu suchen, der gerade irgendwo auf dem Gang unterwegs ist, denn der hat das RTW-Handy. **428**

«Du, bestell mal bitte das NEF nach!», bitten Sie ihn.

«Die Situation ist mir irgendwie zu heikel, um den Transport allein durchzuführen.»

Christoph möchte sich den Patienten aber vorher nochmal selbst anschauen. Als er damit fertig ist, erklärt er Ihnen, dass hier keine Indikation für den Notarzt besteht.

«Der Notarzt sollte, wenn möglich, in seinem Rettungsdienstbereich bleiben, um für die Primärrettung zur Verfügung zu stehen!», erklärt Christoph Ihnen.

«Für eine Verlegung sollten wir ihn nur alarmieren, wenn es medizinisch wirklich notwendig ist – und das ist hier nicht der Fall. Sonst hätte Jürgen schon einen Transport mit NA bestellt!»

Wenn Sie den Patienten richtig untersucht und ein vernünftiges Übergabegespräch mit Jürgen geführt hätten, wüssten Sie, dass Herr Krummholz in den letzten 24 Stunden völlig stabil war. Wieso sollte sich das jetzt während des Transportes plötzlich ändern? Sie verlieren 5 Kompetenzpunkte.

Weiter bei den Optionen von **629**.

«Na, macht nichts!», sagt Jürgen. **429**

«Die Patientin ist ja stabil. Gut gemacht!»

Der Notarzt stellt sich nochmals bei Frau Fahrig vor und hört ihre Lunge ab. Dann ordnet er Salbutamol per Vernebler an. Auf diese Idee hätten Sie auch kommen müssen, denn das Medikament ist durch den ärztlichen Leiter für Sie freigegeben. Und was freigegeben ist, müssen Sie, wenn nötig, auch einsetzen! Für das Nichteinleiten einer therapeutischen Maßnahme verlieren Sie 3 Kompetenzpunkte.

Weiter bei **63**.

Sie schnappen sich die Tasche mit dem Sauerstoff und hängen Sie über die Schulter. Damit ist noch genug Platz für … **430**

Zurück zu den Optionen von **173**.

431 Arne wird's schon richten!?

Fehlanzeige!

Nach Medikamenten und anderem, was für die Behandlung Ihres Patienten durchaus relevant ist, können Sie später suchen!

Jetzt gilt es zuallererst, die Situation zu analysieren und den Patienten entsprechend zu stabilisieren.

Sie verlieren 4 Kompetenzpunkte.

Zurück zu den Optionen von **281**.

432 «Schnell!», sagen Sie zu Arne.

«Ich lege erst einmal einen Zugang! Machst Du mir mal bitte das Set fertig?»

«Nein», sagt Ihr Kollege schlicht und seine Einsilbigkeit verstört Sie ein wenig.

Aber offenbar haben Sie momentan andere Sorgen als die Etablierung eines intravenösen Zugangs!

Weiter bei den Optionen von **662**.

433 Genau!

Sie sollten in der Tat immer so weit distal, also handwärts, nach einer Vene suchen, wie nur irgend möglich. Wenn Sie nämlich in der Ellenbeuge beginnen, dann nicht treffen und danach erst einen Zugang in eine Handvene schieben, besteht die Gefahr, dass die Infusionslösung aus der verletzten Vene in der Ellenbeuge wieder austritt. Spritzen Sie oder der Notarzt dann bestimmte Medikamente, so kann dies zu ernsten Verletzungen bis hin zu großflächigen Nekrosen führen. Sie bekommen 2 Kompetenzpunkte gutgeschrieben.

Weiter bei **119**.

434 «Es wäre wirklich dringend!», versucht Sie Otto zu überreden. Aber es hilft alles nichts. Sie bleiben hart. Schließlich können Sie Ihre Kumpels ja schlecht wieder ausladen, wo die sich schon so auf den gemeinsamen Abend gefreut haben. Auf der anderen Seite ist es sicher nicht besonders klug, schon auf die erste Bitte des neuen Chefs ablehnend zu reagieren. Im Rettungsdienst kommt es nämlich öfter vor, dass spontan jemand gebraucht wird, um eine Schicht besetzen zu können. Schließlich muss der RTW auch unterwegs sein, wenn mal jemand krank wird.

Seien Sie das nächste Mal etwas kollegialer! Überlegen Sie nochmal und gehen Sie zurück zu **0**! Sie verlieren 1 Kompetenzpunkt.

Was wollen Sie der Leitstelle mitteilen? 435

Notieren Sie die Antwort und lesen Sie bei 79 weiter.

Sie erinnern sich daran, dass Ihnen in der Schule immer eingetrichtert wurde, in Bezug auf invasive Maßnahmen ganz vorsichtig zu sein. In diesem Fall ist die Vorsicht aber ein wenig übertrieben, da der ärztliche Leiter Rettungsdienst in Ihrem Bereich das Legen eines peripheren Venenzugangs freigegeben hat. Aber Vorsicht ist immer gut, weshalb Sie für diese falsche Entscheidung keine Kompetenzpunkte verlieren. 436

Weiter bei 189.

Was soll Ihr Kollege denn zum jetzigen Zeitpunkt mit dem Disponenten besprechen? Sie wissen doch noch überhaupt nicht, was los ist. Und das NEF ist ja, wie Sie wissen, bereits auf dem Weg, kommt aber aus einem anderen Rettungsdienstbereich und braucht deshalb noch eine ganze Weile, bis es bei Ihnen ist. Momentan sind Sie auf sich allein gestellt. Sie verlieren 2 Kompetenzpunkte dafür, dass Sie Ihrem Kollegen eine zeitaufwendige Aufgabe zugewiesen haben, für die es aktuell überhaupt keine Notwendigkeit gibt. 437

Weiter zu den Optionen von 537.

Kann man machen, muss man aber nicht! Sie sind als Mitarbeiter des Rettungsdienstes auch in gewisser Weise dessen Aushängeschild und sollten etwas auf die Außendarstellung Ihrer Organisation achten. Niemand mag es gerne, wenn er nachts um halb 2 aus dem Bett geklingelt wird. Natürlich steht Ihnen diese Möglichkeit im Notfall offen! Sie verlieren für die Entscheidung auch keine Punkte. Trotzdem – vielleicht fällt Ihnen ja noch etwas Besseres ein! 438

Zu den Optionen von 640.

Im Rucksack kramen Sie nach dem Blutzuckermessgerät und wollen Frau Fahrig gerade in den Finger pieken, als Arne dazwischengeht. 439

«Lass uns das später machen!», rät er Ihnen. Im Moment haben andere Dinge Priorität.

«Aber ich habe gedacht, die Bestimmung des BZ gehört zu den dringenden Erstmaßnahmen», versuchen Sie Arne von Ihrem Treiben zu überzeugen.

«Das stimmt auch», antwortet der.

«Aber nicht bei diesem Krankheitsbild.»

Was meint Ihr Kollege?

Bei welcher Krankheit, oder besser, bei welchem Leitsymptom gehört die Bestimmung des Blutglukosespiegels zu den allerersten Maßnahmen?

Notieren Sie die Antwort und lesen Sie bei **520** weiter!

440 «Na ja, ...», beginnt Jürgen, offenbar überrascht, dass Sie sich so genau für Ihren Patienten interessieren.

«Nachdem wir einen Vorhofthrombus ausgeschlossen hatten, haben wir zuerst eine Kardioversion versucht. Die ist leider missglückt. Der Patient ist immer wieder ins Vorhofflimmern zurückgesprungen. Jetzt ist er antikoaguliert und bekommt einen Betablocker zur Frequenzkontrolle. Damit fährt er recht gut. Zu einer Entkopplung der Frequenz ist es nicht nochmal gekommen.»

Weiter bei den Optionen von **723**.

441 «Na, das glaube ich weniger!»

Jürgen ist kritisch.

Frau Fahrig hat überhaupt nichts davon erzählt, dass sie jemals einen Herzinfarkt hatte. Zwar könnte immer noch eine diastolische Insuffizienz vorliegen, wahrscheinlich ist das aber nicht.

Außerdem spricht auch der klinische Befund nicht für ein solches Krankheitsbild. Raten Sie nicht einfach drauf los, sondern äußern Sie eine Verdachtsdiagnose nur auf Basis einer ordentlichen Anamnese und einer guten klinischen Untersuchung! Sie verlieren 2 Kompetenzpunkte.

Denken Sie bei **188** nochmal genau darüber nach, was hier los ist.

442 Was wollen Sie denn nun – so schnell wie möglich in die Klinik oder vor Ort herumspielen?

Wenn Sie sich einmal für «load and go» entschieden haben, dann ziehen Sie es durch.

Wenn Ihr Patient während des Transportes so kreislaufinstabil wird, dass es Sie zu einer sofortigen Handlung zwingt, dann merken Sie das an einem einfachen Vitalparameter, den Sie ohne irgendeinen Monitor messen können.

Welcher ist das?

Notieren Sie sich die richtige Antwort und lesen Sie bei **360** weiter, nachdem Sie sich 2 Kompetenzpunkte abgezogen haben!

Der Patient ist stabil und Sie brauchen aktuell keinen Notarzt. **443**
Wollen Sie trotzdem eine therapeutische Maßnahme in die Wege leiten?

- Ja. **(97)**
- Nein. **(714)**

Es ist nun also an der Zeit, über die Differenzialdiagnosen der akuten Luftnot nachzudenken! **444**
Richtig?

- Ja. **(486)**
- Nein. **(214)**

Was für ein EKG wollen Sie ableiten? **445**

- 12-Kanal-EKG **(477)**
- 3-Kanal-EKG. **(558)**

Sie wühlen in den Fächern des RTW, können das Set für den intravenösen Zugang aber nicht finden. **446**

«Was suchst Du denn?», möchte Arne von Ihnen wissen.

Als der Kollege Ihre Antwort hört, muss er grinsen.

«Denk mal nach! Wo sind die Zugänge verstaut?»

Sie überlegen und dann fällt es Ihnen plötzlich wieder ein.

Klar!

Die Tasche für die intravenösen Zugänge ist ja im Notfallrucksack!

Sie verlieren keine Punkte. Merken Sie sich aber gut, wo Sie das nächste Mal suchen müssen!

Zurück zu den Optionen von **173**.

Irgendwie scheint Ihr Plan zu den beiden Streithammeln durchgedrungen zu sein, denn das Wort «Polizei» ist plötzlich in aller Munde. **447**

Und Begeisterung sieht anders aus!

Die Prügelei findet ein jähes Ende und beide Kontrahenten kommen auf Sie zu – plötzlich ganz handzahm – und bitten Sie: «Ey Alter, keine Polizei!»

- Sie bestellen die Exekutive wieder ab. **(521)**
- Sie bleiben hart. **(541)**

Es dauert überhaupt nicht lange, da hören Sie schon das Martinshorn des NEF durch die nächtliche Stille herannahen. **448**

Während Sie sich noch Ihren Text für die Übergabe des Patienten zusammenstellen, geht die Tür auf und ein sichtlich übermüdeter Jürgen betritt den RTW.

«Also dann – erzähl mal.»

Sie fassen die Geschehnisse der Nacht zusammen und sehen, wie Jürgen nach und nach die Gesichtszüge entgleiten.

Und wo soll das jetzt eine Notarztindikation sein?

Sie stottern etwas von vitaler Bedrohung, merken aber, dass Sie sich mit jedem Satz weiter reinreiten.

«Wo bist Du denn zur Schule gegangen?», will Jürgen von Ihnen wissen.

Das Gesicht des Notarztes ist ungefähr so rot wie seine Hosen und er schäumt offensichtlich vor Wut.

«Was fällt Dir ein, uns um diese Uhrzeit wegen nichts und wieder nichts aus dem Bett zu klingeln?

Da haben Sie wohl tief ins Klo gegriffen!

Eine Schnittwunde am Arm ist sicherlich keine Notarztindikation. Sie sollen den Patienten zwar einem Arzt vorstellen, aber der sollte nur bei vitaler Bedrohung ein Notarzt sein. Alles andere kann warten, bis Sie im Krankenhaus sind.

Und auf gar keinen Fall ist ein Notarzt nötig, um zu beurteilen, ob eine Wunde genäht werden muss! Dafür reicht ein Chirurg vollkommen!

Und den finden Sie in der Notaufnahme.»

Nicht nur der Notarzt ist angenervt, auch Herr Hasemann hat langsam keine Lust mehr, als Ihr persönliches Versuchskaninchen zu fungieren.

«Alter, ich will jetzt langsam nach Hause!»

Sie erklären dem Patienten kleinlaut, dass Sie ihn erst ins Krankenhaus fahren müssen, um zu beurteilen, ob die Schürfwunde (!) von einem Chirurgen genäht werden muss.

«Bist Du weich im Hirn, oder was?», fragt Sie Ihr Patient.

«Ich lass mich doch nicht nähen! Ich geh jetzt!»

Wie reagieren Sie?

- Sie versuchen, den Patienten mit Engelszungen von Ihrem Plan zu überzeugen. **(420)**
- Herr Hasemann ist erwachsen und darf machen, was er will. Wenn er nicht ins Krankenhaus gehen möchte, dann bitte! Sie wünschen dem Patienten einen schönen Abend und lassen vorher noch die Transportverweigerung unterschreiben. **(26)**
- Sie rufen die Polizei. **(606)**

Ein Grund für eine Ohnmacht könnte beispielsweise eine Bradykardie, also eine pathologisch niedrige Herzfrequenz sein. **449**

Hierbei reicht die Menge der generierten Schläge pro Minute nicht aus, um einen ordentlichen Blutdruck aufzubauen, und darunter leidet als Erstes die Hirnversorgung. Na, und wozu führt das dann? Genau – zur Ohnmacht, an der Frau Müller ja ohne Zweifel leidet.

Haben Sie das gewusst? Natürlich kann Ihnen auch ein anderer Grund für eine akute Ohnmacht eingefallen sein. Hauptsache, er war rhythmogen bedingt. Dann bekommen Sie 1 Kompetenzpunkt dazu.

Jetzt zu den Messergebnissen.

Folgende Werte konnte Arne ermitteln: RR = 120/80 mmHg, Pulsfrequenz = 80/min, SpO_2 98 %.

«EKG sieht so weit gut aus», ergänzt der Kollege.

Reichen Ihnen die Informationen vorerst?

- Ja. **(329)**
- Nein. **(467)**

Sie bereiten Ihr Protokoll vor und warten auf den Notarzt, während Christoph mit der Leitstelle kommuniziert. **450**

«Mir wird wirklich ganz komisch!», bemerkt der Patient.

Sofort drehen Sie sich zu ihm um und bemerken, dass alle Farbe aus seinem Gesicht gewichen ist.

Der Schweiß steht ihm auf der Stirn und seine Atmung ist flach. Der Monitor zeigt nach erneuter Betätigung der Blutdruckmessung einen systolischen Druck von nur noch 50 mmHg an.

Plötzlich wird Herr Leitning ohnmächtig.

«Christoph, komm schnell!», rufen Sie, doch es ist bereits zu spät.

Sie können weder einen Puls noch eine Atmung feststellen und beginnen umgehend mit der Reanimation.

Trotz aller Bemühungen gelingt es weder Ihnen noch dem Notarzt, Herrn Leitning zurückzuholen.

Der junge Mann stirbt vor Ihren Augen.

Völlig aufgelöst fragen Sie Markus, was schiefgelaufen ist, doch auch der ist noch ganz sprachlos.

Wir werden Ihnen an dieser Stelle nicht verraten, woran Herr Leitning verstorben ist. Nur so viel: Seine Krankheit plus eine Verkettung falscher Entscheidungen Ihrerseits haben dem Patienten das Leben gekostet.

Gehen Sie zurück zu **128** und versuchen Sie es erneut.

451 Sie nehmen Ihr nagelneues Stethoskop vom Hals und bitten Frau Fahrig, sich kurz zurückzulehnen. Dann legen Sie die Membranseite ungefähr in Höhe des vierten Interkostalraumes links parasternal auf die Haut und beginnen mit der Auskultation. Leider können Sie kaum etwas hören, weil die Herztöne vom Pfeifen der Lunge übertönt werden. Und bei der Sauerstoffsättigung verzichten Sie lieber darauf, Frau Fahrig zu bitten, mal kurz die Luft anzuhalten.

Zurück zu den Optionen von **132**.

452 «Gute Frage, mein Junge!», antwortet Arne.

«Du kannst beruhigt sein! Ich mach den Job schon eine ganze Weile. Wenn's brennt, dann kriegen wir das schon hin. Du schaust Dir jetzt erst mal alles an und wenn ich Dich um etwas bitte, was Du Dir nicht zutraust oder was Du noch nie gemacht hast, dann sage es einfach! Ansonsten legen wir am Einsatzort fest, wer was macht. Rettung ist immer Teamarbeit.»

Sie sind erst einmal erleichtert. Arne scheint ja schwer in Ordnung zu sein.

Beherzigen Sie unbedingt seinen Rat. Niemand kann von Anfang an alles, und wenn Sie sich bei etwas unsicher sind, dann ist es tausendmal besser, das zu sagen als einfach irgendetwas zu tun! Bedenken Sie: Es geht um Menschenleben!

Zurück zu den Optionen von **230**!

453 «Sie fragen Sachen!», sagt Frau Fahrig. Offenbar tut ihr der Sauerstoff nicht schlecht.

«Ich nehme etwas gegen hohen Blutdruck und dann noch etwas gegen Blutfett. Wie die Dinger genau heißen, weiß ich nicht. Diese Namen kann sich ja keiner merken.»

- Sie geben sich damit zufrieden. **(611)**
- Sie geben sich nicht mit der Antwort zufrieden. **(653)**

454 «Momentan nicht. Die Beschwerden gingen weg, nachdem wir die Frequenz stabilisieren konnten. Ich gehe davon aus, dass die AP des Patienten auf die Tachykardie zurückzuführen ist.»

Weiter bei den Optionen von **723**.

455 Weiter bei **523**.

456 Die Intubation mit Hilfe eines Larynxtubus ist aktuell absolut nicht indiziert. Diese Maßnahme darf für Sie lediglich bei einer Reanimation zum

Einsatz kommen. Außerdem kann sie nach einer frustranen Schutzintubation als alternativer Atemweg angewandt werden.

Allerdings muss der Patient dafür in Narkose liegen und die Einleitung einer solchen ist für Sie durch den ärztlichen Leiter Rettungsdienst nicht freigegeben.

Die Einführung des Larynxtubus ohne eine adäquate Narkose provoziert außerhalb der Reanimation einen massiven Brechreiz, der zur Aspiration führen kann. Sie hatten bereits im Vorfeld durch eine bestimmte Maßnahme die Möglichkeit, das Aspirationsrisiko erheblich zu senken.

Sie verlieren 20 Kompetenzpunkte.

Zurück zu den Optionen von **218**.

«Ins Klinikum Allheim und dort geht das über die zentrale Notaufnahme. **457**
Der Kollege Dr. Badinski weiß Bescheid und wartet auf Euch!»

Zurück zu den Optionen von **723**.

Weiter bei **110**. **458**

«Alter, jetzt ganz ehrlich. Hör auf, mich so'n Scheiß zu fragen.» **459**

Die ganze Fragerei scheint Ihren Patienten langsam wütend zu machen.

«Wir sind in Deinem sch* Krankenwagen und ich habe gerade tierisch eins in die Fr* bekommen! Reicht Dir das als Antwort?»

Sie nicken, finden aber, dass Herr Hasemann bezüglich seines Verletzungsmusters etwas übertreibt.

Zurück zu den Optionen von **18**.

«So, jetzt sollte das NEF aber langsam mal kommen!», sagt Arne. **460**

Sie nicken.

«Ob wir Herrn Wagner vielleicht schon mal ins Auto bringen sollten – Zeit ist schließlich Muskel.»

Arne denkt nach.

«Kann sicher nicht schaden.»

Die Entscheidung wird Ihnen abgenommen, als Sie ein Stöhnen hören, der Patient plötzlich die Augen verdreht und ohnmächtig vom Bett sackt.

Frau Wagner, die die ganze Zeit in der Ecke gestanden und Sie beobachtet hat, entfährt ein spitzer Schrei.

Weiter bei **377**.

«Arne, könntest Du mal bitte Fieber messen!», fordern Sie Ihren Kollegen **461**
auf.

Der holt das Thermometer aus dem Rucksack und kann Ihnen nach wenigen Augenblicken sagen, dass die periphere Körpertemperatur (im Ohr gemessen) bei 36,7 °C liegt.

Zu den Optionen von **537**.

462 «Und, wie geht's sonst so?», fragen Sie den Arzt.

«Du, nett dass Du fragst, aber ich habe momentan echt keine Zeit. Wenn Du nichts mehr über Herrn Krummholz wissen willst, dann mache ich mich wieder auf den Weg. In der Notaufnahme warten schon wieder drei neue Patienten.»

Offenkundig waren die Kollegen heute Morgen auch schon fleißig, müssen Sie mit einem Lächeln auf den Lippen feststellen.

Weiter zu den Optionen von **723**.

463 «Ich glaube, es war Nummer 9», beantworten Sie Arnes Frage.

«Ah ja, genau», bestätigt der.

Weiter bei **95**.

464 Welche Medikamente wollen Sie geben:

- Infusionslösung **(402)**
- Suprarenin 1 mg i. v. **(35)**
- Salbutamol vernebelt **(178)**
- ASS 500 mg **(328)**
- Clemastin 2 mg als Kurzinfusion **(254)**
- Prednisolon 250 mg **(505)**
- Suprarenin bis 0,5 mg fraktioniert i. v. nach Blutdruck. **(686)**

Treffen Sie eine Auswahl und kehren Sie dann zu den Optionen von **386** zurück!

465 Bei der Patientin liegt, zumindest laut Leitstelle, eine Luftnot vor. Deshalb ist die Sauerstoffsättigung (SpO_2) der Wert, auf den Sie hier gesondert achten sollten. Normalerweise liegt er beim Gesunden zwischen 95 und 100 Prozent. Alles darunter sollte Ihnen ein Warnzeichen sein!

Haben Sie's gewusst?

Wenn ja, dann können Sie sich 1 Kompetenzpunkt gutschreiben, wussten Sie die Antwort nicht, dann verlieren Sie leider 5 Punkte, denn die Sauerstoffsättigung gehört zu den wichtigsten Vitalparametern überhaupt.

Zurück zu den Optionen von **173**.

Ein Blick auf die Sauerstoffsättigung zeigt Ihnen, dass die in den letzten Minuten weiter gefallen ist und jetzt bei zirka 82 % liegt. 466
Wollen Sie vor der Sauerstoffgabe nochmal mit dem Stethoskop die Lunge abhören?

- Ja. (577)
- Nein, das ist nicht nötig. (275)

«Arne, kannst Du bitte noch die Atemfrequenz ermitteln!?», weisen Sie Ihren Kollegen an. 467

«Liegt bei 12/min», antwortet er.

Weiter bei den Optionen von 537.

Erneut beschließen Sie, einen Zugang zu legen. Wenn Sie weiter so machen, dann werden Sie in wenigen Tagen richtig fit in dieser Maßnahme. Sie schauen Herrn Geißeneckers Oberarme an und stellen fest, dass die Venen des Mannes kaum besser geeignet sein könnten. Auch ohne Stauung springen sie Ihnen förmlich ins Gesicht. 468

Während Arne die Infusion vorbereitet (**Abb. 17**), desinfizieren Sie die geplante Einstichstelle am unteren Handrücken und punktieren eine der dort ansässigen Venen. Sofort kommt das Blut zurück und Sie können die Infusion anschließen.

«Lassen wir sie langsam tropfen, wir brauchen die Infusion momentan nur, um den Zugang offenzuhalten», sagt Arne.

- Sie widersprechen. (269)
- Sie sind einverstanden. (633)

Während Sie den Wagen säubern und der Leitstelle letzte Informationen über den Patienten durchgeben, haben sich Jürgen und Martin aus dem Staub gemacht. Der Notarzt wollte noch nach einem Patienten sehen, den er letzte Woche hierhergebracht hat. 469

Ein Blick auf die Uhr sagt Ihnen, dass es sich kaum noch lohnt, ins Bett zu gehen.

«Schon halb vier?»

Ungläubig schauen Sie zu Arne.

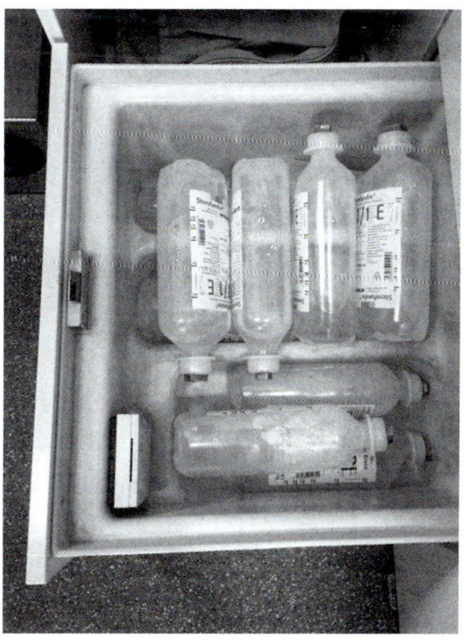

Abbildung 17

«Das hat aber lange gedauert.»

Ihr Kollege lacht.

«Komm, ich fahr zurück. Dann kannst Du Dich ein bisschen ausruhen. Hast Dein Ding ja wirklich ordentlich gemacht!», lobt er Sie und Sie nehmen sein Angebot dankend an.

Die Fahrt zurück auf die Rettungswache dauert sicher 20 bis 30 Minuten, denn Sie müssen leider ohne das Sondersignal auskommen.

Und während der Motor vor sich hinschnurrt, aus dem Radio leise irgendeine monotone Musik tönt und die Heizung den Innenraum Ihres RTW auf gemütliche Temperatur bringt, fallen Ihnen die Augen zu und langsam dösen Sie ein.

Ganz schön anstrengend, so eine Nacht ohne Schlaf.

Sie träumen gerade von gestürzten Asthmatikern und kreislaufinstabilen Schafen (?), als Sie einen dumpfen Schmerz am Arm spüren.

«Hey, Schlafmütze, aufstehen!», fordert Arne Sie auf.

«Hast Du nicht mitgehört? Wir haben einen Einsatz.»

Völlig geplättet schlagen Sie die Augen auf.

Was hat Ihr Kollege gesagt?

Einen Einsatz?

Nicht schon wieder!

Doch bevor Sie sich den Schlafsand aus den Augen reiben können, spüren Sie, wie die Beschleunigung Ihren müden Körper in den Beifahrersitz drückt, während Arne mit erneut eingeschaltetem Sondersignal Ihrem nächsten Rettungseinsatz entgegenbrettert.

Weiter bei **550**.

470 Völlig geplättet und mit Ihren ersten Eindrücken kämpfend sitzen Sie mit Arne im Gemeinschaftsraum. Auch Robert ist mittlerweile wieder da. Jürgen, der Notarzt, liegt bereits im Bett und versucht, eine Mütze voll Schlaf zu ergattern.

«Und? Wie gefällt Dir Dein Job?», fragt Martin.

Sie antworten, dass es Ihnen bisher eine Menge Spaß macht, Sie aber jetzt zugegebenermaßen ziemlich müde und platt sind.

Außerdem haben Sie Hunger!

«Na dann!», sagt Arne.

«Zeige ich Dir mal Dein Nachtlager.»

Sie folgen Ihrem Kollegen in den ersten Stock der Rettungswache, wo er Sie in einen kleinen, gemütlichen Raum führt.

Darin stehen ein Bett, ein Schreibtisch mit PC sowie ein Stuhl. Außerdem stehen ein Wandschrank und ein Waschbecken zur Verfügung.

«Im Schrank findest Du alles, um Dein Bett zu beziehen. Ich bin nebenan. Schichtwechsel ist um sieben!», erklärt Ihnen Arne und ergänzt dann: «Gute Nacht!»

Weiter bei **424**.

Diese Antwort ist falsch. Die Reanimationsleitlinien, an die Sie unbedingt gebunden sind, weil sie alles beinhalten, was wir momentan über Reanimationen wissen, sagen etwas ganz anderes. Informieren Sie sich unbedingt über diese Leitlinien. Sie erscheinen alle 5 Jahre und stehen im Jahr 2015 erneut auf der Agenda. **471**

Sie verlieren 3 Kompetenzpunkte.

Zurück zu den Optionen von **228**.

Zugegeben, ein Linksschenkelblock ist für Ungeübte schwer zu erkennen. **472** Trotzdem – wenn Sie sich nicht sicher sind, dann sollten Sie diese Diagnose nicht einfach in den Raum stellen, denn sie hat ja durchaus ernste Konsequenzen. Beim LSB sieht man in den Ableitungen V4 bis V6 einen typischerweise W-förmigen und deutlich verlängerten QRS-Komplex. In den Extremitätenableitungen sind als Folge plumpe ST-Strecken zu sehen, die leicht mit Senkungen verwechselt werden können.

Trifft diese Beschreibung wirklich auf das in **Abbildung 5** (S. 44) gezeigte EKG zu?

Wohl eher nicht, oder?

Überlegen Sie nochmal genau und denken Sie daran, dass Ihren Diagnosen im besten Fall auch therapeutische Konsequenzen folgen müssen.

Schmettern Sie eine Diagnose also nicht einfach so heraus, sondern geben Sie lieber zu, dass Sie etwas nicht wissen, wenn dem denn so ist.

Sie verlieren 4 Kompetenzpunkte.

Überlegen Sie nochmal genau! Zurück zu den Optionen von **85**.

Was tun Sie nun? **473**

- Nichts weiter, außer auf den Notarzt zu warten. **(251)**
- Den Notarzt abbestellen. Die Situation ist unter Kontrolle. **(92)**
- Die Anamnese erheben. **(689)**
- Eine körperliche Untersuchung durchführen. **(132)**
- Einen Zugang legen. **(688)**

- Die Intubation vorbereiten. **(551)**
- Ein 12-Kanal-EKG schreiben. **(340)**
- Den Blutzucker messen. **(21)**
- Den Transport vorbereiten **(36)**

Wenn Sie alle notwendigen Maßnahmen durchgeführt haben, lesen Sie bei **188** weiter!

474 «Hast Du mal in die Augen geleuchtet?», fragt Arne, als Sie andeuten, dass Sie mit Ihrer Untersuchung bereits durch sind.

Ups, da haben Sie wohl etwas vergessen.

Sie verlieren 4 Kompetenzpunkte.

Sie nehmen die Neuroleuchte und überprüfen die Pupillen Ihres Patienten. Dabei fällt Ihnen auf, dass die Lichtreaktion prompt kommt und die Pupillen mittelweit sind.

Die Kraft in den Extremitäten ist seitengleich vorhanden und den Patienten plagen weder Gefühlsausfälle noch Kribbeldysästhesien.

Spricht das für Sie für einen normalen neurologischen Befund?

- Ja. **(11)**
- Nein. **(25)**

475 Um den Puls zu fühlen, nutzen Sie den Zeigefinger, denn wenn Sie den Daumen verwenden würden, könnte es leichter sein, dass Sie irrtümlich ihren eigenen Herzschlag als den des Patienten fehlinterpretieren.

Nach kurzer Suche haben Sie einen kräftigen Puls gefunden. Die Frequenz liegt bei ungefähr 50/min. So genau können Sie das aber nicht sagen, weil der Herzschlag nicht ganz regelmäßig zu sein scheint.

Wie hoch wird der Blutdruck mindestens sein, wenn Sie einen Puls am Handgelenk ertasten?

Notieren Sie die Antwort und lesen Sie bei **348** weiter.

476 Ziehen Sie sich 5 Kompetenzpunkte ab und lassen Sie sein, was immer Sie vorhatten zu tun.

Die Indikation zur Verlegung wird vom abgebenden Arzt gestellt.

Und der hat mit dem Patienten ausführlich über deren Notwendigkeit gesprochen, davon können Sie ausgehen.

Außerdem war die Frage etwas suggestiv gestellt. Die meisten Menschen wollen nicht verlegt werden, aber manchmal muss das einfach sein, um eine optimale Therapie zu gewährleisten.

Die Aufklärung über Sinn und Unsinn einer ärztlichen Therapie obliegt nicht Ihnen. Stellen Sie die Frage nach dem Willen zur Verlegung also am besten gar nicht, es sei denn, Sie haben begründete Zweifel, dass hier etwas gegen den Willen Ihres Patienten geschieht.

Und bei Herrn Krummholz sollten Sie diese Zweifel nicht haben!

Weiter zu den Optionen von **629**.

Zum Glück haben Sie Zeit! **477**

Entspannt kleben Sie ein 12-Kanal-EKG und leiten dieses dann ab.

Leider waren Sie im EKG-Kurs nicht besonders fit und so können Sie nicht genau sagen, was Sie auf dem Ausdruck sehen.

Nach einem Herzinfarkt sieht es aber nicht aus. Die QRS-Komplexe erscheinen unregelmäßig und eine P-Welle lässt sich auch nirgends abgrenzen.

Das EKG-Gerät gibt als durchschnittliche Frequenz 50/min an.

Sie verlieren 4 Kompetenzpunkte für die sinnlos verschwendete Zeit. Ein normales EKG hätte völlig gereicht, denn das enthält alle Informationen, die Sie im Moment brauchen: Frequenz, Rhythmus, regelmäßiger oder unregelmäßiger Herzschlag. Alles andere sollten Sie dem Notarzt überlassen.

Zurück zu den Optionen von **281**.

Leider wird in der täglichen Praxis oft sofort der Larynxtubus eingeführt, **478**
ohne dass die Atemwege zuvor untersucht worden sind.

Das ist formal nicht korrekt. Sind die Atemwege nämlich durch Fremdkörper verlegt, so kann das Einlegen einer Beatmungshilfe ohne die vorherige Inspektion des Mund- und Rachenraumes und das eventuelle Säubern desselben dazu führen, dass der Fremdkörper am Ende nicht mehr zu bergen ist.

Außerdem besteht die Gefahr, dass eventuell vorhandenes Aspirat in die Lunge gedrückt wird.

Sie verlieren 5 Kompetenzpunkte.

Lassen Sie Arne bei **497** zuerst eine Atemwegskontrolle durchführen, bevor Sie sich weitere Gedanken zur Beatmung machen.

Was soll Herr Krummholz machen? **479**

- Der Patient muss sich hinstellen. **(353)**
- Der Patient muss sich aufsetzen. **(341)**
- Der Patient muss sich die Nase zuhalten und Druck gegen die Trommelfelle aufbauen. **(291)**

- Der Patient muss dringend an die frische Luft. Obwohl Sie auf dem Standstreifen der Autobahn stehen, weisen Sie ihn an, den RTW zu verlassen. **(500)**
- Sie tun etwas am Patienten. **(69)**

Gehen Sie zu den Optionen von **531**, wenn Sie alles Nötige getan haben!

480 Weiter bei **159**.

481 Prinzipiell handelt es sich bei einem Schock um eine akute Unterversorgung der Organe mit lebenswichtigem Sauerstoff aufgrund einer Perfusionsstörung.

Grundsätzlich unterscheidet man vier verschiedene Schockformen. Das sind zum einen der distributive, der hypovolämische, der kardiogene sowie der obstruktive Schock. Wie Sie sehen, werden diese Unterscheidungen nach der Pathophysiologie differenziert, also dem Mechanismus, der dem Schockgeschehen zu Grunde liegt.

Während beim distributiven Schock die Blutgefäße in der Peripherie, meist durch den übermäßigen Ausstoß von Histamin während einer Allergie, weitgestellt werden, fehlt beim hypovolämischen Schock Blutvolumen, also im Prinzip Wasser, um den Blutdruck aufrechtzuerhalten.

Beim obstruktiven Schock kommt es zur Verlegung oder Kompression großer Blutgefäße oder des Herzens. Meist liegt dem eine Lungenembolie, eine Perikardtamponade oder ein Spannungspneumothorax zu Grunde.

Beim kardiogenen Schock, der bei Herrn Wagner vorliegt, ist das Herz nicht mehr in der Lage, die adäquate Perfusion aller Endorgane aufrechtzuerhalten, weil es seine Pumpkraft verloren hat.

Wussten Sie das?

Für jede Schockart, die Sie kannten, bekommen Sie 2 Kompetenzpunkte, für jede, die Sie vergessen haben, verlieren Sie 3.

Sie bekommen nochmal zusätzliche 4 Punkte, wenn Sie wussten, an welcher Art des Schocks Herr Wagner leidet. Wenn Sie das nicht wussten, verlieren Sie 2 Punkte.

Weiter bei **707**.

482 Wie gehen Sie die Reanimation jetzt an?

- Sie beginnen sofort mit der Herzmassage. Das Wichtigste ist, die Perfusion in Gang zu bringen. Arne kann sich simultan um die Atmung kümmern. **(228)**

- Sie beginnen sofort mit der Beatmung. Das Wichtigste ist, die Hypoxie zu beheben. Die Herzmassage ist zwar auch wichtig, kann aber im Verlauf von Arne übernommen werden. **(279)**
- Sie blicken auf den Monitor und warten auf die Rhythmusanalyse des Gerätes. Vielleicht müssen Sie ja gar keine Herzmassage machen. **(730)**
- Sie führen einen präkordialen Faustschlag aus. **(509)**
- Sie beginnen die Reanimation mit einer ganz anderen Tätigkeit. **(517)**

Sie haben den ganzen Tag und die darauf folgende Nacht frei und müssen erst am nächsten Morgen wieder zum Dienst antreten. **483**

Ihr erster Tagdienst nähert sich und Sie sind gespannt, ob der sich sehr von den Nachtdiensten unterscheidet.

Bevor Sie sich dem Team vom Tag vorstellen können, bittet Sie Otto, der Rettungsdienstleiter, in sein Büro, um sich für die spontane Dienstbereitschaft Ihrerseits zu bedanken und Sie nach Ihren ersten Eindrücken zu fragen.

Sie bestätigen, dass es Ihnen großen Spaß gemacht hat und Sie sich auf den neuen Tag freuen.

Wie um Ihren Worten Ausdruck zu verleihen, meldet sich in diesem Moment der Melder an Ihrem Gürtel und fordert Sie auf, das Gespräch mit Otto fürs Erste zu vertagen.

«Einsatz für den 1/83. Krankentransport vom Klinikum Schmalzfeld nach Allheim. Anfahrt ohne Sondersignal.»

Sie verabschieden sich von Otto und machen sich auf den Weg in die Fahrzeughalle, wo hinter dem Steuer des 1/83 bereits ein Ihnen unbekannter Rettungsassistent sitzt.

«Hi, ich bin Christoph!», begrüßt er Sie, als Sie auf den Beifahrersitz des Rettungswagens steigen.

Sie nennen Ihren Namen.

«Gut, ich hab von Arne gehört, dass Du Dich ja schon ganz gut auskennst. Dann kannst Du heute die Fälle übernehmen und ich sehe aus dem Hintergrund zu.»

Sie freuen sich, dass Ihnen bereits so viel Verantwortung übertragen wird. Offenbar hat Arne gut von Ihnen geredet.

Die Fahrt ins Klinikum dauert nicht lange. Als Sie in der Notaufnahme ankommen, werden Sie an die internistische Normalstation verwiesen. Dort wartet der Patient bereits auf Sie.

Weiter bei **407**.

484 Unter welcher Erkrankung leidet Ihre Patientin?

- Herz-Kreislauf-Stillstand **(655)**
- Hyperkaliämie **(247)**
- Ohnmacht unklarer Ursache **(366)**
- V. a. Hirnblutung/Apoplex **(526)**
- Überdosierung der Dauermedikation (durch dementen Ehemann verabreicht) **(557)**
- Hypoglykämie **(665)**
- Hyperglykämie **(331)**
- Etwas ganz anderes. **(733)**

485 Und so vergehen mehrere Minuten, in denen Sie nichts tun können außer warten. Plötzlich klopft es an die Glasscheibe des RTW. Es ist Arne.

«Und?», möchte der Rettungsassistent wissen.

«Wie sieht's aus?»

Während Sie ihm gerade erklären, dass Sie auf eine Antwort von der Leitstelle warten, hören Sie plötzlich ein Rauschen und dann eine Stimme: «1/83 von Leitstelle, bitte kommen!»

Der Disponent erklärt Ihnen, dass er Herrn Geißenecker nicht erreichen konnte. Der Mann habe kurz vor Ihrer Alarmierung angerufen und darüber geklagt, dass er gestürzt sei. Besonders schmerzgeplagt hätte er aber nicht geklungen. Weitere Informationen liegen nicht vor.

Jetzt sind Sie gefragt!

«Und?», fragt Arne.

«Was tun wir jetzt?»

- «Der wird schon wissen, wieso er nicht mehr rangeht. Hat es wahrscheinlich wieder auf die Beine geschafft und schämt sich jetzt, dass er den Notruf abgesetzt hat. Fahren wir!» **(335)**
- «Keine Ahnung!» **(191)**
- «Wir klingeln so lange bei anderen Bewohnern, bis die Tür auf ist. Dann gehen wir zur Wohnung von Herrn Geißenecker und klopfen dort an.» **(712)**
- Sie fordern die Feuerwehr und die Polizei zur Unterstützung an. **(200)**
- Sie fordern nur die Feuerwehr zur Unterstützung an. **(519)**

486 Im Prinzip haben Sie recht. Dennoch wollten wir auf etwas anderes hinaus.

Sie wissen nämlich noch gar nicht, ob es sich bei Frau Fahrig tatsächlich um eine Patientin mit akuter Luftnot handelt. Klar, ihre Gesichtsfarbe lässt darauf schließen, denn wahrscheinlich überlebt man dieses Pflaumenblau nicht lange. Trotzdem – theoretisch könnte hier auch eine chronische Luftnot vorliegen oder zumindest eine Exazerbation derselben.

Weiter bei **473**.

«Ich heiße Rainer Hasemann», antwortet der junge Mann nun deutlich ruhiger. Ihnen fällt allerdings auf, dass er ein wenig lallt, was zu dieser Tageszeit ja auch nicht sonderlich verwunderlich ist. **487**

Sie erfahren außerdem, dass der Patient nicht weit von hier eine Wohnung hat und 21 Jahre alt ist. Wo er versichert ist, weiß Herr Hasemann leider momentan nicht.

Weiter bei den Optionen von **579**.

Sie wollen mit dem Patienten vor Ort bleiben und auf das NEF warten. **488**

«Gut!», sagt Arne.

«Deine Entscheidung. Was machen wir also weiter?»

- «Wir legen einen Zugang.» **(198)**
- «Wir schreiben ein 12-Kanal-EKG.» **(68)**
- «Wir bereiten Medikamente vor.» **(355)**
- «Wir geben Medikamente.» **(546)**
- «Wir geben Sauerstoff.» **(466)**
- «Wir bereiten die Intubation vor.» **(302)**
- «Wir bereiten den Transport vor.» **(227)**
- «Wir geben der Leitstelle Rückmeldung.» **(435)**
- «Wir erheben eine Anamnese.» **(149)**
- «Wir führen eine körperliche Untersuchung durch.» **(769)**

Treffen Sie Ihre Auswahl und lesen Sie bei **215** weiter!

Sie kramen noch ein bisschen in den Schubladen des RTW rum, da fällt Ihnen ein Gerät auf, das Sie schon einmal gesehen haben. **489**

Schauen Sie sich **Abbildung 18** einmal genauer an! Um welchen Gegenstand handelt es sich und was macht man damit?

Weiter bei **394**.

Den Zustand, bei dem ein Mensch weder atmet, noch bei Bewusstsein ist, nennt man Tod. Sind diese beiden Kriterien erfüllt, dann müssen Sie umgehend mit der Reanimation anfangen. Und dann ist die Lage, in der Ihr Patient gebracht werden muss, klar, oder? **490**

Sie verlieren 3 Kompetenzpunkte dafür, dass Sie noch nicht nach den Vitalparametern geschaut haben. Sollten Sie gewusst haben, dass Sie bei

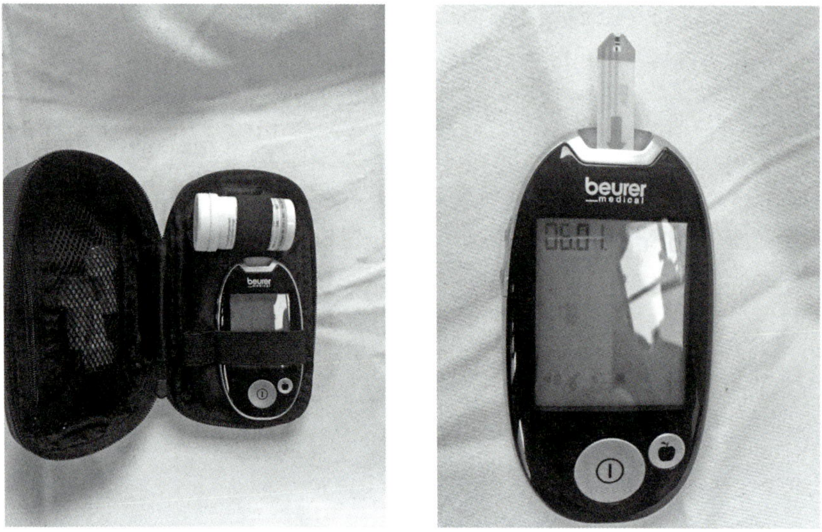

Abbildung 18

einem Patienten ohne Bewusstsein und Atmung sofort reanimieren müssen, dann bekommen Sie 2 davon wieder zurück. Wenn nicht, verlieren Sie nochmal 5 zusätzliche Kompetenzpunkte, damit Sie das nie wieder vergessen!

Checken Sie jetzt die Vitalparameter und denken Sie dann nochmal über die Lagerung von Herrn Geißenecker nach!

Zurück zu den Optionen von **281**.

491 Weiter bei **658**.

492 Sie hängen, wie eigentlich immer, nachdem Sie einen Zugang etabliert haben, eine Infusionslösung an.

Doch ob diese nur genutzt wird, um den peripheren Venenkatheter offenzuhalten oder als Medikament, hängt von der Laufrate der Flüssigkeit ab.

Wie schnell wollen Sie die Infusion einlaufen lassen?

- So schnell wie möglich. **(724)**
- In moderater Geschwindigkeit. **(64)**

493 Kurz überlegt Dr. Schneider, was er nun tun soll, doch dann wird ihm die Entscheidung von Herrn Krummholz abgenommen, der plötzlich die Augen verdreht und kaum noch ansprechbar ist.

Der neu gemessene Blutdruck liegt nur noch bei 50/30 mmHg und ein Puls ist peripher nicht mehr zu fühlen.

«So, jetzt schnell!», weist Dr. Schneider Sie an.

«Gebt ihm 20 mg Ketamin und 3 mg Midazolam und stellt den Monitor auf kardiovertieren!»

Während Christoph die Medikamente verabreicht, stellen Sie den Monitor ein.

«Wie viel Joule?», fragen Sie und Dr. Schneider antwortet Ihnen, dass er es mit 70 Joule versuchen möchte.

Worauf müssen Sie bei der Einstellung des Monitors noch achten, wenn Sie kardiovertieren?

Weiter bei **613**.

Kennen Sie den sogenannten Erb-Punkt? Jenen Ort am Herzen, wo Sie **494**
einen guten Eindruck über den Herzschlag des Patienten bekommen, jedoch ohne die verschiedenen Klappen explizit abhören zu können, was für die schnelle Diagnostik im Rettungsdienst aber auch nicht vonnöten ist.

Wo befindet sich der Erb-Punkt und was hören Sie eigentlich bei der Auskultation des Herzens?

Notieren Sie die Antwort und lesen Sie bei **98** weiter.

«Wo war nochmal das chirurgische Set?», wollen Sie von Arne wissen. **495**

Der schaut Sie mit großen Augen an.

«Was möchtest Du denn damit?»

Darauf fällt Ihnen so schnell keine Antwort ein. Denn ganz abgesehen davon, dass sich das gewünschte Material nur im NEF befindet, weil Sie als RA es überhaupt nicht benutzen dürfen, ist es wohl bei einem Patienten, der wegen akuter Luftnot den Rettungsdienst alarmiert, höchst unwahrscheinlich (nicht ausgeschlossen), dass hier irgendetwas Chirurgisches getan werden muss.

Sie verlieren 2 Kompetenzpunkte und denken nochmal genau darüber nach, was Sie noch brauchen. Zurück zu den Optionen von **173**.

«Geht's noch?», frotzelt Arne Sie an. Er ist von der Idee offenbar nicht so **496**
richtig überzeugt.

«Mach Du doch!»

- O. K., so schlimm ist die Fingernagelentzündung nicht gewesen. Sie entscheiden sich, den Streit zu beenden. Wozu gehen Sie schließlich ins Fitnessstudio? **(718)**

- Sie denken nochmal darüber nach, ob es nicht eine bessere Variante gibt. **(48)**

497 Wie genau macht er das?

Von den genannten Optionen sind nur fünf korrekt. Identifizieren Sie diese und bringen Sie sie in die richtige Reihenfolge! Dann lesen Sie bei **6** weiter.

- Den Patienten in die stabile Seitenlage legen.
- Aspirat mit Zeigefinger entfernen, falls vorhanden.
- Guedel-Tubus einführen.
- Larynxtubus einführen.
- Aspirat mit Hilfe einer Absaugpumpe entfernen.
- Atemwege mit Hilfe des Esmarch-Handgriffs freihalten.
- Atemwege mit Hilfe des BURP-Manövers freihalten.
- Inspektion der Atemwege.
- Sofortiges Einführen einer Larynxmaske.
- Zunge durch leichten Zug an der Spitze am Verlegen der Atemwege hindern.

498 Und was wollen Sie mit Hilfe des Monitors messen?

Ein Blick auf den Überwachungsmonitor wird sicher bald nötig sein, hilft Ihnen aber aktuell leider nicht weiter.

Sie verlieren 4 Kompetenzpunkte.

Wählen Sie aus den Optionen von **377** eine andere aus.

499 Sie fahren zur Wache zurück und spüren, wie Ihnen die letzte Nacht noch in den Knochen steckt. Und dann ist heute auch noch Freitag.

Nachdem Sie den RTW aufgefüllt haben, verabschieden Sie sich von Arne und torkeln auf Ihr Zimmer, um sich aufs Bett zu schmeißen.

Während Sie noch überlegen, wie viele Besoffene Sie heute noch versorgen müssen und ob es sich überhaupt lohnt, jetzt die Augen zu schließen, nur um in 5 Minuten wieder vom Quäken des Melders hochgeschreckt zu werden, fallen Ihnen die Augen zu und die Müdigkeit überwältigt Sie.

Und selbstredend dauert es gefühlte 2 Minuten, bis Sie wieder aus dem Bett geklingelt werden.

Sie springen auf und wollen gerade zum Auto laufen, als Ihnen auffällt, dass dem Alarmton keine Ansage folgt. Irritiert schauen Sie sich im Raum um und merken, dass es bereits hell ist und das abrupte Ende Ihres

Schlafes nicht durch den Melder, sondern durch Ihren Wecker hervorgerufen wurde.

Sie haben die gesamte restliche Nacht geschlafen.

Erschöpft, aber dankbar gehen Sie in den Aufenthaltsraum, wo die Tagescrew bereits Spalier steht, um Ihnen den Melder abzunehmen.

«Gute Arbeit!», lobt Sie Arne vor allen und klopft Ihnen auf die Schulter.

Sie bedanken sich und trinken einen leckeren, heißen Kaffee, bevor Sie müde, aber glücklich in Richtung Feierabend aufbrechen.

Weiter bei **483**.

Herr Krummholz kann sich nicht einmal richtig aufsetzen. Wie soll er **500**
denn dann nach draußen gehen?

Es liegt schließlich eine Tachykardie vor, von der Sie noch nicht wissen, ob Sie nicht bereits dabei ist, in eine instabile Herzrhythmusstörung zu konvertieren. Den Patienten einen Spaziergang machen zu lassen, bei dem er von einem erhöhten Herzzeitvolumen abhängig ist, um nicht umzukippen, ist in dieser Situation sicher ziemlich kontraproduktiv.

Außerdem verbietet es sich von selbst, einen Patienten mitten auf der Autobahn zum Spazieren nach draußen zu schicken.

Sie verlieren 10 Kompetenzpunkte.

Zurück zu den Optionen von **479**.

Sie lagern Herrn Leitning in Linksseitenlage, was sich auf der Trage des **501**
RTW als etwas schwierig erweist.

Trotzdem – Sie sind der Meinung, was sein muss, muss eben sein, und lassen sich auch von den kritischen Blicken Ihres Kollegen nicht abschrecken.

«So was macht man normalerweise nur bei Schwangeren», sagt Christoph, aber Sie bleiben standhaft.

Eine Blutdruckkontrolle nach einigen Augenblicken zeigt allerdings, dass Ihre Aktion gar nichts gebracht hat. Im Gegenteil: Sie haben Zeit verloren und der Blutdruck ist weiter gefallen. Aktuell ist er nur noch bei 70/40 mmHg.

Sie verlieren 4 Kompetenzpunkte.

Zurück zu den Optionen von **386**.

«Geh Du zum Auto und frag, ob die Leitstelle den Patienten mal anrufen **502**
kann!», fordert Arne Sie auf.

«Ich warte so lange, ob sich hier was tut!»

Gesagt, getan.

Sie gehen zum RTW zurück und funken den Kollegen der Nachtschicht an, der Ihnen auch prompt mitteilt, dass Herr Geißenecker eine Telefonnummer hinterlassen hat, auf der der Disponent jetzt anruft.

Weiter bei **485**.

503 Medikamente gegen Übelkeit werden nicht standardmäßig verteilt. Außerdem gehört dieses Mittel, in der Regel wird Dimenhydrinat eingesetzt, nicht zu den durch die EVMs freigegebenen Medikamenten.

Sie verlieren 5 Kompetenzpunkte, befestigen die Gerätschaften an den dafür vorgesehenen Halterungen, kontrollieren dann die Gurte des Patienten, bevor Sie sich selbst setzen und vorschriftsmäßig angurten.

«Kann losgehen!», rufen Sie Christoph zu, der auf dem Fahrersitz des RTW auf Ihr O. K. wartet.

Weiter bei **41**.

504 Arne nimmt sein Stethoskop, das er, wie jeder gute Rettungsassistent, gut sichtbar um den Hals hängen hat, damit man ihn auch gleich als einen solchen identifizieren kann, und hört die Lunge von Frau Müller ab, indem er die Membran auf die vordere Seite des Thoraxes auflegt.

«Ich bin jetzt kein Auskultationsprofi», gibt der Rettungsassistent zu. «Aber für mich hört sich das ziemlich normal an.»

Zurück zu den Optionen von **537**.

505 Sie bitten Christoph, Ihnen das Medikament vorzubereiten, denn es liegt als Trockensubstanz vor und muss erst aufgelöst werden.

Nach einer halben Minute hält Christoph Ihnen eine fertige Spritze vor die Nase. Sie kontrollieren sie auf Spuren von nicht aufgelösten Pulverrückständen und verabreichen das gesamte Medikament im Schuss.

Nach welcher Zeit können Sie mit einer Wirkung rechnen?

Notieren Sie die Antwort und lesen Sie bei **207** weiter!

506 Zwar stimmt es, dass weniger manchmal mehr ist – in unserem Fall gibt es allerdings eine Menge zu tun. Was wird der Notarzt sagen, wenn Sie beide einfach nur dasitzen, Protokolle schreiben und erst dann mit der weiteren Versorgung des Patienten beginnen, wenn der Arzt vor Ort ist?

Denken Sie über mögliche weitere Schritte nach und kehren Sie dafür zurück zu **16**! Ziehen Sie sich vorher 3 Kompetenzpunkte ab!

Der Feuerwehrhauptmann ruft seine Jungs zusammen, die das Equipment wieder ins Auto räumen und sich auf den Weg zurück in ihr Bett machen. Dieses Glück wird Ihnen nicht zuteil! Bei Ihnen heißt es jetzt: ranklotzen. **507**

Weiter bei **705**.

Was soll Ihr Mitstreiter machen? **508**

Notieren Sie Ihren Auftrag an Arne und lesen Sie bei **681** weiter!

«Wir sind doch Profis!», spottet Arne, als Sie ausholen, und kann Sie gerade noch davon abhalten, Herrn Wagner die geballte Faust mit voller Wucht auf das Brustbein zu wummern. **509**

Der präkordiale Faustschlag ist veraltet. Er ist in der Laienreanimation noch als Möglichkeit beschrieben, von der man sich erhofft, einen defibrillierbaren Herzrhythmus in einen Sinusrhythmus zu verwandeln – als eine Art mechanische Defibrillation sozusagen.

In der professionellen Reanimation ist diese Methode absolut unangebracht.

Sie verlieren 4 Kompetenzpunkte.

Zurück zu den Optionen von **482**.

Sie haben Ihre Hausaufgaben gemacht, so viel muss man Ihnen lassen. Anamnese und Medikation sind sehr wichtig. Fragen, ob der Patient beispielsweise eine Blutverdünnung einnimmt oder an einer Medikamentenallergie leidet, sind von großer Bedeutung für die aktuelle Therapie. Allerdings dürfen diese Dinge den Transport in die nächste Klinik nicht verzögern. In Herrn Geißeneckers Hirn ist womöglich ein Gefäß geplatzt und es ist gut möglich, dass Blut nun langsam austritt und das Gehirngewebe durch den Druck nachhaltig zerstört. Dem muss so schnell wie möglich Einhalt geboten werden. Deshalb verlieren Sie trotz der Gründlichkeit 10 Kompetenzpunkte. Oft sind Patienten in der Klinik bekannt und man kennt deren Dauermedikation und Vorerkrankungen. Ist dem nicht so, dann ist es immer noch möglich, sich am nächsten Tag beim Hausarzt danach zu erkundigen. **510**

Weiter bei **261**.

Sie fahren müde zurück zur Wache. Alle Knochen tun Ihnen weh, und Sie fragen sich, wie Sie diesen Job die nächsten 50 Jahre durchhalten sollen. **511**

«Ist nicht immer so viel los!», sagt Arne, als hätte er Ihre Gedanken gelesen.

Allerdings fühlen Sie sich nicht nur müde und ausgelaugt, sondern auf eine gewisse Art auch sehr befriedigt!

Sie haben Ihren Patienten heute wirklich helfen können!

Weiter bei **9**.

512 Es dauert überhaupt nicht lange, da hören Sie schon das Martinshorn des NEF durch die nächtliche Stille herannahen.

Während Sie sich noch Ihren Text für die Übergabe des Patienten aufsetzen, geht die Tür auf und ein sichtlich übermüdeter Jürgen betritt den RTW.

«Also dann – erzähl mal.»

Sie fassen die Geschehnisse der Nacht zusammen und sehen, wie Jürgen nach und nach die Gesichtszüge entgleiten.

«Und wo soll das jetzt eine Notarztindikation sein?»

Sie stottern etwas von vitaler Bedrohung, merken aber, dass Sie sich mit jedem Satz weiter reinreiten.

«Wo bist Du denn zur Schule gegangen?», will Jürgen von Ihnen wissen.

Das Gesicht des Notarztes ist ungefähr so rot wie seine Hosen und er schäumt offensichtlich vor Wut.

«Was fällt Dir ein, uns um diese Uhrzeit wegen nichts und wieder nichts aus dem Bett zu klingeln?»

Da haben Sie wohl tief ins Klo gegriffen!

Eine Schnittwunde am Arm ist sicherlich keine Notarztindikation. Sie sollen den Patienten zwar einem Arzt vorstellen, aber der sollte nur bei vitaler Bedrohung ein Notarzt sein. Alles andere kann warten, bis Sie im Krankenhaus sind.

Sie verlieren 8 Kompetenzpunkte und machen sich kleinlaut vom Acker. Arne übernimmt den Fall ab jetzt. Versuchen Sie es bei **511** erneut!

513 «Na, wenn Sie meinen!»

Der Disponent scheint etwas irritiert zu sein, aber schließlich ist der nicht vor Ort. Die Entscheidungen treffen Sie. Und schließlich können Sie nicht genau einschätzen, ob die Wunde genäht werden muss, und wollen deshalb den Notarzt draufschauen lassen.

Als der allerdings eintrifft, ist er weniger begeistert von Ihrer Notarztindikation.

«Wo bist Du denn zur Schule gegangen?», will Jürgen von Ihnen wissen.

Das Gesicht des Notarztes ist ungefähr so rot wie seine Hosen und er schäumt offensichtlich vor Wut.

«Was fällt Dir ein, uns um diese Uhrzeit wegen nichts und wieder nichts aus dem Bett zu klingeln?»

Da haben Sie wohl tief ins Klo gegriffen!

Eine Schnittwunde am Arm ist sicherlich keine Notarztindikation. Sie sollen den Patienten zwar einem Arzt vorstellen, aber der sollte nur bei vitaler Bedrohung ein Notarzt sein. Alles andere kann warten, bis Sie im Krankenhaus sind.

Sie verlieren 8 Kompetenzpunkte und machen sich kleinlaut vom Acker. Arne übernimmt den Fall ab jetzt. Versuchen Sie es bei **511** erneut!

Dann bleibt jetzt für den Hausmeister nicht besonders viel zu tun. **514**

Falls Sie eine Idee haben, die hier nicht aufgeführt ist, und diese für sinnvoll halten, dann verlieren Sie jetzt keine Punkte.

Haben Sie diese Option aber nur gewählt, weil Sie dachten, wir wollen auf etwas Bestimmtes hinaus, ohne zu wissen auf was, verlieren Sie jetzt leider 3 Kompetenzpunkte!

Zurück zu den Optionen von **281**.

«Schnell, Arne, gib mir mal bitte die Glukosezäpfchen!» **515**

«Die was?», antwortet Ihr Kumpane etwas irritiert.

Denn natürlich gibt es keine Glukosezäpfchen im präklinischen Rettungsdienst. Diese Art der Zuckerapplikation ist frei erfunden und Sie sollten wissen, welche Medikamente Ihnen zur Verfügung stehen. Sie verlieren 5 Kompetenzpunkte.

Zurück zu den Optionen von **665**!

Offenbar hat Arne gerade keine große Lust, mit Ihnen über den Dienst zu **516**
plaudern. Aber können Sie darauf bestehen, relevante Infos von ihm zu bekommen? Sollten Sie! Fragen Sie Ihn doch noch einmal ganz diplomatisch nach den Dingen, die Sie so interessieren! Weiter bei **378**.

Im Moment gibt es keine andere Tätigkeit, die sinnvoll wäre. Der Patient **517**
liegt ja mittlerweile schon neben dem Bett und ist damit einer harten Unterlage zugeführt. Generell sollten Sie aber genau darauf achten, denn eine Reanimation auf dem Bett oder auf einer anderen weichen Unterlage macht überhaupt keinen Sinn.

Wenn eine solche Umlagerung nicht möglich ist, dann bleibt immer noch das Reanimationsbrett, das man dem Patienten unter den Rücken schieben kann, um eine optimale Herzmassage durchführen zu können. Stichwort hier: Spineboard®.

Zurück zu den Optionen von **482**.

518 Erneut können Sie Ihr nigelnagelneues Stethoskop zum Einsatz bringen! Die Investition scheint sich gelohnt zu haben.

Gewissenhaft hören Sie beide Lungenflügel auf jeweils drei Punkten ab und kommen zu dem Schluss, dass Herrn Geißeneckers Lunge gut belüftet ist. Die Atemfrequenz schätzen Sie auf ungefähr 20/min. Um die Effektivität der Atmung zu beurteilen, schließen Sie den Mann an den Monitor an. Der zeigt eine periphere Sauerstoffsättigung von 91 %.

Zurück zu den Optionen von **281**.

519 Sind Sie sich sicher? Wollen Sie wirklich die hart arbeitenden Kollegen der freiwilligen Feuerwehr nachts aus den Betten holen? Wissen Sie, was so ein Einsatz kostet?

- Ja, ich bin mir sicher. **(315)**
- Nein, lieber doch nicht. **(584)**

520 Haben Sie aufgeschrieben, dass es sich um das Leitsymptom «Ohnmacht» oder «unklare Bewusstlosigkeit» handelt? Dann dürfen Sie sich 2 Kompetenzpunkte gutschreiben. Ziehen Sie sich 3 ab, wenn Sie das nicht gewusst haben.

Da eine Hypoglykämie eine sehr wichtige und noch dazu sofort behandelbare Ursache der Vigilanzstörung ist, muss die BZ-Bestimmung in einer solchen Situation zu Ihren ersten Maßnahmen gehören.

Zurück zu den Optionen von **662**.

521 Das geht klar!

Solange beide Parteien keine Anzeige erstatten wollen und keine wirklich ernsthaften Verletzungen vorliegen – wovon Sie im Moment ja nicht unbedingt ausgehen –, müssen Sie die Polizei nicht einschalten, wenn die Prügelei sowieso schon vorbei ist. Sind Sie sich aber unsicher, dann ist es allemal besser, die Herren in Grün (oder Blau) zu alarmieren. Im Notfall können die ja auch wieder abrücken.

Weiter bei **627**.

522 Nachdem Sie das Blutzuckermessgerät aus Ihrem Rucksack geholt und den Messstreifen in den dafür vorgesehenen Schlitz gesteckt haben, besorgen

Sie sich ein bisschen Blut und messen damit den BZ Ihres Patienten.

Der Wert liegt bei 234 mg/dl.

Zurück zu den Optionen von **281**.

Sie geben die Meldung durch und die Leitstelle bestätigt Ihnen die Alar- **523**
mierung des NEF.

Weiter bei **512**.

Offenkundig haben Sie alles verstanden. Na, Sie haben entweder eine **524**
exzellente Rettungsdienstschule besucht oder ziemlich viel Vertrauen in Ihr Wissen.

Aber gut!

Nun ist Jürgen weg und die Möglichkeiten, etwas zu erfragen, sind ebenso vom Winde verweht.

Hoffentlich geht das gut!

Weiter bei **629**.

Die Softpaddels sind integraler Bestandteil des AED, der in den meisten **525**
Monitoren miteingebaut ist. Die Paddels lesen den Herzrhythmus aus, analysieren ihn und geben Ihnen eine Handlungsempfehlung zwecks einer Schockabgabe. Sie müssen den Monitor dafür lediglich in den AED-Modus stellen. Wie das geht, sollten Sie sich unbedingt vor Ihrer ersten Schicht im Rahmen der Geräteeinweisung sagen lassen, denn im Notfall ist dafür sicher keine Zeit. Über die Paddels kann dann auch gleich der lebenswichtige Schock abgegeben werden, so er denn notwendig ist. Ihnen ist sicher klar, dass die frühzeitige Defibrillation nach dem Einleiten der Basismaßnahmen einer der wichtigsten Grundpfeiler in der Wiederbelebung ist.

Sie ist so eminent wichtig, dass in öffentlichen Einrichtungen immer mehr AEDs verfügbar sind, die sich so leicht bedienen lassen, dass sie in der Laienreanimation Verwendung finden.

Arne klebt die Paddels auf, da Sie ja immer noch die Herzmassage durchführen.

Der Monitor gibt Ihnen nun Anweisungen: «Rhythmusanalyse, Patienten nicht berühren!»

So unangenehm das ist – jetzt müssen Sie mit der Herzdruckmassage kurz aufhören. Das Ganze dauert allerdings nur wenige Sekunden. Dann fordert Sie der AED auf, weiter zu reanimieren.

«Schock empfohlen!» ist das Nächste, was das Gerät zu Ihnen sagt. Auf dem Monitor sehen Sie das in **Abbildung 19** abgedruckte Bild.

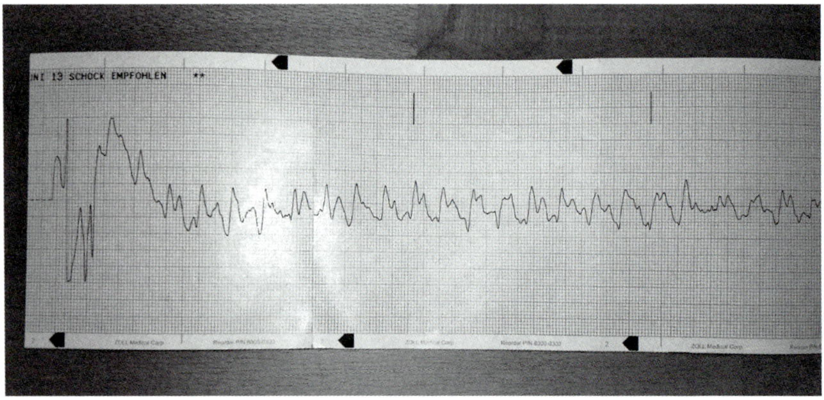

Abbildung 19

Um was handelt es sich?

Notieren Sie die Antwort und lesen Sie bei **260** weiter!

526 «Arne, ich glaube, Frau Müller hat eine Hirnblutung oder einen Apoplex. So genau kann man das ja präklinisch nie sagen!», informieren Sie Arne.

Aber was nun?

Müssten Sie jetzt nicht therapeutisch einschreiten?

- Ja, na klar! Sie intubieren Frau Müller. **(156)**
- Nein! Stabile Seitenlage und auf das NEF warten sind das Gebot der Stunde. **(588)**

527 Richtig!

Die Reanimationsleitlinien von 2010 empfehlen eine Frequenz der Herzmassage von ungefähr 100/min, bei einer Drucktiefe von 4–5 cm. Außerdem ist wichtig, dass der Brustkorb nach jeder Herzmassage vollständig entlastet wird, damit die Druckamplitude so groß wie möglich ist. Weil die meisten Menschen keinen inneren Taktzähler eingebaut haben, helfen einige Lieder mit genau dieser Frequenz dabei, nicht aus dem Rhythmus zu kommen. Die Klassiker sind hier sicherlich entweder «Highway to hell» oder «Staying alive», die irgendwie auch ein bisschen die beiden möglichen Ausgänge der Reanimation beschreiben.

Moderne Patientenmonitore haben allerdings auch ein Metronom, das Ihnen den Takt vorgibt. Trotzdem ist es sinnvoll zu wissen, wie Sie einen halbwegs ordentlichen Rhythmus generieren können.

Weiter bei **46**.

Im RTW angekommen geben Sie den Status durch und düsen los. **528**

Die Anfahrt durch die mittlerweile wirklich vollkommen menschenleere Stadt läuft völlig unproblematisch ab. Das automatische Navigationssystem des RTW schickt Sie in eine Plattenbausiedlung etwas abseits der Altstadt, die Sie nach ungefähr 9 Minuten Fahrt erreichen.

Sie bringen den RTW vor Hausnummer 17 zum Stehen. Nachdem der Status aktiviert ist, steigen Sie aus, schnappen sich den Rettungsrucksack, während Arne Sauerstoff und Monitor schultert, und machen sich auf den Weg zum Aufgang Nummer 17. Am Klingelschild ist aber erst einmal Schluss.

«In dem Haus wohnen ja gefühlt hundert Menschen», entfährt es Ihnen, als Sie nach dem Namen Ihres Patienten suchen.

«Wie hieß der nochmal?», fragt Arne.

Sie antworten:

- «Geißeder» **(658)**
- «Geißer» **(649)**
- «Eder» **(491)**
- «Geißenecker.» **(599)**

«Willst Du nicht erst mal die Vitalparameter wissen?», fragt Arne. **529**

«Sicher, aber der Mann hat wahrscheinlich einen Herzinfarkt!», argumentieren Sie.

Obwohl Sie recht haben – die Klinik von Herrn Wagner lässt auf eine solche Erkrankung schließen –, müssen Sie sich immer erst vergewissern, dass Ihr Patient stabil ist.

Das EKG ist jetzt noch nicht dran! Erst müssen Sie andere Dinge tun!

Sie verlieren 4 Kompetenzpunkte.

Weiter zu den Optionen von **650**.

«Mir tut nichts weh!», antwortet Herr Hasemann. **530**

- Ihnen reicht das als Antwort. **(571)**
- Sie fragen weiter nach. **(330)**

Doch was ist das? **531**

Das gemächliche Piepgeräusch hat sich plötzlich verändert. Sie schauen zum Monitor und sehen das in **Abbildung 20** abgedruckte Bild.

Die durchschnittliche Herzfrequenz beträgt 150/min.

Was nun?

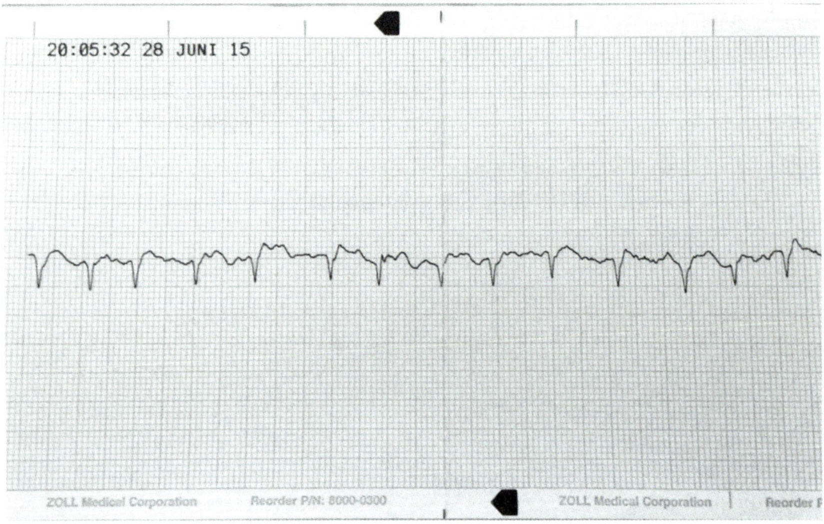

Abbildung 20

- Das EKG ist im Rahmen der Grunderkrankung normal. Sie müssen nichts weiter tun. **(367)**
- Sie fragen den Patienten, wie es ihm geht. **(324)**
- Sie informieren Christoph darüber, dass etwas nicht in Ordnung ist. **(187)**
- Sie weisen den Patienten an, etwas Bestimmtes zu tun. **(479)**
- Sie beginnen mit der Reanimation. Dabei liegt das Hauptaugenmerk auf der frühzeitigen Abgabe des Schockes, um die in **Abbildung 20** gezeigte Herzrhythmusstörung zu beenden. Es handelt sich nämlich um eine ventrikuläre Tachykardie. **(615)**
- Sie fühlen den Puls. **(310)**
- Sie tun noch etwas anderes. **(536)**

Führen Sie die Maßnahmen durch, die Sie für sinnvoll erachten, und lesen Sie dann bei **388** weiter!

532 Im konkreten Fall dient die Infusion nicht primär zum Offenhalten des Zugangs, sondern zur Behandlung des distributiven Schocks, der im Moment im Gange ist.

Sie sollten die Flüssigkeit also so schnell wie möglich einlaufen lassen, um weitere Blutdruckabfälle zu vermeiden.

Sie verlieren 4 Kompetenzpunkte.

Zurück zu den Optionen von **464**.

Bei Männern bietet es sich an, den Bereich, auf dem Sie die Klebeelektroden befestigen wollen, vorher zu rasieren. Zum einen kann sich die Flüssigkeit dann nicht so gut halten, zum anderen brauchen die Elektroden Hautkontakt, um überhaupt ordentlich funktionieren zu können. **533**

Rasieren Sie die Brust also immer, wenn Sie befürchten, dass eine Kardioversion oder eine Defibrillation ansteht!

Zurück zu den Optionen von **16**.

Sie haben recht, dass die Bestimmung des Herzrhythmus sehr zeitnah während der Reanimation erfolgen muss. So weit sind wir aber noch nicht. Zuallererst müssen die Basismaßnahmen durchgeführt werden und damit sind Sie noch nicht durch. **534**

Sie verlieren 5 Kompetenzpunkte.

Zurück zu den Optionen von **46**.

Folgende vier Dinge sollten Sie in der aufgeführten Reihenfolge getan haben: Zuerst stellen Sie sich natürlich vor und fragen den Patienten, ob er momentan irgendwelche Beschwerden hat. Dann untersuchen Sie ihn kurz und stellen dabei fest, dass er selbstredend schon einen Zugang im Arm hat. Danach messen Sie die Vitalparameter durch und lagern ihn dann auf die Trage um. **535**

Haben Sie an alles gedacht?

Wenn Sie all diese Schritte in der entsprechenden Reihenfolge durchgeführt haben, bekommen Sie 6 Kompetenzpunkte zusätzlich. Für jeden falschen Schritt oder die falsche Reihenfolge verlieren Sie 2 Punkte.

Außerdem sollte Ihnen aufgefallen sein, dass die Sauerstoffsättigung von Herrn Krummholz etwas zu niedrig ist. Daraufhin müssten Sie dem Patienten Sauerstoff gegeben haben.

Sollten Sie das vergessen haben, dann verlieren Sie 3 Punkte.

Und selbstredend sollten Sie mit Jürgen über den Patienten gesprochen haben.

«Hey, sorry. War kurz auf Toilette und habe die Übergabe verpasst», hören Sie plötzlich die Stimme von Christoph.

«Kannst Du bitte nochmal zusammenfassen, was dem Patienten fehlt?»

Fassen Sie die Beschwerden und den Verlegungsgrund von Herrn Krummholz für Christoph zusammen!

Nutzen Sie dabei das SAMPLER-Schema als Hilfe!

Weiter bei **57**.

536 Sofort betätigen Sie die «Blutdruck messen»-Taste. Glücklicherweise ist der Patient an den Monitor angeschlossen, sodass Sie diese Aufgabe nicht zusätzlich noch übernehmen müssen.

Nach einer halben Minute spuckt der Monitor als Ergebnis der Messung den Wert 100/70 mmHg aus.

Zurück zu den Optionen von **531**.

537 Was soll Arne machen?

- Kontakt mit der Leitstelle aufnehmen. **(437)**
- Die Patientin «verkabeln». **(280)**
- Einen Zugang legen. **(648)**
- Den Blutzucker messen. **(137)**
- Die Körpertemperatur messen. **(461)**
- Die Lunge von Frau Müller abhören. **(504)**

Gehen Sie zurück zu den Optionen von **283**, wenn Arne alle Ihrer Meinung nach notwendigen Aufgaben durchgeführt hat.

538 Diesmal gibt es kein Zurück!

Warum wollten Sie denn den Schock verhindern? Ohne eine schnelle Stabilisierung wird Herr Krummholz sterben!

Widersprechen Sie nur, wenn Sie einen guten Grund dazu haben.

Sie verlieren 5 Kompetenzpunkte und lassen den Notarzt bei **598** weiterarbeiten.

539 Um einen Zugang zu legen, brauchen Sie einen Stauschlauch, eine Flasche Desinfektionsmittel, eine Infusion (darauf achten, dass das System luftleer ist), sterile Tupfer, ein Pflaster zum Befestigen des Zugangs und natürlich den Zugang selbst (**Abb. 21**).

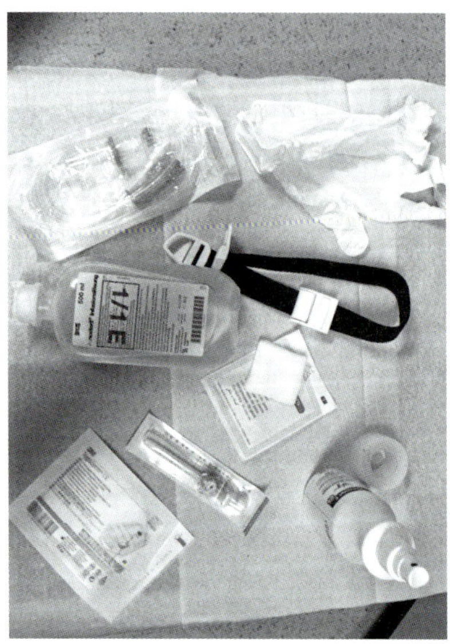

Abbildung 21

Für jedes Utensil, das Sie aufgezählt haben, bekommen Sie einen zusätzlichen Kompetenzpunkt. Für jedes vergessene verlieren Sie 2.

«Nun aber los!», treibt Arne Sie an.

Sie nehmen den Stauschlauch und befestigen ihn am Arm von Frau Fahrig.

Dann suchen Sie nach einer geeigneten Vene.
Wo beginnen Sie Ihre Suche?

- In der Ellenbeuge. **(716)**
- Am Handrücken. **(433)**
- Egal. **(364)**

Nachdem Herr Krummholz auf der Intensivstation abgegeben ist, heißt es für Sie, erst mal aufzuräumen. **540**

Während Christoph die Verbrauchsmaterialien auffüllt, ist es Ihre Aufgabe, die Flächen des RTW zu putzen.

Auch das gehört zur Menschenrettung, denn der nächste Patient hat schließlich ein Recht auf einen keimfreien Behandlungsplatz.

Was ist bei der Reinigung der Arbeitsflächen zu beachten?

Wie läuft das Prozedere formal ab und welche Zeiten müssen Sie einhalten?

Notieren Sie die Antworten und lesen Sie bei **645** weiter!

Das muss nicht unbedingt sein! **541**

Solange beide Parteien keine Anzeige erstatten wollen und keine wirklich ernsthaften Verletzungen vorliegen – wovon Sie im Moment ja vorerst nicht ausgehen –, müssen Sie die Polizei nicht einschalten, wenn die Prügelei sowieso schon vorbei ist. Sind Sie sich aber unsicher, dann ist es allemal besser, die Herren in Grün (oder Blau) zu alarmieren. Im Notfall können die ja auch wieder abrücken.

Weiter bei **627**.

Das ist falsch. **542**

Denken Sie daran, welches Alter Ihr Patient hat! Ziehen Sie sich 5 Kompetenzpunkte ab und suchen Sie unter den Optionen von **209** nach der richtigen Antwort.

«Ja, ja», sagt Frau Müller sofort. **543**

«Geben Sie das Formular schon her! Hab ich schon dutzende Male unterschrieben!»

Sie bestehen trotzdem darauf, der Patientin erneut zu erklären, dass sie sich so schnell wie möglich einem Arzt vorstellen sollte, und schlagen vor, zumindest auf den Notarzt zu warten.

Doch auch das lehnt sie dankend ab und so haben Arne und Sie keine andere Wahl, als Ihre Siebensachen zu packen und die Entscheidung der Patientin zu akzeptieren.

Es kann schließlich niemand zu seinem Glück gezwungen werden. Sie bestellen das NEF ab und fahren zurück auf die Wache.

Den Rest der Nacht hören Sie nichts mehr von Frau Müller.

Offenbar hat die Patientin ihren Diabetes ganz gut unter Kontrolle.

Zumindest meistens!

Weiter bei **139**.

544 Na, wenn wir schon so fragen …

Sie dürfen nicht vergessen, sich zu vergewissern, dass keiner mehr den Patienten berührt und der nicht inmitten einer Wasserpfütze liegt. Das ist im Moment nicht so das Problem – wenn Sie aber bei Regen auf der Autobahn reanimieren, kann das im wahrsten Sinne des Wortes brenzlig werden.

Sie tun nun das, was jeder Retter in einer solchen Situation tun würde, und rufen: «Alle weg!»

Arne lässt den Beatmungsbeutel los und Sie betätigen die «Schock auslösen»-Taste.

Der Patient zuckt leicht und Sie …

- … führen umgehend eine weitere Rhythmusanalyse durch. **(147)**
- … haben jetzt erst mal einen Moment zum Durchschnaufen. **(333)**
- … wechseln mit Arne. Jetzt soll er mal drücken. **(691)**
- … tun etwas völlig anderes. **(612)**

545 Der hinter Ihnen liegende Einsatz sollte Ihnen so einiges abverlangt haben.

Eine entscheidende Rolle spielte hierbei die Nähe der Wohnung von Herrn Wagner zum Krankenhaus. Sie konnten die Rettung Ihres Patienten auf zwei völlig unterschiedliche Arten organisieren.

Insofern handelt es sich auch um zwei separate Fälle, die Sie beide bearbeiten sollten.

Lesen Sie hier nur weiter, wenn Sie bereits beide Pfade durchgespielt haben.

Sollten Sie sich nur dafür entschieden haben, Ihren Patienten so schnell wie möglich ins Krankenhaus zu bringen, dann arbeiten Sie den alternativen Ausgang des Falles jetzt erst ab und gehen dafür zu **488**! Entsprechend lesen Sie bitte bei **112** weiter, wenn Sie Herrn Wagner bereits zu Hause behandelt haben, und fahren Sie ihn jetzt ohne weitere Verzögerung ins Krankenhaus!

Wenn Sie nun beide Alternativen durchgegangen sind, dann fragen Sie sich sicherlich, ob es richtig war, Herrn Wagner sofort ins Krankenhaus zu schaffen.

Die Antwort lautet: nein!

Der Patient hätte auf dem Weg genauso sterben können und der Umstand, dass er bei dieser Alternative überlebt, ist dem Glück geschuldet. Sie haben überhaupt nichts falsch gemacht, wenn Sie sich dafür entschieden haben, auf das NEF zu warten. In diesem Fall kam es schlicht und einfach zu einem sogenannten «schicksalhaften Verlauf».

Sie sollten zuallererst die Verdachtsdiagnose eines ACS gestellt und den Patienten entsprechend therapiert haben.

Neben dem ACS und den eindeutigen EKG-Veränderungen, die Sie sehen konnten, wurde die Situation zusätzlich dadurch verkompliziert, dass Herr Wagner offenkundig an einem Schock litt. Verursacht wurde der durch die abnehmende Pumpleistung seines Herzens, die letztendlich zur Minderperfusion der Organe und den klinischen Symptomen der Tachykardie und der Hypotonie sowie der Verwirrtheit geführt hat.

Das Problem bei diesem Patienten war ein klassisches – der Schock war Ihnen immer einen Schritt voraus. Und so kam es, wie es kommen musste: Herr Wagner wurde reanimationspflichtig und Sie waren gezwungen, Ihre Kenntnisse der kardiopulmonalen Reanimation in die Praxis umzusetzen.

Wie auch im wahren Leben ging alles sehr hektisch zu und wenn Sie sich genau nach den Vorgaben richten wollten, dann hätten Sie eigentlich noch drei weitere Arme benötigt.

Aber so ist das nun mal, weshalb Sie lernen müssen, Prioritäten zu setzen und die Dinge Schritt für Schritt anzupacken.

Und wir hoffen, dass Ihnen das mehr oder weniger gelungen ist.

Für die Praxis wollen wir Ihnen gern auf den Weg geben, dass die Fälle leider selten genau so ablaufen, wie Sie durch Leitlinien und SOPs vorgegeben sind. Lassen Sie sich nicht verunsichern, wenn mal was nicht so funktioniert wie geplant, und versuchen Sie in so einem Fall, zu Ihrer Struktur zurückzufinden!

Denn eines ist ganz wichtig: Hören Sie niemals auf zu drücken!

Sie übernehmen im Falle einer Reanimation die Herzfunktion Ihres Patienten, und der verlässt sich auf Sie!

So, nun ist die Nacht weniger entspannt gewesen als geplant und ein Blick aus dem Fenster des RTW zeigt Ihnen, dass der Morgen mehr als graut.

«Jetzt ab zur Wache!», sagt Arne, dem die Nacht ebenso sichtlich in den Knochen steckt.

«Dort machen wir das Auto sauber, füllen auf und dann haben wir Feierabend!»

Weiter bei **511**.

546 Haben Sie bereits Medikamente vorbereitet?

- Ja. **(166)**
- Nein. **(277)**

547 «Sicher?», fragt Arne nochmals. Aber Sie lassen sich von Ihrem Kurs nicht abbringen.

«Ja, es war die 8», antworten Sie selbstbewusst und bringen den RTW direkt vor besagter Hausnummer zum Stehen.

Blöd nur, dass es in diesem Aufgang keine Familie Müller gibt.

«Mist!», sagt Arne und funkt die Leitstelle an, damit die ihm nochmals die richtige Hausnummer durchgibt. Es war die 9.

Durch Ihre Aktion haben Sie mindestens 2 Minuten verloren, was bei einem wirklichen medizinischen Notfall (und bei einer bewusstlosen Person kann man durchaus davon ausgehen, dass der hier vorliegt) von entscheidender Bedeutung sein kann.

Wenn Sie etwas nicht wissen, dann sagen Sie das einfach. Niemand wird Ihnen den Kopf abreißen. Aber antworten Sie nicht auf eine Frage, auf die Sie die Antwort gar nicht kennen. Das kann fatal ausgehen. Sie verlieren 2 Kompetenzpunkte.

Weiter bei **95**.

548 «Na, da hätte der Gute auch rüberlaufen können!», kommentieren Sie die Situation, als Sie sehen, wo genau Sie hier gelandet sind.

Die Adresse hält nämlich exakt, was sie verspricht. Der Patient wohnt in einer Doppelhaushälfte, keine hundert Meter vom Haupteingang des Krankenhauses entfernt.

«Oder aber es geht ihm so dreckig, dass er nicht mal mehr das kann», kontert Kollege Arne.

Vor Ort angekommen, holen Sie routiniert Rucksack, Monitor und Sauerstoff aus dem hinteren Teil des Wagens und klingeln bei Wagner.

«Willst Du wieder?», fragt Arne.

Sie nicken.

Weiter bei **650**.

549 Sie bitten Frau Fahrig, Ihnen die Hand zu reichen, und beginnen die Pulsadern abzudrücken, nachdem Sie vorher den Sensor des Pulsoxymeters am Zeigefinger der entsprechenden Hand befestigt haben.

Bereits nach kurzer Zeit beginnt die alte Dame, sich zu beschweren: «Junger Mann, ist das wirklich notwendig? Das tut weh.»

Arne, der mittlerweile damit beschäftigt ist, einen Zugang vorzubereiten, fordert Sie ebenfalls auf, diesen Unsinn sofort zu lassen.

Was Sie da tun, ist nämlich fahrlässig und völlig unprofessionell. Wenn Sie nicht wissen, wie der kapillare Refill bestimmt wird, dann lassen Sie es sein! Bei **346** erfahren Sie, wie es geht.

Während Sie mit aller Kraft versuchen, die bleierne Müdigkeit aus Ihren Knochen zu vertreiben, setzt Sie Arne über die Einzelheiten des Auftrages in Kenntnis: «Es handelt sich wohl um einen Mann Mitte fünfzig, der wegen starker Brustschmerzen aufgewacht ist. Das NEF wurde auch alarmiert. Die sind ungefähr 7 Minuten nach uns vor Ort. Waren zum Zeitpunkt der Alarmierung noch in Allheim.» **550**

«O. K. Wo geht's denn hin?», wollen Sie wissen.

«Wir müssen nach Schmauterlach. Krankenhausstraße 27.»

«Wohin?», fragen Sie.

«Haben die nicht eine eigene Rettungswache?»

Arne bejaht, erklärt Ihnen aber, dass die Kollegen wohl alle im Einsatz und Sie, aufgrund Ihrer Rückfahrt aus Allheim, gerade in der Nähe sind.

Weiter bei **548**.

Schnell kramen Sie im Rucksack und suchen alle für eine orotracheale Intubation notwendigen Utensilien heraus. **551**

«Was hast Du denn vor?», möchte Arne wissen.

Eigentlich, denken Sie, ist Ihr Plan selbsterklärend. Arne scheint ihn aber nicht zu durchschauen. Nachdem Sie ihm erklärt haben, dass Sie Frau Fahrig nun intubieren werden, reagiert Ihr Kollege etwas ungehalten.

«Bist Du komplett übergeschnappt?», möchte er von Ihnen wissen.

«Also zum einen ist die orotracheale Intubation für uns gar nicht freigegeben, und zum anderen gibt es nicht den geringsten Grund, Frau Fahrig zu intubieren.»

Von Ihrer Inkompetenz genervt nimmt Arne Ihnen die Leitung des Einsatzes ab und arbeitet die restlichen Dinge ohne Sie ab! Sie stehen wie ein Trottel daneben und dürfen maximal beim Transport Hand anlegen. Nach dem Einsatz führt Arne ein ernstes Gespräch mit Ihnen.

Der Einsatz ist beendet.

Lesen Sie die Nachbesprechung bei **80**.

Herr Hasemann nennt Ihnen genervt den richtigen Monat. **552**

Zurück zu den Optionen von **18**.

553 Ein gesunder Mensch sollte zwischen 12- und 20-mal pro Minute atmen. Ist die Atemfrequenz niedriger, so spricht man von Bradypnoe, ist sie höher, von Tachypnoe. Bei Frau Fahrig liegt also eindeutig das Zweite vor.

Wenn Sie die Normalwerte gewusst haben, dann dürfen Sie sich 2 Kompetenzpunkte zu Ihren verbliebenen dazuaddieren, wenn nicht, ziehen Sie 2 ab! Die Bestimmung der Atemfrequenz ist im Notfall ein sehr wertvolles Werkzeug und sollte immer durchgeführt werden.

Zu den absoluten Erstmaßnahmen gehört sie aber auf jeden Fall bei Patienten mit Luftnot und beim Polytrauma. Hier kann eine Tachypnoe manchmal der einzige Hinweis auf eine schwerwiegende Störung sein.

Zurück zu den Optionen von 662.

554 Im Moment scheint eine neurologische Untersuchung nur sehr bedingt sinnvoll. Ganz offenkundig leidet der Patient nicht an einem neurologischen Krankheitsbild. Ein kurzer Blick in die Pupillen des jungen Mannes reicht. Dabei ist nichts Pathologisches zu erkennen. Die Pupillen sind gleich groß und reagieren adäquat auf Licht. Dass Herr Leitning alle Extremitäten normal bewegt, fiel Ihnen von Anfang an auf.
Wollen Sie in Bezug auf die Neurologie noch irgendetwas wissen?

- Ja. (561)
- Nein. (267)

555 «Mmh …», meint Arne nachdenklich.
«Bist Du Dir ganz sicher?»

- «Ja.» (20)
- «Nein, doch nicht.» (153)

556 Sie nehmen den Monitor aus seiner Verankerung (**Abb. 22**). Aber brauchen Sie das Gerät wirklich? Schließlich wissen Sie von der Leitstelle, dass hier eine Luftnot vorliegt. Sollten Sie da nicht als Allererstes Sauerstoff geben und sich erst später um die Erhebung der Vitalparameter kümmern?

- Sie bleiben dabei! Der Monitor muss mit! (255)

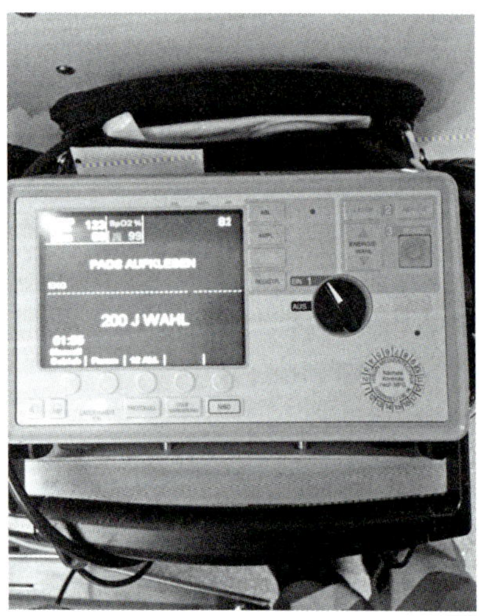

Abbildung 22

- O. K., die Sache mit dem Monitor ist vielleicht wirklich etwas übertrieben. Erst mal Sauerstoff geben und dann sehen wir weiter! **(185)**

«Der Mann hier ist doch völlig dement!», erklären Sie Arne das Offensichtliche. **557**

«Wahrscheinlich hat er unserer Patientin die falschen Pillen gegeben und sie ist deswegen so somnolent.»

Sie bitten Ihren Kollegen, Ihnen dabei zu helfen, Frau Müller in die stabile Seitenlage zu legen, und warten dann auf das NEF.

Weiter bei **159**.

Folgendes sehen Sie: **558**

Die QRS-Komplexe erscheinen unregelmäßig und eine P-Welle lässt sich auch nirgends abgrenzen.

Das EKG-Gerät gibt als durchschnittliche Frequenz 50/min an.

Zurück zu den Optionen von **281**.

Momentan ist es tatsächlich schwierig abzuschätzen, welches Mittel das Richtige wäre, weshalb es nicht sehr sinnvoll ist, irgendetwas aufzuziehen. Sie könnten aber Metoprolol vorbereiten. Der Betablocker führt zu einer Verringerung der Herzfrequenz, senkt aber auch den Blutdruck, was der Patient momentan absolut nicht gebrauchen kann. Alternativ kann auch Ajmalin eingesetzt werden. Dieses Mittel senkt den Blutdruck weniger stark, hat aber trotzdem einen bradykardisierenden Einfluss. **559**

Wenn Sie das wussten, bekommen Sie 4 Zusatzpunkte, verlieren aber keine, wenn nicht. Das ist ärztliches Wissen und braucht Sie im Prinzip nur am Rande zu kümmern. In diesem Fall würden wir also eher empfehlen, keine Medikamente aufzuziehen.

Zurück zu den Optionen von **16**.

«Wir brauchen ein Kissen», sagen Sie. **560**

Dann kommt Ihnen plötzlich eine bessere Idee.

«Wer braucht schon ein Kissen! Lehnen wir den Mann einfach an die Wand!»

«Was hast Du vor?»

Arne ist schockiert. Und das mit Recht!

Das kann ja wohl nicht Ihr Ernst sein.

Sie verlieren 5 Kompetenzpunkte und denken, nachdem Arne Sie davor bewahrt hat, eine große Dummheit zu machen, bei **204** nochmal über die korrekte Lagerung von Herrn Geißenecker nach.

561 Sie fragen Herrn Leitning, ob er ein Kribbeln in den Händen wahrnimmt.

Fragend schaut der Mann Sie an.

«Ich meine, ob es sich so anfühlt, als seien die Hände eingeschlafen?», erklären Sie Ihre Frage.

«Nein, eigentlich nicht! Sollte es sich denn so anfühlen?»

Sie verneinen und erklären dem Patienten, dass es ein gutes Zeichen ist, wenn die Hände nicht kribbeln.

Zurück zu den Optionen von **623**.

562 Weiter bei **369**.

563 «Jetzt seien Sie doch vernünftig!», versuchen Sie die Patientin zu überreden.

Die denkt aber überhaupt nicht daran, Ihrer Bitte nachzukommen. Was nun?

- Sie warten auf das NEF. **(734)**
- Sie lassen Frau Müller unterschreiben, dass sie gegen Ihren ausdrücklichen Rat und nach ausführlicher Aufklärung den Transport ins Krankenhaus ablehnt. **(543)**

564 Schauen Sie nochmal genau nach. Es sind sogar zwei der oben angegebenen Möglichkeiten korrekt. Für eine der beiden sollten Sie sich schon entscheiden!

Sie verlieren 4 Kompetenzpunkte.

Versuchen Sie es bei **206** erneut!

565 «Du kennst Dich gut aus, was?!»

Jürgen nickt anerkennend und bittet Martin dann, Frau Fahrig im Krankenhaus anzumelden.

«Leistest Du mir während der Fahrt Gesellschaft?», fragt Jürgen.

Sie wissen nicht so recht, denn eigentlich war mit Arne vereinbart, dass Sie vorerst fürs Fahren zuständig sind.

Sie fragen Ihren Kumpanen, und der hat nichts dagegen.

Weiter bei **706**.

566 Woran haben Sie gedacht?

Falls Ihnen Nitroglycerin sublingual durch den Kopf geschossen ist, dann liegen Sie zumindest nicht ganz falsch!

Beim ACS gehört dieses Mittel zu den Standardmedikamenten, da es durch die Verringerung von Vor- und Nachlast den myokardialen Sauerstoffverbrauch reduziert und das Herz somit entlastet. Eine Nebenwirkung ist aber die Hypotonie, weshalb Sie es laut Ihren EVMs nur bei einem systolischen Blutdruck von 150 mmHg einsetzen dürfen. Ihr Patient ist aber im Schock. Mit der Nitrogabe bringen Sie ihn ziemlich wahrscheinlich um! Entsprechend ist Ihre Auswahl also doch ziemlich falsch.

Sie verlieren 10 Kompetenzpunkte, wenn Sie an Nitro gedacht haben, denn die Gabe wäre fatal. Sollte Ihnen ein anderes Medikament vorgeschwebt haben, so verlieren Sie ebenfalls diese Anzahl an Punkten, da im Moment nichts anderes indiziert ist – zumindest nichts, was Sie auch verabreichen dürften.

Zurück zu den Optionen von **166**.

«Wie bitte?» **567**

Jürgen erkundigt sich danach, ob er Sie gerade richtig verstanden hat.

«Willst Du mich verarschen?»

Offenkundig war Ihre Frage nicht besonders elegant!

«Wenn ich sage, der Mann wird verlegt, dann ist das so! Da diskutiere ich gar nicht!»

Und der Arzt hat recht.

Die Indikation zur Verlegung eines Patienten wird durch den abgebenden Arzt gestellt. Sie sind nicht in der Position, diese Entscheidung in Frage zu stellen. Wenn Sie der Meinung sind, die Verantwortung nicht tragen zu können, dann haben Sie die Möglichkeit, sich einen Notarzt zu bestellen. Ablehnen dürfen Sie den Transport aber nicht. Stellen Sie sich doch mal vor, der Patient bekommt doch einen Herzinfarkt und ihm kann nicht geholfen werden, weil Sie den Transport nicht übernehmen wollten.

Zurück zu den Optionen von **723**.

Die Ableitungen II, III, aVF werden der Hinterwand des Herzens zugeordnet. Analog kann man bei Veränderungen in I und aVL von der Seitenwand und bei Pathologien in den Brustwandableitungen von der Vorderwand ausgehen. **568**

In diesem Fall sieht es aber stark nach einem Hinterwandinfarkt aus.

Wenn Sie das wussten, dann bekommen Sie 4 Extrapunkte, wenn nicht, ziehen wir Ihnen aber keine Punkte ab, denn das ist eigentlich schon fast ärztliches Wissen. Trotzdem gut, wenn Sie sich dafür interessieren.

Zurück zu den Optionen von **488**.

569 «Ich habe einige Allergien», antwortet Herr Leitning.

Als Sie ihn fragen, ob er eventuell etwas präziser werden könnte, fängt der Patient an aufzuzählen: «Da wären Hausstaub, Koriander, Meerestiere und ganz besonders allergisch bin ich gegen Erdnüsse.»

Ganz schön blöd für Herrn Leitning. Der muss beim Essen wirklich richtig aufpassen. Und auf keinen Fall geht da eine asiatische Fischpfanne mit Erdnusssoße!

Reicht Ihnen das als Antwort auf die Frage nach den Allergien?

- Ja. **(33)**
- Nein. **(570)**

570 Was wollen Sie noch wissen?

Notieren Sie die Frage und lesen Sie bei **169** weiter!

Wenn Sie keine konkrete Frage im Hinterkopf haben, dann gehen Sie zu **668**.

571 Weiter zu den Optionen von **579**.

572 Im Prinzip haben Sie recht.

Ein Patient ohne Schutzreflexe (und davon ist bei einem GCS von fünf auszugehen) sollte intubiert werden. Erschwerend kommt hinzu, dass Herr Geißenecker offenkundig eine Verletzung am Schädel hat. Somit ist eine orotracheale Intubation zum Schutz der Atemwege also durchaus indiziert. Trotzdem sollten Sie das lieber dem Notarzt überlassen, der schließlich jede Minute hier sein muss. Das Problem ist nämlich, dass Sie für eine Intubation auch eine Narkose in die Wege leiten müssen, und die ist Ihnen vom ärztlichen Leiter Rettungsdienst nicht freigegeben. Es kann nämlich durchaus sein, dass Herr Geißenecker sich bei der Intubation gegen den starken Stimulus im Rachenbereich wehrt oder sogar erbricht. Dann haben Sie mit Ihrer Maßnahme genau das erreicht, was Sie eigentlich verhindern wollten: Der Patient aspiriert.

Nehmen Sie also lieber Abstand von dieser Maßnahme. Sie hatten im Vorfeld bereits durch eine andere Maßnahme die Gelegenheit, das Aspirationsrisiko erheblich zu senken.

Zurück zu den Optionen von **218**.

573 Momentan scheint es keine sehr gute Idee zu sein, Herrn Geißeneckers Puls an seiner Leiste zu ertasten. Der Mann hat Hosen an und unter **229**

sind wahrlich bessere Alternativen aufgeführt. Sie verlieren 1 Kompetenzpunkt. Kehren Sie zu **229** zurück und überlegen Sie erneut!

574

Wenn Sie bereits wissen, wie hoch der BZ ist, wie kommen Sie dann darauf, dass Frau Müller unter einer Hyperglykämie leidet? Das Präfix «Hyper-» zeigt nämlich an, dass etwas im Übermaß vorhanden ist, und wenn Sie wissen, wie hoch der BZ von Frau Müller ist, dann muss Ihnen klar sein, dass ein Überangebot an Glukose nicht das Problem der Patientin ist. Schauen Sie sich die Referenzwerte nochmal genau an!

Sie verlieren 8 Kompetenzpunkte.

Zurück zu den Optionen von **484**.

575

Wirklich?

Und das, obwohl wir schon so oft darauf hingewiesen haben, dass die No-Touch-Zeit, also die Zeit, in der die Herzmassage unterbrochen wird, so kurz wie möglich ausfallen sollte?

Natürlich fahren Sie mit der Reanimation fort. Der AED braucht um die 10 bis 20 Sekunden, bis er sich aufgeladen hat. Diese Zeit sollten Sie nutzen, um den Kreislauf von Herrn Wagner zu unterstützen.

Sie verlieren 5 Kompetenzpunkte.

Weiter bei **332**.

576

Jürgen schaut Sie mit einem Blick an, den Sie nicht richtig deuten können.

«Gut, dann messen wir jetzt nochmal nach», sagt er und Sie befolgen seine Anweisungen.

«Blutdruck ist jetzt 135/90 mmHg», sagen Sie selbstzufrieden. So schlecht kann Ihre Therapie ja kaum gewesen sein, schließlich haben Sie die Vitalwerte Ihres Patienten wieder fast völlig in den Normbereich gebracht.

Trotzdem scheint Jürgen irgendwie nicht zufrieden zu sein.

«O. K., dann intubieren wir den Patienten erst mal», sagt er.

Gesagt – getan. Nach wenigen Minuten wird Herr Geißenecker mit Hilfe eines Beatmungsbeutels und über einen Tubus beatmet.

So schnell wie möglich bringen Sie den Patienten nun nach unten und ins nächste Krankenhaus der Maximalversorgung.

Ein paar Tage später treffen Sie Jürgen wieder, der Ihnen leider mitteilen muss, dass Herr Geißenecker tot ist. Obwohl Sie durch die korrekte Lagerung Ihres Patienten dafür gesorgt haben, dass dessen Lunge vor einer Aspiration weitgehend geschützt bleibt, hat Ihre Therapie zu diesem ungünstigen Ausgang beigetragen.

Weil Sie den Blutdruck gesenkt haben und dadurch das Hirn Ihres Patienten völlig von der Durchblutung abgeschnitten haben, ist er nun hirntot. Sie verlieren 20 Kompetenzpunkte. Nur weil der ÄLRD bestimmte Medikamente zugelassen hat, dürfen Sie diese nicht ohne Sinn und Verstand spritzen. Bei einem Schädel-Hirn-Trauma muss immer von einer Hirnblutung ausgegangen werden. Hier ist der hohe Blutdruck dann ein Kompensationsmechanismus, der dem Körper dabei hilft, die Perfusion aufrechtzuerhalten. Den haben Sie mit Ihrer undifferenzierten Urapidilgabe unterbunden. Lesen Sie bei **121**, wie es weitergeht, wenn Sie den Patienten in die stabile Seitenlage gebracht und den Blutdruck nicht gesenkt haben!

577 Sie nehmen das Stethoskop und hören sorgsam beide Lungenfelder ab. Dabei fallen Ihnen basal feuchte Rasselgeräusche auf. Ein Giemen können Sie nicht feststellen.

Weiter bei **202**.

578 Wie lange reanimieren Sie, bis Sie wieder eine Rhythmusanalyse vornehmen?

- 20 Sekunden **(100)**
- 1 Minute **(176)**
- 2 Minuten **(618)**
- 4 Minuten **(170)**
- 10 Minuten **(620)**
- 20 Minuten. **(585)**

579 Um Ihren Patienten ordentlich versorgen zu können, treten Sie den Rückzug in den RTW an. Die Menge hat mittlerweile das Interesse an den beiden Streithammeln verloren, denn offenbar besteht keine Chance, dass die Sache doch noch blutig wird.

Nachdem die Tür des RTW hinter Ihnen ins Schloss gefallen ist, …

- … fragen Sie Ihren Patienten nach seinem Namen, seinem Geburtsdatum und seiner Versicherung. **(487)**
- … gehen Sie nach dem festgelegten ABCDE-Schema für Patienten mit Verdacht auf ein Polytrauma vor. **(179)**
- … fragen Sie, was passiert ist. **(144)**
- … überprüfen Sie die Orientierung des jungen Mannes. **(18)**
- … messen Sie die Vitalparameter. **(199)**
- … erklären Sie Ihrem Patienten, was Sie von seinem Verhalten halten. **(163)**

- … fragen Sie nach Vorerkrankungen. **(738)**
- … fragen Sie nach Beschwerden. **(530)**
- … führen Sie eine körperliche Untersuchung durch. **(268)**
- … fahren Sie ohne weitere Untersuchungen ins Krankenhaus. Die Fahrtzeit beträgt lediglich 2 Minuten. **(236)**
- … fordern Sie sofort das NEF nach. **(748)**
- … messen Sie den BZ. **(154)**

Treffen Sie eine Auswahl und lesen Sie dann bei **224** weiter!

«Hab ich doch schon gesagt!», blafft der Patient Sie an. **580**

«Ich bin der Rainer. Rainer Hasemann.»

Zurück zu den Optionen von **18**.

Falsch! **581**

Mit Status «6» teilen Sie der Leitstelle mit, dass Sie momentan nicht einsatzbereit sind.

Diesen Status sollten Sie wirklich nur aktivieren, wenn es gar nicht anders geht, weil Sie sonst als Rettungsmittel nicht mehr zur Verfügung stehen. Status «6» wäre beispielsweise gerechtfertigt, wenn Sie einen Patienten im Auto reanimiert oder intubiert haben und der RTW aus hygienischer oder organisatorischer Sicht nicht eingesetzt werden kann, bevor Sie ihn nicht gründlich in Ordnung gebracht haben.

Nach einem Routineeinsatz, wie es der bei Familie Müller war, reinigen Sie das Auto falls nötig direkt in der Auffahrt der Notaufnahme und füllen es auf der Wache auf. Für den Notfall sind Sie in diesem Fall trotzdem abkömmlich. Sie verlieren 2 Kompetenzpunkte. Der richtige Status wäre die «2» gewesen.

Damit teilen Sie der Leitstelle mit, dass Sie sich nun auf der Wache befinden und über den Melder erreichbar sind.

Weiter bei **103**.

Sie erinnern sich an die Informationen, die Sie in Form einer Mappe (oder in unserem Fall am Anfang des Buches) über Ihren neuen Arbeitsplatz bekommen haben. **582**

Aus denen ging relativ deutlich hervor, dass der ärztliche Leiter das Legen eines Venenzugangs für das Rettungsdienstpersonal freigegeben hat.

Weiter bei **189**.

583 Da Herr Leitning etwas mopsig ist, wollen Sie frühzeitig klären, wie Sie den Patienten hier rausbekommen.

Allerdings etwas zu frühzeitig!

Sie wissen doch noch gar nicht, was dem Mann fehlt und ob es das Krankheitsbild überhaupt zulässt, den Patienten nach draußen gehen zu lassen.

Klären Sie diese Frage erst, wenn Sie sich ein genaues Bild gemacht haben. Einige Krankheiten verschlechtern sich rapide, wenn Sie die Patienten laufen lassen und damit einem erhöhten Stresslevel aussetzen.

Sie verlieren 4 Kompetenzpunkte.

Sie sollten sich doch auf das wirklich Wichtige konzentrieren!

Zurück zu den Optionen von **668**.

584 «Was denn nun?», fragt Arne.

Nachdem Sie nochmal genau über die Sache nachgedacht haben, entscheiden Sie sich dafür, dass die Maßnahme doch etwas zu radikal ist. Und noch dazu zu dieser Tageszeit …

Doch Ihre Entscheidung war falsch! Es geht hier um Menschenleben. Da ist es völlig egal, wie spät es ist und wer dafür aus den Federn geklingelt werden muss. Haben Sie mal darüber nachgedacht, dass Herr Geißenecker eine Hirnblutung haben könnte und deshalb nicht ans Telefon geht? Sie verlieren für Ihre Unentschlossenheit und die daraus resultierende Fehlentscheidung 6 Kompetenzpunkte. Seien Sie froh, dass Arne die Leitstelle bereits gebeten hat, die Einsatzkräfte zu alarmieren, während Sie noch mit sich gehadert haben!

Weiter bei **412**.

585 Das ist zu lange.

Sollte wieder ein Sinusrhythmus etabliert sein, so sollten Sie das wissen. Wenn nicht, dann muss erneut geschockt werden – und das nicht erst nach 20 Minuten.

Sie verlieren 4 Kompetenzpunkte.

Zurück zu den Optionen von **578**.

586 So ist es!

Im EKG sieht man ganz deutliche Zeichen der myokardialen Ischämie, in Form von ST-Hebungen in den Ableitungen II, III, aVF.

Welchem Areal am Herzen ordnen Sie diese Ableitungen zu?

Notieren Sie Ihre Antwort und lesen Sie bei **568** weiter.

Die Antwort ist nur zum Teil richtig. Ja, Zeit ist Muskel. Allerdings wissen Sie ja gar nicht, ob der Patient wirklich einen Herzinfarkt hat. Sie vermuten es nur. Sollte dem aber so sein, dann müsste Herr Wagner so schnell wie möglich einer Therapie zugeführt werden. **587**

Sie setzen also alles auf eine Karte und bestehen darauf, nicht auf das NEF zu warten.

Obwohl Arne die ganze Aktion mehr als kritisch sieht, lässt er Sie machen.

«Dann aber los!»

So schnell es geht, wuchten Sie den Patienten, der mittlerweile etwas bewusstseinseingetrübt wirkt, auf den Stuhl und transportieren ihn nach unten.

Gerade, als Sie zusammen mit Arne den Tragestuhl anheben möchten, hat der noch eine Frage.

«Sollten wir nicht wenigstens ein Monitoring anschließen?»

- «Ja, der Patient sollte kontinuierlich überwacht werden.» **(442)**
- «Nein! Jetzt ziehen wir das Ganze so schnell wie möglich durch!» **(262)**

«Los, hilf mir mal!», fordern Sie Arne auf. **588**

«Frau Müller muss in die stabile Seitenlage gedreht werden.»

Gesagt – getan.

Nachdem die Patientin nun auf dem Bauch liegt und ihr Kopf so positioniert ist, dass eine Aspiration von Mageninhalt nicht mehr möglich ist, fragt Arne Sie, was denn Ihre Verdachtsdiagnose ist.

«Frau Müller hat wahrscheinlich eine Hirnblutung oder einen ausgeprägten Schlaganfall. So genau kann man das ja präklinisch nicht feststellen», antworten Sie und sind stolz auf Ihre Diagnose.

«Gut, wenn Du meinst», antwortet Arne.

«Und was möchtest Du jetzt tun?»

- «Wir warten, bis das NEF kommt.» **(159)**
- Sie machen etwas ganz anderes. **(104)**

Welche? **589**

Notieren Sie Ihre Antwort und lesen Sie bei **747** weiter!

«1/83 von Leitstelle!» **590**

«1/83 hört Sie.»

«Fahren Sie in die Raunerstraße 9! Hier im zweiten Stock eine Frau Müller. Bewusstlos. Kommen.»

«1/83 hat verstanden. Raunerstraße 9, zweiter Stock, Patientin Müller, bewusstlose Person. Kommen.»

Während Arne den Funkverkehr regelt, treten Sie aufs Gas und fahren in Richtung der besagten Adresse. Dankbar lassen Sie sich vom eingebauten Navi leiten, das Ihnen exakt vorgibt, wo Sie hinfahren müssen, denn so gut kennen Sie sich dann doch nicht aus.

Dass Sie bereits Ihren zweiten Einsatz fahren und der schon wieder nach einer ernsten Sache klingt, realisieren Sie kaum. Jetzt heißt es handeln! Erst, als Ihnen klar wird, dass das NEF ja vorhin zu einem anderen Einsatz aufgebrochen ist, kommt das mulmige Gefühl zurück.

«1/83, ich habe zurzeit kein NEF für Euch. Ich versuche eins aus dem Nachbarkreis zu bekommen», hören Sie den Disponenten sagen – als ob er Ihre Gedanken gelesen hätte.

«Na dann – nur wir zwei», versucht Arne, Sie zu motivieren. «Schon wieder!»

Weiter bei **225**.

591 Als Sie sich endlich aus Ihrer anfänglichen Schockstarre lösen können, macht sich ein mulmiges Gefühl in Ihnen breit.

Jetzt geht's also los!

Kein Zurück mehr!

Sie folgen Arne, so schnell Sie können, und schwingen sich auf den Beifahrersitz des RTW. Arne ist bereits dabei, mit der Leitstelle zu kommunizieren.

«Leitstelle von 1/83, bitte kommen!»

«Hört Sie!»

«Wo geht's denn hin?»

«Fahren Sie nach Schmalzfeld, Am Hohenacker 3. Dort eine Frau Fahrig, Helene, mit Luftnot.»

Arne bestätigt den Einsatz. Gleichzeitig beschleunigt sich Ihr Puls.

Luftnot – gleich so etwas Schwerwiegendes zu Anfang! Na, glücklicherweise wird bei so etwas immer das NEF mitalarmiert, denken Sie, und Ihre Frequenz beruhigt sich ein wenig.

«1/83 von Leitstelle!», werden Sie erneut gerufen.

«Das NEF ist im Einsatz. Ich bekomme momentan auch keins aus dem Nachbarkreis. Es kann also einen Moment dauern, bis jemand bei Euch ist!»

Weiter bei **303**.

«Los, Arne!», sagen Sie. **592**

«Lass uns die Frau erst mal in den RTW bringen. Da haben wir geordnete Verhältnisse!»

Arne schaut Sie verständnislos an.

Offenbar findet er Ihre Idee eher so mittel. Was wollen Sie denn jetzt im RTW? Sie sind im zweiten Stock und haben keine Ahnung, was Ihrer Patientin fehlt. Oder vielleicht wissen Sie es auch bereits – dann wäre Ihre Entscheidung umso fataler. Nicht ohne Grund haben Sie einen Notfallrucksack dabei. Sie müssen lebensbedrohliche Notfälle vor Ort therapieren können – und ein solcher liegt ja wohl ohne Frage vor.

Sie verlieren 4 Kompetenzpunkte.

Zurück zu den Optionen von **283**.

Eine instabile (pulslose) ventrikuläre Tachykardie ist keine Indikation zur **593**
sofortigen Kardioversion. Ganz abgesehen davon ist die Kardioversion in Ihren EVMs gar nicht enthalten. Eine pulslose VT ist allerdings eine Indikation zur Reanimation.

Nur liegt eine solche Herzrhythmusstörung bei Herrn Krummholz glücklicherweise nicht vor.

Sie verlieren 6 Kompetenzpunkte.

Versuchen Sie es bei **206** nochmal. Denken Sie diesmal besser nach!

In der körperlichen Untersuchung fällt Ihnen auf, dass der Patient schweiß- **594**
gebadet und blass ist. Sein Puls rast. Aber ansonsten findet sich nicht wirklich irgendetwas Pathologisches.

Dann wird es ja vermutlich nicht so schlimm sein, denken Sie sich und gehen in aller Ruhe mit Frau Wagner ins Nebenzimmer, um eine ausgiebige Fremdanamnese zu Papier gebracht zu haben, bis der Notarzt kommt.

Gerade, als Sie mit Ihren Fragen beginnen, hören Sie Arne laut nach Ihnen rufen: «Komm schnell!»

- Sie kommen schnell. **(210)**
- Sie beenden Ihre Anamnese. **(76)**

Nun ist es also endlich so weit. Trotz der Vorfreude, die Sie in Anbetracht **595**
des bevorstehenden, ersten Nachtdienstes als RAiPler empfinden, ist Ihnen auch etwas mulmig zu Mute! Schließlich werden Leben und Schicksal von Menschen bald in Ihrer Hand liegen! Aber es hilft alles nichts! Jetzt gibt es keinen Weg zurück. Weiter bei **230**.

596 Gut, dass Sie erkannt haben, dass hier eindeutig eine Reanimationssituation vorliegt. Arne wollte Sie wahrscheinlich testen, denn eigentlich hätte er sofort damit anfangen müssen.
Haben Sie sich bereits für eine andere Maßnahme von **283** entschieden?

- Ja. **(666)**
- Nein. **(696)**

597 Die Reanimation nach Einleitung einer Lysetherapie sollte noch mindestens 90 Minuten andauern. Das Medikament ist dazu gedacht, den Blutklumpen, der einem Herzinfarkt oder auch einer Lungenembolie zu Grunde liegt, aufzulösen. Allerdings dauert so etwas und diese Zeit muss selbstredend überbrückt werden.

Wussten Sie das?

Wenn ja, bekommen Sie 2 Kompetenzpunkte gutgeschrieben, wenn nicht, verlieren Sie aber keine Punkte, denn dieses Wissen ist originär ärztlich.

Weiter bei **305**.

598 Diesmal gibt es kein Zurück mehr!

Sie treten einen großen Schritt zurück und Christoph betätigt währenddessen den Monitor und gibt damit den Schock ab.

Herr Krummholz krümmt sich kurz, jedoch lange nicht so stark, wie Sie es von der Reanimation her kennen, und kurz darauf hören Sie das schnelle Piepen nicht mehr, das Sie noch vor ein paar Minuten über den tachykarden Herzschlag Ihres Patienten in Kenntnis gesetzt hat. An dessen Stelle ist ein unregelmäßiges, aber normokardes Piep-piep-piep getreten.

Weiter bei **762**.

599 «Ah ja, genau», erinnert sich nun auch Arne und klingelt. Sie sollten sich den Namen immer merken oder irgendwo notieren, da diese Information nicht auf jedem Melder erneut abrufbar ist und es ziemlich peinlich rüberkommt, wenn Sie bei einem Notfalleinsatz zurück ins Auto müssen, um die Leitstelle erneut nach dem Namen zu fragen.

Gut gemacht!

Weiter bei **640**.

600 Obwohl es durchaus stabile VTs, sogenannte slow VTs, gibt, liegt eine solche bei Herrn Krummholz nicht vor. Sie können supraventrikuläre Herzrhythmusstörungen von ventrikulären unterscheiden, indem Sie sich den

QRS-Komplex anschauen. Ist der verbreitert, so können Sie in aller Regel (auch hier gibt es Ausnahmen) davon ausgehen, dass die Störung distal des AV-Knotens sitzt, also im Ventrikel. Bei einem normal konfigurierten QRS-Komplex stellt sich die Sache genau umgekehrt dar.

Das vorliegende EKG weist ganz eindeutig schmale QRS-Komplexe auf und die Herzrhythmusstörung hat folglich einen supraventrikulären Ursprung.

Denken Sie unter diesem Gesichtspunkt nochmal über Ihre Antwort nach und versuchen Sie es bei **206** nochmal. Vorher müssen Sie sich aber 4 Kompetenzpunkte abziehen.

Das stimmt! **601**

Das können Sie mit Sicherheit sagen. Früher wurde für die «Diagnose» des Schockbildes der Schockindex benutzt, der sich aus den beiden Parametern Herzfrequenz geteilt durch den systolischen Blutdruck zusammensetzt. Liegt der Index über einem Wert von 1, so kann von einem Schock ausgegangen werden. Heutzutage hat der Index aber seine Wertigkeit stark eingebüßt, da er wichtige klinische Parameter, wie die Perfusion im peripheren Gefäßbett, außer Acht lässt. Einem aufgeregten jungen Menschen, der vielleicht generell einen niedrigen Blutdruck hat, könnte mit Hilfe des Schockindex ein Schock angedichtet werden, obwohl gar keiner vorhanden ist.

Besser ist es also, die periphere Durchblutung zu prüfen. Das geht am besten, indem man die periphere Refillzeit bestimmt. Dazu drückt man auf das Nagelbett eines Patienten, bis es weiß ist, und zählt dann die Sekunden, die es dauert, bis sich selbiges wieder mit Blut füllt. Überschreitet diese Zeitspanne 5 Sekunden, so kann man von einem Schock ausgehen. Aber Vorsicht! Auch dieser Test hat seine Grenzen. Messen Sie immer gleichzeitig den Puls. Der sollte bei einem Schock fast zwingend erhöht sein. Ist der Puls normal, so ist nach anderen Gründen für die verlängerte Refillzeit zu suchen. In Frage kämen hier beispielsweise kalte Hände.

Aber bei Herrn Wagner ist eines klar: Es liegt ein Schock vor.

Welche Arten des Schocks kennen Sie und worum handelt es sich bei Ihrem Patienten?

Notieren Sie die Antwort und lesen Sie bei **481** weiter!

«Wir werden uns das mal anschauen!», antwortet Ihnen der Zugführer der **602**
Feuerwehr.

«Vielleicht können wir den Mann ja auch über das Treppenhaus nach unten bringen.»

Zurück zu den Optionen von **218**.

603 Die Patientin, der es durch Ihre Sauerstoffgabe merklich besser geht, erklärt Ihnen, dass sie bereits seit einigen Tagen unter Luftnot leidet. Sie hat das aber auf die Grippe geschoben, die letzte Woche dafür gesorgt hat, dass sie den ganzen Tag im Bett lag. Heute Morgen ist es dann aber so schlimm geworden, dass sie kaum vom Bett zum Klo gekommen ist. Eigentlich wollte Frau Fahrig keinen Arzt rufen. Erst ihre Enkelin konnte sie überzeugen, dass es so nicht weitergeht.

Zurück zu den Optionen von **689**.

604 Sie kneifen Frau Fahrig sanft in den Unterarm und beobachten, dass die Haut innerhalb kürzester Zeit wieder an ihren Platz zurückgleitet. Ausgetrocknet ist die Patientin offenbar nicht.

Zurück zu den Optionen von **132**.

605 Bei dem gesuchten Wirkstoff handelt es sich um Salbutamol, einen kurz wirksamen Betaagonisten. Durch die Bindung des Medikamentes an die Betarezeptoren in der Lunge wird eine Bronchodilatation erzeugt, die dafür sorgt, dass Frau Fahrig wieder wesentlich besser durchatmen kann. Bevor Sie dieses, durch Ihren ärztlichen Leiter zur Verwendung freigegebene Medikament einsetzen, müssen Sie allerdings sicherstellen, dass keine Allergie vorliegt. Das sollten Sie im Laufe des Falles bereits getan haben. Außerdem müssen Sie beachten, dass Salbutamol eine Tachykardie auslösen oder eine bestehende Tachykardie verschlimmern kann.

Kannten Sie Namen und Wirkungsweise des Medikaments? Dann dürfen Sie sich jeweils 2 Kompetenzpunkte dazuaddieren. Wenn nicht, verlieren Sie jeweils 2 Punkte. Sie sollten schon wissen, was Sie verabreichen.

Zurück zu den Optionen von **132**.

606 «Leitstelle von 1/83 kommen.»

«Kommen Sie!»

«Wir bräuchten hier Unterstützung von der Polizei. Der Patient möchte nicht mit ins Krankenhaus und ist alkoholisiert!», geben Sie dem Disponenten an der Leitstelle durch. Der hat keine andere Wahl, als Ihnen Glauben zu schenken, und alarmiert die exekutiven Kräfte.

Leider war Arne gerade damit beschäftigt, das Protokoll auszufüllen, und hatte keine Möglichkeit, Sie an Ihrem Vorhaben zu hindern.

«Was ist los?», empört Herr Hasemann sich.

«Willst Du mich verarschen, Alter? Was stimmt denn nicht mit Dir. Ich hab Euch doch gar nichts getan. Warum rufst Du jetzt die Bullen?»

Selbstredend hat Ihr Patient mitgekriegt, dass Sie die Leitstelle angefunkt haben, denn so groß ist der RTW ja schließlich nicht.

Sie versuchen, ihm zu erklären, dass Sie die Polizei einschalten müssen, wenn ein Betrunkener sich weigert, mit in die Klinik zu kommen.

«Aber ich bin doch gar nicht betrunken! Ich hab ein paar Bierchen gezischt!»

Auch Arne ist weniger begeistert von Ihrem Vorhaben, Herrn Hasemann einen Vollrausch anzuhängen, und erklärt Ihnen, dass nicht jeder Alkoholisierte automatisch seiner Bürgerrechte beraubt werden darf. Schnell bestellt Arne die Polizei wieder ab. Währenddessen ziehen Sie sich 5 Kompetenzpunkte ab. Natürlich macht es Sinn, im Zweifel die Polizei zu Hilfe zu rufen. Sicher aber nicht bei Herrn Hasemann, einem völlig freundlichen und zugänglichen Patienten. Sie sollten diese Entscheidung an der Orientierung des Betroffenen in Raum, Zeit, Person und Zeitgeschehen abhängig machen.

Der Umstand, dass Herr Hasemann keine Ahnung hatte, wie der aktuelle Bundeskanzler heißt, ist wohl eher auf dessen niedrige Allgemeinbildung als auf eine Störung der Hirnfunktion zurückzuführen.

Arne entschuldigt sich beim Patienten, der nun ohne ein weiteres Wort den RTW verlässt.

Das hätten Sie auch diplomatischer regeln können!

Weiter bei **709**.

«Sie?!», sprechen Sie den Hausmeister an. **607**

«Wären Sie so nett, den Leuten von der Feuerwehr zu sagen, dass sie doch noch bleiben sollen?»

Der Mann bejaht, erfreut, bei der dramatischen Rettung des Patienten helfen zu dürfen, und verschwindet sogleich.

«Sehr gut!», lobt Arne Sie.

«Die brauchen wir später sicher noch beim Transport!»

Zurück zu den Optionen von **281**.

Das ist falsch. **608**

Diese Zeiten sind lange vorbei!

Ziehen Sie sich 5 Kompetenzpunkte ab und suchen Sie unter den Optionen von **209** nach der richtigen Antwort.

609 Liegt eine instabile (pulslose) ventrikuläre Tachykardie vor ist das eine Indikation zur sofortigen …

- … Reanimation. **(77)**
- … Kardioversion. **(593)**
- Nichts von beidem. Sie lassen sich nicht verunsichern. Es liegt eine instabile ventrikuläre Tachykardie vor und Sie brauchen den Notarzt. Selbst müssen Sie jetzt aber nichts tun. **(634)**

610 Der junge Mann freut sich darüber, dass er nicht ins Krankenhaus muss.

Es zeigt sich schon während des Reinigens, dass die Wunde lediglich eine Abschürfung der oberen Hautschichten ist und mehr nicht.

Bereits nach ein paar Minuten blutet sie nicht mehr. Sie legen trotzdem einen Verband an und raten dem Patienten, sich nicht nochmal in eine Prügelei zu begeben.

Kurz bevor Herr Hasemann den RTW verlassen will, kommt Arne nochmals auf Sie zu und fragt Sie: «Bist Du Dir ganz sicher, dass wir den Burschen gehen lassen können?»

- «Absolut. Der hat nichts!» **(701)**
- «Vielleicht hast Du recht! Ich habe da wohl eine Kleinigkeit übersehen!» **(54)**

611 Zurück zu den Optionen von **689**.

612 Sie haben's erkannt!

Im Moment ist es wichtig, dass Sie so schnell wie möglich wieder mit der Herzdruckmassage beginnen! Man hat herausgefunden, dass dies dem Patienten nicht schadet, selbst wenn er bereits wieder einen Sinusrhythmus hat. Und wenn nicht – dann gilt das alte Lied: so schnell wie möglich weiterdrücken!

Weiter bei **578**.

613 Bei einer Kardioversion, das heißt einer gezielten Schockabgabe, müssen Sie darauf achten, den so genannten «Sync»-Modus zu aktivieren, bevor der Notarzt den Schock abgibt. Tun Sie das nicht, so kann ein Kammerflimmern ausgelöst werden, wenn der Schock in die refraktäre Phase des Herzzyklus trifft.

Und sind wir ehrlich: Was Herr Krummholz jetzt nicht braucht, ist ein Kammerflimmern. Eigentlich braucht das niemand.

Wussten Sie die richtige Antwort?

Wenn ja, dürfen Sie sich jetzt 4 Kompetenzpunkte hinzurechnen. Wenn nicht, verlieren Sie die gleiche Anzahl.

Weiter bei **124**.

Das ist falsch. **614**

Denken Sie daran, welches Alter Ihr Patient hat! Ziehen Sie sich 5 Kompetenzpunkte ab und suchen Sie unter den Optionen von **209** nach der richtigen Antwort.

Obwohl Herr Krummholz noch ziemlich lebendig wirkt – etwas schwach **615**
zwar, aber doch lebendig –, scheint das kein Hindernis für Sie darzustellen, ihn plötzlich mit Herzdruckmassagen und Elektroschocks zu malträtieren!

Glücklicherweise kommt in diesem Moment Christoph dazu und kann Schlimmeres verhindern.

Schauen Sie sich die Indikationen für den Start der Wiederbelebung nochmals genau an. Einen bewusstseinsklaren Patienten sollten Sie sicher niemals reanimieren!

Zurück zu den Optionen von **531**.

«Perfekt!», ruft Arne. **616**

«Tröpfelt wie 'ne Eins.»

Und tatsächlich. Ein kurzer Blick auf die Kammer des Infusionssystems zeigt Ihnen an, dass der Zugang wohl in der Vene liegt, denn die Ringer-Lösung ist unterwegs im Schuss in Richtung Frau Fahrig. Und dick wird auf deren Handrücken auch nichts.

Sie wenden sich dem orangen Regulierungsventil am Infusionssystem (**Abb. 23**) zu und …

- … lassen alles so, wie es ist. **(42)**
- … drosseln die Einlaufgeschwindigkeit. **(415)**

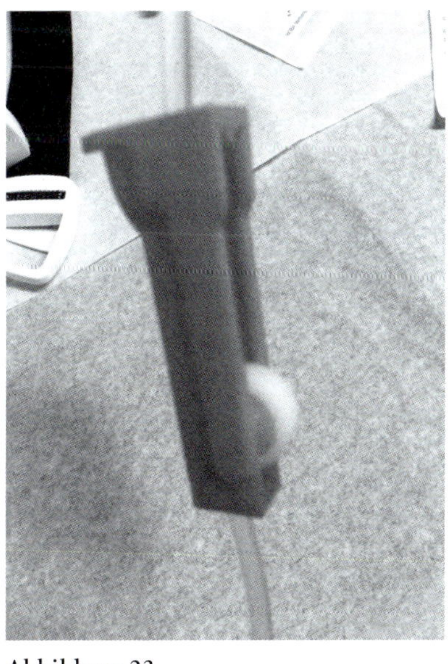

Abbildung 23

617 Was wollen Sie noch wissen? Schreiben Sie vier wesentliche Fragen, die unbedingt noch geklärt werden sollten, auf einen Schmierzettel und lesen Sie bei **354** weiter!

618 Sie haben's erkannt!

Sie sollten ungefähr 2 Minuten weiter reanimieren, bis eine erneute Rhythmusanalyse indiziert ist.

Früher war das ein bisschen anders. Man hat bis zu dreimal hintereinander geschockt – analysiert, geschockt – analysiert. Und das, ohne die Herzdruckmassage wieder aufzunehmen. Seitdem klar ist, dass das Aufrechterhalten einer effektiven Blutzirkulation eine der wichtigsten, wenn nicht gar das wichtigste Prinzip der Reanimation ist, hat man von dieser Herangehensweise Abstand genommen. Selbst wenn die Defibrillation zur Etablierung eines effektiven Herzrhythmus geführt hat, so schaden weitere 2 Minuten Herzdruckmassage vermutlich nichts.

Zurück zu den Optionen von **91**.

619 Folgende Utensilien sind für eine Intubation notwendig:

- Laryngoskop mit Spatel (den Notarzt nach der gewünschten Größe fragen!)
- Tubus und Führungsstab (auch hier den Notarzt nach der gewünschten Größe fragen!)
- Magill-Zange
- Kapnometrie
- Stethoskop
- alternativer Atemweg (meist Larynxtubus oder Larynxmaske)
- Beatmungsbeutel mit angeschlossenem Sauerstoffventil und Beatmungsmaske
- Guedel- oder Wendel-Tubus
- Blockerspritze
- Tubusbefestigung
- Schmiermittel für den Tubus.

Folgende Dinge müssen vor der Einleitung der Narkose auf ihre Funktionalität geprüft werden:

- Peripherer Venenzugang muss einwandfrei laufen.
- Tubuscuff muss auf Dichtigkeit geprüft werden.
- Absaugung muss auf Funktionalität geprüft werden.
- Licht des Laryngoskops muss auf Funktionalität geprüft werden.

Abbildung 24 zeigt einen typischen Arbeitsplatz kurz vor der Intubation. Werkzeuge für den alternativen Atemweg, Stethoskop sowie Kapnometrie und Magill-Zange sind nicht auf dem Bild zu sehen.

Haben Sie alle Dinge aufzählen können, die notwendig sind, und wussten Sie, worauf insbesondere zu achten ist? Dann bekommen Sie für jedes Utensil und für jede korrekte Prüfung der Funktionalität, die Ihnen eingefallen ist, 1 Punkt.

Entsprechend müssen Sie sich 2 Punkte für jedes Detail, das Sie vergessen haben, abziehen.

Weiter bei **743**.

Das ist zu lange. **620**

Sollte wieder ein Sinusrhythmus etabliert sein, so sollten Sie das wissen. Wenn nicht, dann muss erneut geschockt werden – und das nicht erst nach 10 Minuten.

Sie verlieren 4 Kompetenzpunkte.

Zurück zu den Optionen von **578**.

Faux pas! **621**

Seien Sie niemals arrogant – weder zu medizinischem Personal noch zu Laien! Sie wollen doch auch nicht, dass man Sie respektlos behandelt.

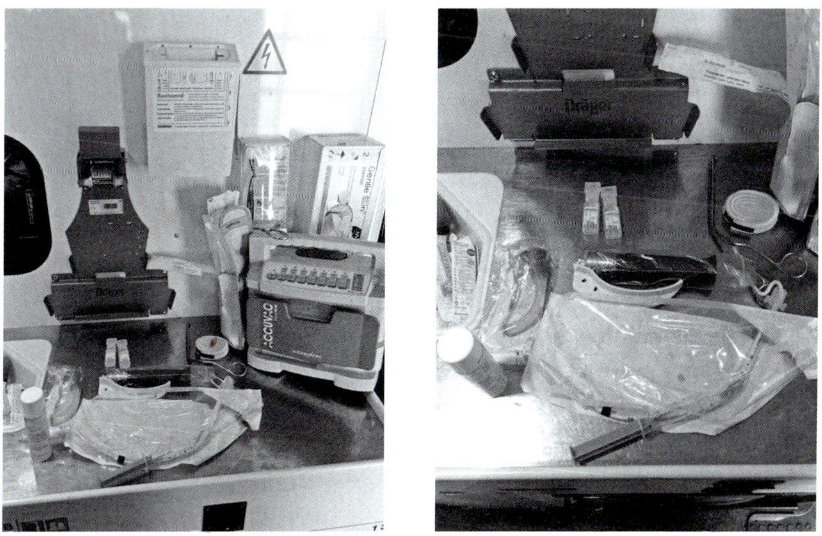

Abbildung 24

Außerdem wissen Sie nicht, ob Sie die Dienste des Zahnarztes nicht vielleicht noch in Anspruch nehmen müssen. Wer weiß, wozu der Ihnen noch nützlich sein kann.

Christoph hat die Situation sofort verstanden und entschuldigt sich in Ihrem Namen beim Patienten und beim Personal der Praxis.

Sie verlieren 2 Kompetenzpunkte und üben sich in Bescheidenheit.

Zurück zu den Optionen von **767**.

622 Tun Sie so etwas nicht!

Wem wollen Sie damit etwas beweisen?

Die Menschen rufen den Rettungsdienst in aller Regel, wenn sie nicht mehr weiterwissen, sich in Not fühlen. Und dieses Gefühl ist, wie so viele andere Gefühle, ziemlich subjektiv.

Nehmen Sie die Sorgen der Menschen also immer ernst, gerade wenn es sich um medizinisches Fachpersonal handelt, das Sie anfordert. Denn manchmal können Krankheitsbilder dramatischer sein, als es anfangs scheint.

Sie verlieren 5 Kompetenzpunkte.

Zurück zu den Optionen von **767**.

623 Was wollen Sie untersuchen?

Führen Sie nur relevante Untersuchungen durch. Sie sind kein Internist und müssen sich auf die notfallmedizinisch relevanten Fragestellungen konzentrieren, sonst verlieren Sie Kompetenzpunkte!

- Sie untersuchen die Schleimhäute des Mund- und Rachenraumes. **(172)**
- Sie führen eine orientierende neurologische Untersuchung durch. **(554)**
- Sie führen einen Bodycheck durch. **(296)**
- Sie auskultieren Lunge und Herz. **(494)**
- Sie untersuchen das Abdomen. **(289)**
- Sie untersuchen die Extremitäten. **(321)**
- Sie untersuchen noch eine andere Körperregion. **(661)**

Gehen Sie zu den Optionen von **767**, wenn Sie alle relevanten Untersuchungen durchgeführt haben.

624 Es dauert gar nicht so lange, bis die Feuerwehr in Form eines entsprechenden Zuges anrückt. Der Zugführer stellt sich bei Ihnen vor und lässt sich über die Lage ins Bild setzen. Dann schreiten die Jungs zur Tat. Gerade als der Kompaniechef beginnen möchte, bei anderen Mitbewohnern zu klingeln (der darf das jetzt, weil es nicht sehr sinnvoll wäre, die Eingangstür des gesamten Hausaufganges zu zerstören), kommt einer der Polizisten zu Ihnen beiden und macht mit seinen Armen unmissverständliche Gesten: «Halt! Stopp!», schreit er Ihnen zu und: «Wir konnten soeben den Hausmeister erreichen. Er hat einen Generalschlüssel und wird gleich hier sein, um uns reinzulassen.»

Enttäuscht nicken Sie. Wie gerne hätten Sie die Feuerwehr doch im Einsatz gesehen.

«Also dann!», sagt der Feuerwehrkapitän müde.

«Wir rücken ab!»

- «O. K. Sorry, dass wir Euch geweckt haben! Gute Nacht.» **(507)**
- «Nein. Bleibt bitte noch kurz da!» **(763)**

Selbstredend müssen die Arbeitsmittel vor jeder Schicht auf Vollständig- **625**
keit und die Gerätschaften vor jeder Schicht auf Funktionstüchtigkeit geprüft werden!

Das sollte sich von selbst verstehen, weshalb Sie für die richtige Antwort auch keine Zusatzpunkte bekommen!

Weiter bei **249**.

Das ist keine so gute Idee. **626**

Sie haben momentan Besseres zu tun.

Zwar kann die Gabe von Volumen zur Normalisierung einer Tachykardie führen, wenn sie durch einen Volumenmangel verursacht ist – auf der anderen Seite verringert eine tachykarde absolute Arrhythmie die Ejektionsfraktion. Durch eine zu exzessive Volumengabe können Sie also ein Lungenödem auslösen.

Sie verlieren 5 Kompetenzpunkte.

Zurück zu den Optionen von **16**.

Sie sind genervt. **627**

Eigentlich könnten Sie jetzt gemütlich schlummernd in Ihrem Bett liegen. Stattdessen müssen Sie sich mit offenkundig angetrunkenen Bekloppten auseinandersetzen.

Kopf hoch!

Auch das gehört zum Beruf!

Schnell wird klar, dass nur einer der beiden jungen Männer Ihr Patient sein wird – und zwar der Unterlegene.

Der andere hat keinen Kratzer abbekommen und ist auch nicht sonderlich scharf auf Ihre Hilfe.

Nachdem klar ist, dass Sie die Polizei nicht einschalten werden, zieht der Mann von dannen, nicht ohne einen Kommentar à la «Dich kauf ich mir noch» in Richtung Ihres Patienten zu schleudern.

Weiter bei **579**.

628 Sie bitten Christoph, Ihnen das Medikament vorzubereiten, denn es liegt als Trockensubstanz vor und muss erst aufgelöst werden.

Nach einer halben Minute hält Christoph Ihnen eine fertige Spritze vor die Nase. Sie kontrollieren sie auf Spuren von nicht aufgelösten Pulverrückständen und verabreichen das gesamte Medikament im Schuss.

Nach welcher Zeit können Sie mit einer Wirkung rechnen?

Notieren Sie die Antwort und lesen Sie bei **385** weiter!

629 Jürgen verabschiedet sich bei Ihnen und wünscht eine gute Fahrt.

Sie bedanken sich und wenden sich nun Herrn Krummholz zu. Nachdem Sie sich und Christoph vorgestellt haben …

- … fragen Sie den Patienten, wie es ihm geht und ob er irgendwelche Beschwerden hat. **(150)**
- … lagern Sie den Patienten sofort auf Ihre Trage um. **(694)**
- … lagern Sie den Patienten auf Ihre Trage um. **(183)**
- … machen Sie sich ein Bild von Herrn Krummholz, indem Sie die Vitalparameter messen. **(248)**
- … führen Sie eine orientierende körperliche Untersuchung durch. **(285)**
- … legen Sie einen Zugang. **(651)**
- … fragen Sie den Patienten, ob er auch wirklich verlegt werden will. **(116)**
- … bereiten Sie Medikamente vor. **(361)**
- … bestellen Sie das NEF nach. **(428)**

Von den oben genannten Optionen sind lediglich vier richtig. Identifizieren Sie die korrekten Antworten und bringen Sie diese in die richtige Reihenfolge.

Lesen Sie dann bei **535** weiter.

630 Im Optimalfall lebt Herr Leitning noch!

Tatsächlich hatten Sie auch die eine oder andere Möglichkeit, für das viel zu frühe Ableben des jungen Patienten zu sorgen, doch wenn Sie alles richtig gemacht haben, sollte es ihm langsam wieder besser gehen.

Nach ein paar Minuten kommt der Notarzt an der Einsatzstelle an und steigt zu Ihnen in den RTW.

Als er Herrn Leitning sieht, sagt er: «Na, so schlimm kann es ja gar nicht sein. Was lag denn an?»

Ihre Übergabe sollte sich ungefähr wie folgt anhören: «Herr Leitning hatte eine allergische Reaktion auf die Lokalanästhesie, die er von seinem Zahnarzt bekommen hatte. Anfangs war der Patient kreislaufstabil und klagte lediglich über leichte, kaum durch die periphere Sauerstoffsättigung zu objektivierende Dyspnoe, einen Ganzkörperausschlag und generalisiertes Jucken. Die oberen Atemwege waren frei. Auskultatorisch war lediglich ein leiser Stridor auffällig. Im Verlauf wurde Herr Leitning aber kreislaufinstabil. Nach Gabe von 2 mg Clemastin als Kurzinfusion, 500 ml Infusionslösung im Schuss sowie 250 mg Solu-Dekortin und fraktioniert 0,5 mg Suprarenin stabilisierte sich die Situation wieder.»

Der Notarzt schaut Sie mit großen Augen an.

«Ich bin beeindruckt!», sagt er.

Während der Arzt den Patienten untersucht, machen Sie sich, berechtigterweise stolz auf Ihre Arbeit, daran, den Einsatz zu protokollieren.

Sollten Sie alles genauso gemacht haben wie beschrieben, bekommen Sie satte 10 Kompetenzpunkte zusätzlich.

Für jede vergessene Maßnahme verlieren Sie aber 2 Punkte. Für überflüssige Maßnahmen haben Sie ja bereits ordentlich Punkte gelassen, sollten Sie welche durchgeführt haben.

Weiter bei **253**.

Es dauert gerade einmal 40 Minuten, bis Sie zusammen mit Ihrem Patienten und dem Rest des Teams im Schockraum der Uniklinik stehen. Dort werden Sie bereits sehnsüchtig durch das dortige Team erwartet. Dann geht alles ganz schnell. **631**

Während Jürgen die Übergabe macht, sagt keiner ein Wort und niemand darf den Patienten berühren. Erst wenn alle Fragen geklärt sind, wird umgelagert. Das Ganze dient dem Zweck, den Informationsverlust so gering wie möglich zu halten.

Nachdem der Patient umgelagert ist und Sie mit Arne die Liege zurück zum RTW geschoben haben, merken Sie plötzlich, dass die fast zweistündige Arbeit ein jähes Ende genommen hat.

Was ist denn jetzt los?

Gerade waren Sie doch noch mitten im Getümmel und plötzlich haben Sie mit der Versorgung des Patienten überhaupt nichts mehr zu tun …

Gewöhnen Sie sich dran. Das Gefühl ist am Anfang komisch.

Sie erfahren ein paar Tage später, dass Herr Geißenecker tatsächlich eine Hirnblutung hatte und noch am selben Tag operiert werden musste.

Außerdem wurde eine Trümmerfraktur der Hüfte diagnostiziert.

Wie das Ganze langfristig ausgeht, kann man aber leider nicht sagen.

Weiter bei **212**.

632 «Was hatt'n das jetzt mit meinem Arm zu tun?», will Herr Hasemann von Ihnen wissen.

Nachdem Sie ihm erklärt haben, dass Sie diese Information brauchen und es sich hierbei um eine Standardfrage handelt, muss der junge Mann zugeben, dass er nicht sonderlich an der politischen Entwicklung im Lande interessiert ist.

«Das ist doch die Ossitante, oder?», versucht er sein Unwissen noch irgendwie zu kaschieren.

Peinlich, peinlich die heutige Jugend.

Zurück zu den Optionen von **18**.

633 Momentan ist die Infusion nur notwendig, damit der Zugang nicht verstopft, so viel ist Ihnen klar. Der Patient hat kein Volumenproblem. Weder ist der Blutdruck kompromittiert, noch liegt eine Tachykardie vor. Der periphere Refill erlaubt keine Rückschlüsse auf ein Schockgeschehen. Auch eine Einblutung in der Nähe der offenbar frakturierten Hüfte konnten Sie nicht entdecken.

Zurück zu den Optionen von **218**.

634 Sie liegen in so vielen Punkten gefährlich falsch. Sie sollten Ihr Wissen über Herzrhythmusstörungen grunderneuern. Zum Ersten muss eine pulslose VT unbedingt durch eine Reanimation behandelt werden, denn sie gehört zu den reanimationspflichtigen Herzrhythmusstörungen. Allerdings liegt eine solche Tachykardie hier überhaupt nicht vor! Sie verlieren 10 Kompetenzpunkte.

Frischen Sie Ihr dringend benötigtes Grundlagenwissen auf und kehren Sie dann zu **206** zurück, um es nochmal zu versuchen!

635 Selbstredend!

Herr Geißenecker muss nach Allheim gefahren werden. Auch wenn Sie dorthin den längsten Anfahrtsweg haben, müssen Sie dieses Krankenhaus wählen, weil es das einzige in der Umgebung ist, das die personellen und strukturellen Ressourcen hat, eine Hirnblutung zu behandeln.

Optimalerweise würde Herr Geißenecker dorthin geflogen werden. Allerdings ist es mitten in der Nacht und zu dieser Tageszeit fliegen nur sehr wenige RTHs.

Weiter bei **309**.

«Wir machen den Rest im Auto!», teilen Sie Christoph Ihren Vorschlag mit. **636**

«Ist wohl besser, da haben wir den Patienten wenigstens schon mal unten.»

Sie wissen genau, was Christoph meint.

Wegen des engen Treppenhauses und wegen des amorphen Körperbaus Ihres Patienten fragen Sie ihn deshalb, ob er die paar Stufen bis zum Auto laufen kann.

Herr Leitning bejaht und Sie machen sich auf den Weg zum RTW.

Unter den sorgenvollen Blicken von Dr. Bieber sowie seinen drängenden Bitten, Herr Leitning solle doch nach Abschluss seiner medizinischen Behandlung erneut einen Termin ausmachen, um die zahnärztliche Behandlung zu beenden, begleiten Sie Ihren Patienten nach draußen zum RTW.

Auf dem Weg fällt Ihnen auf, dass Herr Leitning immer größere Probleme beim Atmen hat.

Die im Auto erneut gemessenen Vitalwerte bestätigen Ihre subjektive Wahrnehmung.

Die periphere Sauerstoffsättigung liegt nur noch bei 85 %, der Puls bei 140/min und der Blutdruck bei 80/70 mmHg.

Bestellen Sie nun ein NEF?

- Ja. **(408)**
- Nein. Das ist nur die Anstrengung. Sie warten ein paar Minuten ab, dann wird es schon wieder gehen. **(286)**

Nachdem die 30 Sekunden vergangen sind, nehmen Sie den Zugang, der Ihnen von Arne angereicht wird, spannen die Haut distal der geplanten Einstichstelle, ohne diese nochmal zu berühren, und punktieren die Vene. **637**

Und tatsächlich. Es dauert nicht lange, da sehen Sie, wie Blut in der Nadel zurückläuft.

Sie ziehen diese etwas zurück und schieben den Zugang nach vorne, was Ihnen ohne Probleme glückt.

Dann entfernen Sie die Nadel ganz und schließen den Infusionsschlauch an.

Vorher haben Sie bereits den Stauschlauch gelöst.

Jetzt müssen Sie den Zugang nur noch mit dem entsprechenden Pflaster befestigen (**Abb. 25**).

Nehmen Sie dieses Buch und schlagen Sie eine beliebige Seite auf.

Wenn die von Ihnen aufgeschlagene Seitenzahl auf 0, 1 oder 2 endet, dann lesen Sie bei **62** weiter!

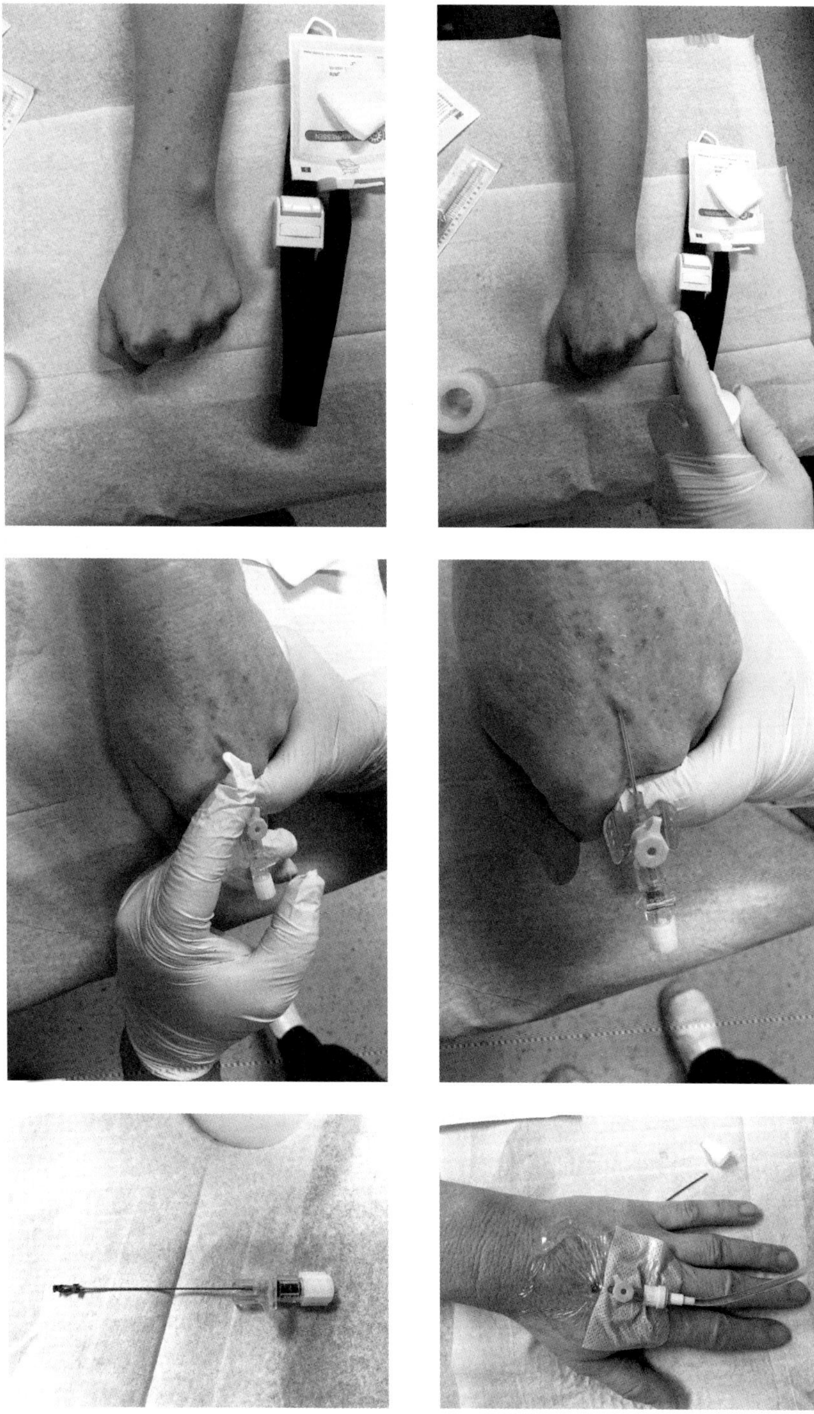

Abbildung 25

Wenn die von Ihnen aufgeschlagene Seitenzahl auf 3, 4, 5 oder 6 endet, dann lesen Sie bei **616** weiter!

Wenn die von Ihnen aufgeschlagene Seitenzahl auf 7, 8 oder 9 endet, dann lesen Sie bei **345** weiter!

Der Rest der Fahrt verläuft ruhig. Als der RTW am Krankenhaus ankommt, deutet nichts darauf hin, dass es Frau Fahrig vor einer halben Stunde noch schlecht ging. Sie bringen die Patientin in die kleine Notaufnahme, Jürgen macht eine Übergabe an die diensthabende Internistin und nach wenigen Augenblicken ist Ihr Einsatz beendet. **638**

«Ich hol mir noch schnell ein Patientenklebchen fürs Protokoll», sagt Arne.

«Würdest Du bitte schon mal den Status drücken!», fordert Ihr Kollege Sie auf.

Notieren Sie die Ziffer, die es nun am Funkgerät zu aktivieren gilt, und lesen Sie bei **678** weiter.

Super, dass Sie Ihr erster Einsatz nicht aus der Ruhe bringt! Aber das ist auch schon alles, was an Ihrer Reaktion gut ist! Sie müssen erstens die Sorgen der Patienten und der Angehörigen ernst nehmen. Einfach entspannt ins Haus schlendern, am besten noch mit den Händen in der Hose, kommt gar nicht gut an! **639**

Hinzu kommt, dass Arne gerade dabei ist, die ganze Ausrüstung allein aus dem RTW zu holen!

Allein!

«Kommst Du mir vielleicht mal helfen?», blafft er Sie an. Und mit was? Mit Recht!

Kollegialität ist im Rettungsdienst oberstes Gebot! Die Arbeit funktioniert nur im Team. Mit 3 Kompetenzpunkten zahlen Sie ein gehöriges Lehrgeld. Weiter bei **173**.

Unglücklicherweise scheint überhaupt niemand auf Ihr Klingeln zu reagieren. **640**

Nachdem Arne mindestens drei weitere Male auf den Knopf gedrückt hat, müssen Sie beide sich eingestehen, dass Sie so nicht weiterkommen. Doch was nun?

- Sie fahren wieder auf die Wache und legen sich ins Bett. Wer nicht aufmacht, braucht auch keine Hilfe. **(387)**

- Sie klingeln bei anderen Bewohnern des Hauses und hoffen, auf diese Art und Weise Zugang zu bekommen. (Es ist halb 2 Uhr nachts!) **(438)**
- Sie bitten die Leitstelle um Hilfe. **(502)**
- Sie machen etwas ganz anderes. **(211)**

641 Weiter zu den Optionen von **723**.

642 Sie sind noch keine Minute bei Herrn Wagner, haben ihm ja gerade erst die Hand gegeben und sich vorgestellt. Das heißt, das NEF braucht mindestens noch 6 bis 7 Minuten, bis es vor Ort ist.

Bis in die Notaufnahme brauchen Sie zirka 1 Minute, nochmal 2, bis Sie den Patienten im Auto haben.
Was tun Sie also?

- Sie setzen Herrn Wagner auf Ihren Tragestuhl, laden ihn ins Auto und fahren umgehend mit ihm in die Notaufnahme. Die Leitstelle soll Schockraumalarm auslösen. Ihre Aufgabe ist es, den Patienten so schnell wie möglich einem Arzt zuzuführen. Das muss, wenn der Weg ins Krankenhaus der schnellere ist, nicht zwangsläufig der Notarzt sein. **(112)**
- Sie müssen unbedingt auf den Notarzt warten. Es ist zwar Ihre Aufgabe, den Patienten so schnell wie möglich einem Arzt zuzuführen, allerdings nehmen Sie an, dass Herr Wagner einen Herzinfarkt hat. Dieses Krankheitsbild stellt ohne Frage eine Notarztindikation dar. Außerdem müssen Sie es verantworten, wenn dem Mann auf dem Transport irgendetwas passiert. **(488)**

643 «Hallo? Hallo, Herr Geißenecker?»

Sie gehen zum Kopf des Mannes und bewegen ihn ganz leicht. Dabei fällt Ihnen auf, dass der Patient kaum Muskeltonus hat. Auf Ihre Ansprache öffnet er weder die Augen noch gibt er einen Laut von sich. Als Sie Herrn Geißenecker ins Ohrläppchen zwicken, scheint ihn das zwar zu stören, zielgerichtet wehren kann er sich aber offenbar nicht.

Ordnen Sie diese Reaktionen auf der Glascow Coma Scale ein! Wie hoch ist der GCS?

Notieren Sie den Wert und lesen Sie bei **29** weiter!

644 Falsch!

Mit Status «1» teilen Sie der Leitstelle mit, dass Sie im RTW sitzen und auf der Rückfahrt vom Einsatz sind. Die Disponenten vor Ort gehen davon aus, dass Sie jederzeit über den normalen Funk ansprechbar sind und werden Sie bei Bedarf auf diese Art und Weise kontaktieren. Sie verlieren 2 Kompetenzpunkte. Der richtige Status wäre die «2» gewesen.

Damit teilen Sie der Leitstelle mit, dass Sie sich nun auf der Wache befinden und über den Melder erreichbar sind.

Weiter bei **103**.

645

Da Sie mit Chemikalien arbeiten, sollten Sie unbedingt Handschuhe bei der Arbeit tragen.

In der Regel verwendet man für die Desinfektion der Arbeitsflächen Einmaltücher.

Am Anfang reinigen Sie alle Flächen von groben Verschmutzungen wie Blut oder Erbrochenem. Achten Sie darauf, dass Sie das Material nicht überall verwischen. Danach wischen Sie mit den entsprechenden Desinfektionstüchern gründlich über die Flächen und bedenken auch, dass es überall Winkel und Ecken gibt. Zwar mag das irgendwie nervig klingen, aber denken Sie immer daran, dass Ihre Mutter die Nächste sein könnte, die Sie transportieren. Und da wollen Sie natürlich keinen Keim im RTW haben!

Nachdem alle Flächen, auch die der Trage, desinfiziert sind, warten Sie in der Regel 15 Minuten. Lüften Sie den RTW und erst danach sind Sie bereit für den nächsten Transport.

Beachten Sie, dass die Einwirkzeiten vom verwendeten Produkt abhängen. Informieren Sie sich also vorher darüber.

Ob das Prozedere überall so eingehalten wird, steht auf einem anderen Blatt. Besonders praktikabel ist es sicher nicht und außerdem gibt es verschiedene Möglichkeiten der Flächendesinfektion. Formal sollte es aber bei den meisten Desinfektionsmitteln so gehandhabt werden.

Wenn Sie das gewusst haben, bekommen Sie 4 Kompetenzpunkte. Wenn nicht, verlieren Sie dieselbe Anzahl.

Weiter bei **766**.

646

Nachdem Sie den Status gedrückt haben, informiert Sie der Disponent über Ihren nächsten Auftrag: «Fahren Sie in den Wiesengassenweg 4 nach Schmaltal, hier in der Zahnarztpraxis Dr. Bieber ein Patient Leitning, Tim, 28 Jahre mit unklaren Beschwerden.»

Sie bestätigen die akustische Verständigung und machen sich mit Sondersignal auf den Weg.

Unklare Beschwerden …

Was das wohl wieder heißt?

Weiter bei **245**.

647 Mehr oder weniger aktiv quält der Patient sich nach oben und sackt, sobald er auf seinen Füßen steht, in sich zusammen.

«Was ist denn da los?», fragt Christoph, als er den dumpfen Aufprall hört.

Sie erklären Ihrem Kollegen, was Sie vorhatten und dass Herr Krummholz im Rahmen dieser Maßnahme umgefallen ist.

«Wieso denn hinstellen?», fragt Christoph empört.

«Die mechanischen Maßnahmen bei dieser Art der Tachykardie sind ganz andere!»

Da haben Sie wohl etwas verwechselt. Sie verlieren 15 Kompetenzpunkte dafür, dass Sie auf einer völlig sinnfreien Maßnahme beharrt haben, obwohl Sie der Patient darauf hingewiesen hat, dass er sich nicht in der Lage zu dem fühlt, was Sie von ihm forderten.

Zurück zu den Optionen von **479**.

648 Arne packt die benötigten Utensilien aus dem Notfallrucksack und beginnt, nach einer Vene zu suchen. Glücklicherweise hat Frau Müller ziemlich gute Venen. Gleich beim ersten Mal trifft Arne ein Gefäß auf dem Handrücken.

«Soll ich gleich den BZ aus der Nadel machen?», fragt Arne.

Sie überlegen kurz. Geht das? Darf man diesen Wert überhaupt zur korrekten BZ-Analyse nutzen oder muss man frisch stechen, wenn man einen verlässlichen Blutzuckerwert haben möchte?

- Ja, Arne soll den BZ aus dem Restblut in der Nadel messen. **(137)**
- Nein, das funktioniert auf keinen Fall. Der BZ ist jetzt erst mal nicht so wichtig. **(537)**

649 Weiter bei **658**.

650 Es dauert keine 10 Sekunden, da öffnet Ihnen eine völlig verstörte Frau die Türe. Sie schätzen die Dame des Hauses auf Mitte 40.

«Kommen Sie schnell! Meinem Mann geht es schlecht.»

Die Frage, wo er sich momentan befindet, können Sie sich nach unserer Faustregel sparen, denn Sie wissen ja, dass der kränkste und älteste Patient immer ganz oben ganz hinten anzutreffen ist.

«Er ist oben im Schlafzimmer.»

Also nichts wie hin.

Herr Wagner sieht wirklich alles andere als gut aus. Der Patient sitzt auf der Bettkante und hält sich mit der rechten Hand die linke Brust. Sein Gesicht könnte fahler kaum sein.

Was tun Sie als Allererstes?

Beachten Sie bei allem, was Sie machen, dass Ihre Aktionen eine gewisse Zeit in Anspruch nehmen. Hinter jeder Antwort sind Zeiteinheiten aufgeführt. Sie müssen sich diese mit Kompetenzpunkten erkaufen. Wenn Sie also eine Aktion ausführen, die 4 Zeiteinheiten kostet, dann müssen Sie sich 4 Kompetenzpunkte abziehen.

- Sie stellen sich vor, geben dem Patienten die Hand und fühlen dabei seinen Puls. Außerdem drücken Sie ihm für ein paar Augenblicke auf die Fingernägel. Das Ganze kostet Sie 2 Zeiteinheiten. **(37)**
- Sie bitten Arne, den Mann erst mal «anzuschließen», und beginnen, die Anamnese zu erheben. Weil es dem Patienten zu schlecht geht, müssen Sie dafür seine Frau fragen. Das kostet Sie 5 Zeiteinheiten. **(96)**
- Sie führen zuallererst eine ordentliche körperliche Untersuchung durch. Die ist bei Brustschmerzen essentiell. Danach messen Sie die Vitalparameter und erheben die Fremdanamnese. Dann warten Sie auf den Notarzt, denn der akute Brustschmerz ist eine Notarztindikation. Das kostet Sie 6 Zeiteinheiten. **(594)**
- Sie weisen den Patienten darauf hin, dass die Notaufnahme keine hundert Meter entfernt ist und er sich doch bitte an die Ärzte dort wenden soll. Sie sind für Rettungseinsätze außerhalb des Krankenhauses verantwortlich. Das kostet Sie überhaupt keine Zeiteinheit. **(220)**
- Sie schreiben als Allererstes ein 12-Kanal-EKG. Das kostet Sie 3 Zeiteinheiten. **(529)**

Bei der körperlichen Untersuchung von Herrn Krummholz sollte Ihnen **651**
aufgefallen sein, dass der Mann bereits im Besitz eines peripheren Venenzugangs ist. Sie müssen also nicht extra noch einen etablieren.

Schade!

Sie haben gerade 2 wertvolle Kompetenzpunkte verschenkt – und das nur, weil Sie nicht richtig aufgepasst haben.

Das sollte Ihnen nicht nochmal passieren!

Zurück zu den Optionen von **629**.

Sie lagern Herrn Leitning in die stabile Seitenlage, was sich auf der Trage **652**
des RTW als etwas schwierig erweist.

Trotzdem – Sie sind der Meinung, was sein muss, muss eben sein, und lassen sich auch von den kritischen Blicken Ihres Kollegen nicht abschrecken.

Eine Blutdruckkontrolle nach einigen Augenblicken zeigt allerdings, dass Ihre Aktion gar nichts gebracht hat. Im Gegenteil: Sie haben Zeit verloren und der Blutdruck ist weiter gefallen. Aktuell ist er nur noch bei 70/40 mmHg.

Sie verlieren 4 Kompetenzpunkte.

Zurück zu den Optionen von **386**.

653 «Haben Sie vielleicht irgendwo eine Medikamentenliste?», wollen Sie von Frau Fahrig wissen.

Arne nickt anerkennend. Offenbar gefällt es ihm, wie Sie an die Informationen kommen, die Sie dringend brauchen.

«Aber klar», antwortet die Patientin dann auch prompt.

«Das ganze Zeug kann sich ja keiner merken.» Sie fordert ihre Enkelin auf, die Liste aus dem Wohnzimmer zu holen, und eine Minute später halten Sie diese in der Hand.

Folgende Medikamente sind vermerkt:

- Bisoprolol 2,5 mg 1–0–0
- Simvastatin 20 mg 0–0–1
- Ramipril 5 mg 1–0–0
- Viani 50 + 100 mg 1–0–1
- Salbutamol b. Bdf.
- Novalgin b. Bdf.
- Zolpidem 10 mg 0–0–1.

Notieren Sie die Krankheiten, die Sie aus der Medikamentenliste ableiten können, und lesen Sie bei **760** weiter!

654 «Das ist aber die ganz falsche Adresse», kommentiert Arne Ihren Entschluss.

«Dort können die Ärzte vielleicht die Hüfte richten, mehr aber auch nicht. Das ist ein Klinikum der Grund- und Regelversorgung!»

Natürlich hat der Kollege recht!

Sie müssen doch davon ausgehen, dass Ihr Patient unter anderem an einer Hirnblutung leidet. Anders ist die Bewusstseinseintrübung kaum zu erklären.

Die kann aber in Schmalzfeld keiner behandeln – dafür fehlen personell wie auch strukturell die Möglichkeiten. Auch wenn der Transportweg nach Allheim der längste ist – da gehört Ihr Patient hin. Sie verlieren 5 Kompetenzpunkte.

Weiter bei **309**.

Sie verkünden Ihre Diagnose und sind einigermaßen irritiert, als Sie merken, dass Arne die Entscheidung nicht so richtig mitträgt. **655**

«Und was jetzt?», fragt er.

«Willst Du anfangen zu reanimieren oder was?»

Eigentlich wäre das nämlich die folgerichtige Konsequenz eines Herz-Kreislauf-Stillstandes. Aber mal ganz ehrlich – Sie dachten doch nicht wirklich, dass Frau Müller einen solchen hat, oder? Denn die Voraussetzung dafür wäre ja, dass das Herz nicht mehr schlägt und Ihre Patientin nicht mehr atmet. Und das tut Frau Müller ja ohne Probleme.

Sie verlieren 10 Kompetenzpunkte für eine völlig falsche Diagnose. Seien Sie froh, dass Arne zur Stelle war, um Sie von weiterem Unfug abzuhalten!

Zurück zu den Optionen von **484**.

Sie ziehen Ihre Neurolampe aus den Tiefen Ihrer Hose und leuchten Frau Fahrig damit ins eine und dann ins andere Auge. Danach bitten Sie die Patientin kurz aufzustehen, um einen eventuellen Schwindel zu untersuchen. **656**

«Willst Du der Patientin vielleicht auch noch ins Ohr schauen?», fragt Arne und klingt dabei, als sei er mit Ihrer Vorgehensweise nicht besonders einverstanden.

Und tatsächlich – bleiben Sie problemorientiert. Sie sollten sich auf das vorliegende Leitsymptom konzentrieren.

Und das ist hier nun einmal die Luftnot. Eine neurologische Untersuchung hilft Ihnen momentan nicht weiter. Sie verlieren 2 Kompetenzpunkte.

Zurück zu den Optionen von **132**.

Oftmals wird in der klinischen Praxis tatsächlich so verfahren, dass sofort mit der Beatmung begonnen wird. Der Gedanke, dass der Patient schnellstmöglich an Sauerstoff kommen muss, ist sicher richtig. **657**

Leider bringt das nicht sonderlich viel, wenn die Atemwege verlegt sind. Dann gehen Sie irrtümlich davon aus, dass Ihre Beatmung gut ist und Ihr Patient genug Sauerstoff bekommt, in Wahrheit jedoch erstickt er.

Sie verlieren 5 Kompetenzpunkte.

Lassen Sie Arne bei **497** zuerst eine Kontrolle der Atemwege durchführen.

658 Ihr Patient hatte einen anderen Namen. Sie sollten sich den immer merken oder irgendwo notieren, da diese Information nicht auf jedem Melder erneut abrufbar ist und es ziemlich peinlich rüberkommt, wenn Sie bei einem Notfalleinsatz zurück ins Auto müssen, um die Leitstelle erneut nach dem Namen zu fragen.

Sie verlieren 1 Kompetenzpunkt.

Überlegen Sie nochmal!

Zurück zu den Optionen von **528**!

659 Gut möglich, dass Sie recht haben! Herr Wagner sitzt in der typischen Herzinfarkthaltung und es scheint ihm alles andere als gut zu gehen!

Sicher sagen können Sie das aber nicht. Für die Diagnose eines Herzinfarktes benötigen Sie wesentlich mehr als den klinischen Blick. Außerdem dürfen Sie gar keine Diagnosen stellen. Das ist nämlich eine ärztliche Aufgabe und auch dieser Berufsgruppe vorbehalten.

Denken Sie nochmal genau darüber nach, was Sie mit Sicherheit sagen können. Sie verlieren 4 Kompetenzpunkte.

Zurück zu den Optionen von **37**.

660 Gut, dass Sie es wenigstens zugeben. Zwar sollten Sie so wichtige Anhaltspunkte wie die Hausnummer, in der Ihr Notfallpatient wohnt, im Kopf behalten, aber wenn Sie sich dann doch nicht mehr erinnern können, dann sollten Sie das auch zugeben. Und das haben Sie getan.

Denn Raten bringt hier gar nichts. Dadurch verlieren Sie nur Zeit, die Ihr Patient unter Umständen gar nicht hat. Außerdem schmilzt das dünne Polster des Respekts, das Sie als Neuling bei den etablierten Kollegen genießen, durch solche Aktionen ziemlich schnell dahin. Für Ihre Ehrlichkeit bekommen Sie einen Zusatzpunkt.

Weiter bei **95**.

661 Wenn Sie an die Haut per se gedacht haben, verlieren Sie keine Punkte, ansonsten müssen Sie sich leider 4 Kompetenzpunkte abziehen, denn alle relevanten zu untersuchenden Körperregionen wurden bereits genannt.

Bezüglich der Haut haben Sie sicher bei der Untersuchung von Abdomen und Extremitäten eine interessante Entdeckung gemacht.

Dieselben Pusteln, die sich auf Herrn Leitnings Rumpf und Extremitäten zeigen, fallen Ihnen nun auch im Gesicht auf.

Zurück zu den Optionen von **623**.

«Schnell, da entlang!», werden Sie von der Enkelin aufgefordert. **662**

Allerdings ist diese Information überhaupt nicht nötig, denn schon von weitem hören Sie ein Geräusch, das an eine defekte Dampflokomotive erinnert. Ihnen ist sofort klar, dass dessen Quelle wohl Ihre erste Patientin sein wird.

Und so ist es auch!

Bei dem Raum, in den Sie von Ihrer Begleiterin geführt wurden, handelt es sich ganz offenkundig um das Wohnzimmer des Hauses.

In einem großen Lehnstuhl sitzt eine ältere Frau, deren Gesichtsfarbe irgendwo zwischen Pflaume und Dunkelblau angesiedelt ist. Jeder Atemzug scheint für sie eine Qual zu sein.

«Deine Patientin!», sagt Arne und wartet offensichtlich darauf, dass Sie Ihr erlerntes Wissen nun in die Tat umsetzen.

Welche Sofortmaßnahmen führen Sie nun durch?

- Sie stellen sich und Ihren Partner vor. **(722)**
- Sie legen einen intravenösen Zugang. **(432)**
- Sie bitten Arne zu übernehmen, weil die Situation Sie momentan überfordert. **(27)**
- Sie fragen die Patientin nach ihrem Versicherungsstatus. **(399)**
- Sie setzen Ihrer Patientin die Sauerstoffmaske auf. **(196)**
- Sie bestimmen die periphere Sauerstoffsättigung. **(256)**
- Sie erheben eine ausführliche Anamnese. **(293)**
- Sie schreiben ein 12-Kanal-EKG. **(418)**
- Sie beruhigen die Patientin. **(221)**
- Sie messen den Blutzucker. **(439)**
- Sie bestimmen andere Vitalparameter. **(589)**
- Sie geben der Leitstelle eine ausführliche Rückmeldung. **(403)**

Suchen Sie sich von den aufgeführten Möglichkeiten die fünf heraus, die Ihnen am sinnvollsten erscheinen, und legen Sie eine Reihenfolge fest, in der Sie die Maßnahmen abarbeiten! Dann lesen Sie bei **276** weiter.

Das anerkennende Nicken Ihres Notarztes ist der wohlverdiente Lohn für Ihre Mühen! **663**

«Sehr gut!», sagt er.

Und tatsächlich: In Ihrem ersten Einsatz haben Sie sich richtig gut geschlagen.

Haben Sie auch schon Salbutamol verabreicht?

- Ja. **(717)**
- Nein. **(429)**

664 Jetzt heißt es warten!

Denn die Feuerwehr ist in den meisten Gemeinden als freiwilliges Team organisiert. Berufsfeuerwehren gibt es leider nur noch sehr wenige. Die freiwilligen Feuerwehren bestehen aus lauter Menschen, die der Tätigkeit aus nebenberuflichem Pflichtgefühl nachgehen. Das heißt aber, dass sie alle von zu Hause kommen, sich auf der Wache treffen und umziehen müssen, um dann gemeinsam auszurücken. Das kann dauern. Die Polizei ist schon eher da, regelt mit Ihnen die Formalitäten und versucht ihrerseits, nochmals ohne Erfolg durch Klingeln zu Herrn Geißenecker vorzudringen.

Weiter bei **624**.

665 Sie sind sicher, dass eine Hypoglykämie vorliegt.

Was sind Ihre nächsten Schritte?

- Sie tun gar nichts und warten auf den Notarzt. Eine Hypoglykämie ist kein lebensbedrohlicher Zustand. **(30)**
- Sie legen einen intravenösen Zugang. Dann geben Sie Frau Müller darüber die benötigte Glukose. **(413)**
- Sie geben Glukose oral. **(339)**
- Sie verabreichen Frau Müller ein Glukosezäpfchen. **(515)**
- Sie applizieren Glukose über den MAD. **(2)**
- Sie spritzen Phenalhydralin 0,09 mg subkutan. Das Medikament regt die körpereigene Glukoseproduktion an und ist für Rettungsassistenten freigegeben. **(109)**

666 Haben Sie in Ihrem Leben jemals ein Buch zum Thema Rettungsdienst in den Händen gehalten?

Was machen Sie denn da eigentlich?

Erst schludern Sie herum und arbeiten andere Optionen ab, dann fällt Ihnen ein: «Ups, die Frau ist ja reanimationspflichtig», und Sie fangen damit an, auf dem Brustkorb von Frau Müller herumzudrücken wie ein Großer.

Natürlich ist die Frau nicht reanimationspflichtig, und das sollten Sie bereits bemerkt haben.

Sie verlieren alle verbliebenen Kompetenzpunkte. Für Sie ist der Einsatz hier vorbei.

667 Prinzipiell eine gute Idee!

Jedoch können Sie sich hier auch ziemlich tief in ein Wespennest setzen!

Einigen Notärzten stößt so etwas extrem sauer auf. In Bayern gab es wegen eines solchen, prinzipiell gut gemeinten Verhaltens bereits ernsthafte Probleme. Wir sind persönlich der Ansicht, dass es von einer Menge gutem Willen zeugt, wenn Sie die Ihrer Meinung nach vom Notarzt benötigten Medikamente vorher schon aufziehen.

Versichern Sie sich aber vorher, dass unter Ihren Notärzten kein Profilneurotiker ist, der Ihnen deshalb Probleme macht!

Welches Medikament würden Sie denn eigentlich vorbereiten wollen?

Notieren Sie sich den Namen von einem Medikament, von dem Sie sich vorstellen können, der Notarzt würde eventuell darauf zurückgreifen.

Lesen Sie dann bei **559** weiter!

Was wollen Sie noch wissen? **668**

Fragen Sie nur die Dinge, die in der Akutsituation auch wirklich wichtig sind! Alles andere wird Sie Punkte kosten.

- Sie fragen den Patienten nach Vorerkrankungen. **(148)**
- Sie fragen den Patienten nach Allergien. **(569)**
- Sie fragen den Patienten, ob er, bis auf die Luftnot, noch andere Beschwerden hat. **(84)**
- Sie fragen den Patienten, ob er Angst hat. **(703)**
- Sie fragen den Patienten, ob er sich vorstellen kann, zum Auto zu laufen, und haben dabei das schmale Treppenhaus im Hinterkopf. **(583)**
- Sie fragen den Patienten, wann er das letzte Mal etwas gegessen hat. **(725)**
- Sie fragen den Patienten, ob er so etwas schon einmal erlebt hat. **(737)**
- Keine der oben genannten Fragen ist jetzt akut wichtig. Sie müssen sich erst ein klinisches Bild von Herrn Leitning machen. **(5)**

Gehen Sie zu den Optionen von **767**, wenn Sie die für Sie relevanten Fragen gestellt haben!

Mit Hilfe einer Neurolampe begutachten Sie den Pupillenstatus Ihres Patienten. Sie leuchten erst ins linke, dann ins rechte Auge und sie trauen Ihren eigenen Augen kaum! War da wirklich die rechte Pupille größer als die linke? Und hat die große Pupille auch noch sehr verzögert auf den von Ihnen gesetzten Lichtreiz reagiert? Genau wissen Sie es nicht, denn es ist ja schließlich Ihr erster Tag und Sie haben so etwas noch nie gesehen, aber Sie könnten tatsächlich schwören, dass mit den Pupillen irgendetwas nicht ganz stimmt! **669**

Zurück zu den Optionen von **281**.

670 All diese Maßnahmen konnten Sie nur treffen, weil Arne gerade im RTW war, um sich über Funk nach dem Verbleib des NEF zu erkundigen.

Als er wieder in die Wohnung kommt, sieht er nur noch, wie Sie den Mann von Frau Müller von seiner Frau wegzerren und danach den roten Knopf drücken.

«Nein!», ruft Arne noch, aber da ist es schon zu spät.

Frau Müller zuckt, als hätte man sie unter Strom gesetzt (was Sie ja auch haben), und der normale Sinusrhythmus am EKG verwandelt sich in eine beruhigende flache Linie.

«Scheiße, was machst Du denn da?», schnauzt Arne Sie an und Ihrer Befürchtung, dass der ruppige Ton des Kollegen berechtigt ist, wird dadurch Nachdruck verliehen, dass Arne beginnt, auf dem Brustkorb von Frau Müller herumzudrücken.

Trotz intensiver Bemühungen gelingt es Ihnen beiden nicht, Frau Müller wieder ins Reich der Lebenden zu befördern.

«Warum zur Hölle hast Du die Frau kardiovertiert? Und dann noch, ohne die «Sync»-Taste zu betätigen. Damit hast Du sie umgebracht.»

Natürlich hat Arne recht. Zum einen lag ein ganz normaler Sinusrhythmus vor, der in keinster Weise die Ursache für die Ohnmacht der Patientin war, zum anderen dürfen Sie überhaupt nicht selbstständig kardiovertieren.

Noch vor Mitternacht hat Arne Otto informiert und Ersatz für Sie organisiert.

Sie verlieren alle verbliebenen Kompetenzpunkte.

Der Rettungseinsatz endet für Sie hier!

671 Sie beginnen, wie ein Wilder auf dem Patienten herumzudrücken.

«Was machst Du denn da?», fragt Arne.

«Bei der Frequenz hat das Herz doch gar keine Zeit, sich ordentlich zu füllen. Außerdem schaffst Du das nicht lange.»

Ihre Drucktiefe ist allerdings in Ordnung.

Sie verlieren 4 Kompetenzpunkte.

Bei **527** lesen Sie, wie es richtig geht.

672 Bei den beiden Konzepten handelt es sich um unterschiedliche einsatztaktische Vorgehensweisen. Das Konzept «stay and play» beschreibt die klassische Rettungsmedizin, wie wir sie in Deutschland, Österreich und der Schweiz üblicherweise durchführen. Das Prinzip ist die Stabilisierung und möglichst auch die Behandlung des Patienten vor Ort. Im Gegensatz dazu ist das primäre Ziel beim Konzept «scoop and run», den Patienten aufzuladen und ins nächste Krankenhaus zu fahren. Hierbei verzichtet man auf so gut wie alle therapeutischen Maßnahmen und beschränkt sich präklinisch auf das Nötigste.

Bis auf wenige Ausnahmen ist der qualitativ sehr hochwertig aufgestellte Rettungsdienst in den deutschsprachigen Ländern auf ein «stay and play»-Konzept ausgelegt.

Wussten Sie das?

Dann gibt's 4 Zusatzpunkte.

Wenn nicht, bekommen Sie keine Punkte, müssen sich aber auch nicht von selbigen trennen.

Weiter bei 545.

Wenn Sie einmal etwas angefangen haben, dann sollten Sie es auch durchziehen. Zumindest einmal können Sie es schon noch versuchen. Einen Zugang braucht Frau Fahrig ja sowieso und es ist sowieso schon alles vorbereitet. Und bekanntlich macht ja Übung den Meister! 673

Sie suchen nach einer anderen Vene und werden relativ schnell am Unterarm Ihrer Patientin fündig. Nachdem Sie erneut desinfiziert haben, punktieren Sie das Gefäß, ziehen die Nadel zurück und schließen das Infusionssystem an.

Weiter bei 616.

Wie lautet Ihre Diagnose? Und welche therapeutischen Konsequenzen ziehen Sie? 674

- Herr Wagner ist tot. Sie sagen dem NEF, es kann langsam anfahren und das Sondersignal ausschalten. (65)
- Herr Wagner hat eine Synkope. Sie lagern seine Beine nach oben und warten, bis das Bewusstsein wiederkehrt. (44)
- Herr Wagner hat einen Herz-Kreislauf-Stillstand. Sie beginnen sofort mit der Reanimation. (226)
- Herr Wagner hat lediglich einen Atemstillstand. Sie müssen ihn nur mit Hilfe des Beatmungsbeutels beatmen. (213)

«Haben Sie gut gefrühstückt?», fragt Jürgen seinen Patienten. 675

Der nickt und scheint alles in allem sehr zufrieden zu sein.

Weiter zu den Optionen von 723.

«Ach, guter Mann», hechelt Frau Fahrig. 676

«Ich gehe nicht so gern ins Krankenhaus.»

Genervt mischt die Enkelin sich ein: «Warten Sie.» Die junge Frau kramt kurz in einer Schublade, um Ihnen dann einen Arztbrief vom letzten Aufenthalt im Klinikum Schmalzfeld in die Hand zu drücken. Aus diesem wird allerdings lediglich ersichtlich, dass sich Frau Fahrig zu einer Besprechung bezüglich einer eventuellen Operation einer Leistenhernie vorgestellt hat.

«Mehr kann ich Ihnen leider auch nicht geben!», sagt die Enkelin entschuldigend.

Sie müssen sich vorerst damit zufriedengeben.

Weiter zu den Optionen von **689**.

677 Die orotracheale Intubation ist eigentlich der Goldstandard für die Sicherung der Atemwege. Im Rahmen der Reanimation ist sie sogar in manchen Gebieten für Rettungsassistenten zugelassen. In unserem Fall hat der ärztliche Leiter sich aber dagegen entschieden, diese Maßnahme in die EVMs aufzunehmen. Arne führt deshalb keinen Tubus ein. Die EVMs sind ganz vorne im Buch aufgeführt, weshalb Sie wissen sollten, dass die orotracheale Intubation nicht dazugehört.

Sie verlieren 6 Kompetenzpunkte.

Überlegen Sie bei **692** nochmal genau, was Arne tun soll!

678 Sie aktivieren Status «1», um der Leitstelle mitzuteilen, dass Sie wieder im RTW und erneut einsatzbereit sind. Während Sie darüber nachdenken, was da gerade passiert ist und ob Sie bei der Versorgung von Frau Fahrig alles richtig gemacht haben, werden Sie vom Leitstellendisponenten darum gebeten, sich nach Ankunft in der Rettungswache nochmals «über Draht» zu melden, um ihm die Daten der Patientin durchzugeben. Außerdem brauchen Sie noch die Einsatznummer und die genaue Alarmierungszeit, um alles vollständig auszufüllen, denn auch das korrekte Führen eines Einsatzprotokolls gehört zu Ihren Aufgaben als zukünftiger Rettungsassistent.

Wussten Sie, welcher Status zu drücken war? Wenn ja, dann bekommen Sie 1 zusätzlichen Kompetenzpunkt. Wenn nicht, verlieren Sie 2.

«So, alles erledigt!», hören Sie plötzlich eine Stimme, die Sie nach kurzem Überlegen Arne zuordnen können, der auf den Sozius des RTW geklettert ist. Ihr Kumpane streckt alle viere von sich und gähnt aus Leibeskräften.

«Vielleicht bleibt der Rest der Nacht ruhig. Lass uns erst mal was zu essen besorgen. Worauf hat Du Lust?»

- Chinesisch **(140)**
- Italienisch **(24)**

- Döner **(157)**
- Sie haben keinen Hunger. **(368)**

Nachdem Sie am Imbiss angekommen sind und den RTW abgeschlossen haben, studieren Sie die Karte des Schnellrestaurants. Arne empfiehlt Ihnen das Tagesgericht. **679**

«Das ist immer schnell fertig!», sagt er.

«Da kommen wir hier zügig raus. Man weiß ja nie, wann ein Einsatz kommt.»

Just in dem Moment, als Arne die magischen Worte ausgesprochen hat, lässt ein unangenehmer, jedoch äußerst penetranter Warnton die restlichen Gäste im Restaurant aufschrecken.

Es ist der Einsatzmelder.

«Na super! Das war's jetzt erst mal mit dem Futter!», schimpft Arne und beeilt sich, zum RTW zu kommen.

Sie trotten frustriert hinterher.

Etwas zwischen die Kiemen wäre schon nicht schlecht gewesen. Aber die Pflicht geht eben vor.

Sobald er im Rettungswagen Platz genommen hat, drückt Arne Status «3» und wartet auf weitere Anweisungen von der Leitstelle.

Weiter bei **590**.

Jürgen schaut Sie mit einem Blick an, den Sie nicht richtig deuten können. **680**

«Gut, dann messen wir jetzt nochmal nach», sagt er und Sie befolgen seine Anweisungen.

«Blutdruck ist jetzt 135/90 mmHg», sagen Sie selbstzufrieden. So schlecht kann Ihre Therapie ja kaum gewesen sein, schließlich haben Sie die Vitalwerte Ihres Patienten wieder fast völlig in den Normbereich gebracht.

Trotzdem scheint Jürgen irgendwie nicht zufrieden zu sein.

«O. K., dann intubieren wir den Mann erst mal», sagt er.

Gesagt – getan. Nach wenigen Minuten wird Herr Geißenecker mit Hilfe eines Beatmungsbeutels und über einen Tubus beatmet.

Allerdings muss Jürgen feststellen, dass der ganze Rachenbereich von Herrn Geißenecker mit Erbrochenem gefüllt ist.

Ob das wohl an der falschen Lagerung liegt? So schnell wie möglich bringen Sie den Patienten nun nach unten und ins nächste Krankenhaus der Maximalversorgung.

Ein paar Tage später treffen Sie Jürgen wieder, der Ihnen leider mitteilen muss, dass Herr Geißenecker tot ist. Die Aspirationspneumonie, die sicher durch die von Ihnen gewählte Rückenlage begünstigt wurde, hätte er wohl überlebt. Weil Sie aber zusätzlich noch den Blutdruck gesenkt haben und dadurch das Hirn Ihres Patienten völlig von der Durchblutung abgeschnitten haben, ist er nun hirntot. Sie verlieren 20 Kompetenzpunkte. Nur weil der ÄLRD bestimmte Medikamente zugelassen hat, dürfen Sie diese nicht ohne Sinn und Verstand spritzen. Bei einem Schädel-Hirn-Trauma muss immer von einer Hirnblutung ausgegangen werden. Hier ist der hohe Blutdruck dann ein Kompensationsmechanismus, der dem Körper dabei hilft, die Perfusion aufrechtzuerhalten. Den haben Sie mit Ihrer undifferenzierten Urapidilgabe unterbunden. Lesen Sie bei **121**, wie es weitergeht, wenn Sie den Patienten in die stabile Seitenlage gebracht und den Blutdruck nicht gesenkt haben!

681 Sie sollten Ihren Kollegen Arne damit beauftragt haben, ganz schnell das NEF nachzubestellen. Denken Sie frühzeitig daran, dass Sie unter Umständen Hilfe brauchen könnten. Dass Sie bei einem bewusstlosen Patienten nicht ohne Notarzt weiterkommen, sollte klar sein, weshalb Sie keine zusätzlichen Punkte bekommen, wenn Sie die Order an Arne richtig notiert haben. Sollten Sie allerdings nicht gewusst haben, was Sie aktuell mit Arne machen sollen, oder dessen Zeit mit sinnlosen Tätigkeiten verschwendet haben, dann verlieren Sie 2 Kompetenzpunkte.

Zurück zu den Optionen von **281**.

682 Ihnen ist die niedrige Sauerstoffsättigung aufgefallen, die Sie selbstredend umgehend behandeln wollen. Sie fragen sich, wieso im Krankenhaus niemand daran gedacht hat, verwerfen den Gedanken dann aber, weil es Sie im Prinzip nichts angeht.

Stattdessen öffnen Sie die Sauerstofftasche und verabreichen Ihrem Patienten erst einmal 2 Liter pro Minute. Dabei behalten Sie die Sättigung im Auge, die glücklicherweise recht schnell in den Bereich der Neunziger steigt.

Zurück zu den Optionen von **629**.

683 «Was ist denn passiert?», fragen Sie den Mann, den Sie für den Ehemann der Patientin halten.

Legen Sie sich eine Liste von fünf Fragen bereit, die Sie stellen möchten. Lesen Sie dann bei **22** weiter.

684 Selbstredend müssen Sie noch eine kurze neurologische Untersuchung durchführen. Dabei können Sie aber auch keinerlei Abweichungen von der

Norm feststellen. Die Pupillen des Patienten sind mittelweit und reagieren gut auf Licht. Die Kraft ist seitengleich vorhanden und den Patienten plagen weder Gefühlsausfälle noch Kribbeldysästhesien.

Zurück zu den Optionen von **579**.

Der Patient ist so weit versorgt. Sie bitten Arne, dessen Vitalparameter im Auge zu behalten, und sprinten die fünf Stockwerke nach unten, um mit dem Hauptmann des Feuerwehrzuges zu sprechen. **685**

Was wollen Sie ihm mitteilen?

- Sie sagen dem Zugführer, dass die Feuerwehr heute Nacht nicht mehr benötigt wird, und bedanken sich für die Hilfe. **(272)**
- Sie bitten den Hauptmann, sich die Gegebenheiten anzuschauen. Womöglich muss Herr Geißenecker mit einer Drehleiter gerettet werden. **(602)**
- Sie bitten die Feuerwehr, für den Transport zu bleiben, sprechen aber zusätzlich noch eine andere Problematik an. **(351)**

Sie bitten Christoph um das Medikament, der Ihnen eine Flasche reicht, auf der folgende Information zu lesen ist: Suprarenin, 1 mg/ml, Inhalt: 25 ml. **686**

Wie ziehen Sie das Medikament auf, um es am besten fraktionieren zu können?

Notieren Sie die Antwort und lesen Sie bei **704** weiter!

«Das ist gar nicht so falsch!», kommentiert Jürgen Ihren Lösungsvorschlag. **687**

«Zu einhundert Prozent richtig ist es aber leider auch nicht. Tatsächlich stabilisiert Kortison die Mastzellen. Diesen Effekt macht man sich aber eher bei der Anaphylaxie zu Nutze. Bei der exazerbierten COPD kommt es zu einer Schwellung der unteren Atemwege und in deren Folge zu einem erschwerten Abatmen des exspiratorischen Gases. Das Kortison hilft beim Abschwellen. Der Effekt tritt allerdings erst nach 20 bis 30 Minuten ein. Als alleiniges Akutmedikament ist es also eher ungeeignet.»

Weiter bei **638**.

Während Sie noch damit beschäftigt gewesen sind, Frau Fahrig in Bezug auf ihre Krankengeschichte auszufragen und die Patientin zu untersuchen, hat Arne die Zeit genutzt und einen venösen Zugang vorbereitet. **688**

«Den legst jetzt Du!», fordert Arne Sie auf.

Aber stopp!

Dürfen Sie das überhaupt? Schließlich begehen Sie damit ja formal eigentlich eine Körperverletzung.

- Ja. **(582)**
- Nein. Sie müssen warten, bis der Notarzt kommt. **(436)**

689 Was wollen Sie wissen?

- «Wie hat das denn angefangen?» **(603)**
- «Wann waren Sie das letzte Mal im Krankenhaus?» **(676)**
- «Welche Medikamente nehmen Sie?» **(453)**
- «Sind Sie gegen die saisonale Grippe geimpft?» **(136)**
- «Treiben Sie regelmäßig Sport?» **(695)**
- Sie wollen noch etwas ganz anderes wissen. **(617)**

Lesen Sie, nachdem Sie alle, Ihrer Meinung nach wichtigen Fragen geklärt haben, bei **409** weiter!

690 Ohne Zugang wird es mit der Medikamentengabe schwierig. Zwar hat der Zahnarzt versucht, einen zu etablieren – die Sache ist aber leider nach hinten losgegangen.

Sie holen die Maßnahme nach und können jetzt bei **464** Medikamente verabreichen.

691 Die Idee ist prinzipiell gut.

Nur ist momentan nicht der richtige Zeitpunkt dafür. Wechseln Sie doch, wenn der Monitor das nächste Mal analysiert.

Sie verlieren 4 Kompetenzpunkte.

Zurück zu den Optionen von **544**.

692 Arne hat nun ordnungsgemäß die Atemwege freigemacht. Obwohl Sie das Gefühl haben, es sei eine lange Zeit vergangen, hat er dafür nur Sekunden gebraucht.

Was soll Arne nun tun?

- Gar nichts. **(58)**
- Mit Maske beatmen. **(60)**
- Einen Larynxtubus einführen. **(693)**
- Eine orotracheale Intubation durchführen. **(677)**

693 Das Einführen eines Larynxtubus (**Abb. 26**) gehört mittlerweile bei den meisten Rettungsdiensten zum Standard und ist in den EVMs freigegeben. Der Larynxtubus stellt eine ziemlich sichere und einfache Variante der

Atemwegssicherung dar und bietet auch einen gewissen Aspirationsschutz.

Allerdings sollten Sie peinlich genau darauf achten, dass Sie die Atemwege inspizieren und von eventuellen Verlegungen befreien, bevor Sie den Tubus einführen.

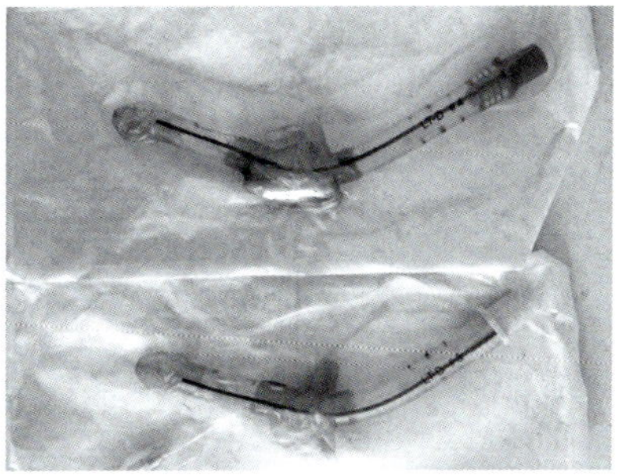

Abbildung 26

Arne hat das ja bereits gemacht und benutzt nun seinen Zeigefinger im Mund des Patienten, um dem Larynxtubus den Weg zu bahnen. Dann steckt er den Tubus bis zum Anschlag in den Mund von Herrn Wagner. Mit Hilfe der Blockerspritze gibt er genau die Menge Luft hinein, die der Farbencode auf der Spritze empfiehlt. Ihnen fällt auf, dass sich der Larynx-Tubus ein kleines bisschen anhebt. Das ist ein Zeichen für eine korrekte Lage.

Dann setzt Arne den Beutel auf das Ende des Tubus und gibt einen Hub Luft ab.

Und siehe da: Der Brustkorb Ihres Patienten hebt und senkt sich.

Weiter bei 102.

Ohne sich nach seinem Befinden zu erkundigen und ohne andere Maßnahmen in die Wege zu leiten, lagern Sie Herrn Krummholz auf die Trage. 694

Fehlt nur noch der Kommentar:

«Los jetzt. Wir haben heute noch mehr zu tun, als für Sie das Taxi zu spielen!»

Für diese undifferenzierte Herangehensweise verlieren Sie 3 Kompetenzpunkte.

Zurück zu den Optionen von 629.

Frau Fahrig schaut Sie mit großen Augen an und sagt überhaupt nichts. 695

«Meine Oma ist 76!», blafft Sie die Enkelin an.

«Meinen Sie das ernst?»

Etwas beschämt entschuldigen Sie sich bei Frau Fahrig und machen bei 689 mit Ihrer Befragung weiter.

Offenbar treibt Ihre Patientin keinen Sport. Seien Sie das nächste Mal etwas feinfühliger! Kompetenzpunkte verlieren Sie aber nicht, weil die Frage grundsätzlich schon in Ordnung war.

696 Sie haben sofort mit der Reanimation begonnen – und das ist im Prinzip auch richtig, denn wenn man sich dafür entscheidet zu reanimieren, dann sollte man das sofort tun.

Allerdings sollte die Indikation auch stimmen, also das entsprechende Krankheitsbild vorliegen, das eine Reanimation rechtfertigt.

Und dieses Krankheitsbild heißt: Herz-Kreislauf-Stillstand.

Da Sie sich nicht vergewissert haben, dass Frau Müller tatsächlich unter einem solchen leidet, was sie im Übrigen nicht tut, verlieren Sie 20 Kompetenzpunkte. Arne kann Sie gerade noch davon abhalten, der Frau ernsthaften Schaden zuzufügen.

Zurück zu den Optionen von **283**.

697 Notarzt Dr. Schneider scheint mit Ihren Maßnahmen zufrieden zu sein.

Er stellt sich bei Herrn Krummholz vor und erklärt ihm, dass er vorhabe, die Rhythmusstörung durch einen gezielt durchgeführten Elektroschock zu beenden.

«Muss das wirklich sein?»

Herr Krummholz ist offenbar alles andere als begeistert.

«Das haben die in der Klinik schon zweimal mit mir gemacht und es hat nie was gebracht. Außerdem tut es saumäßig weh!»

Dr. Schneider erklärt, dass der Schock momentan dringend gebraucht wird, um die schnelle Herzfrequenz zu senken, hat aber ein Einsehen, nachdem er von Ihnen hört, dass sich der Patient nach Beginn der Rhythmusstörungen auf einem niedrigen Niveau stabil gehalten hat.

«Gut, dann versuchen wir es mit einem Medikament», sagt er.

«Aber wenn ich merke, dass das nichts wird, dann muss ich Sie schocken.»

Damit ist der Patient einverstanden.

Weiter bei **761**.

698 Können Sie das?

Können Sie das so sicher, dass Sie das Leben von Herrn Wagner diesem Können anvertrauen? Und – dürfen Sie das überhaupt?

«Was machst Du denn?», will Arne wissen, als Sie auf den Monitor starren, an den Sie Ihren Patienten ja schon angeschlossen haben, als er noch bei Bewusstsein war.

«Schließ doch einfach den AED an!», sagt er und Ihnen fällt es wie Schuppen von den Augen.

Ach ja, da war ja was … AED!

Sie verlieren 5 Kompetenzpunkte und gehen zurück zu den Optionen von **91**.

699

Ein turbulenter Fall liegt hinter Ihnen!

Eigentlich sollten Sie ja nur einen stabilen Patienten zur elektiven, das heißt planmäßigen Herzkatheteruntersuchung ins Uniklinikum Allheim fahren.

Jürgen, der behandelnde Arzt, war sehr in Eile, da er aufgrund des allgegenwärtigen Ärztemangels für sehr viele Patienten gleichzeitig sorgen muss.

Nichtsdestotrotz müssen Sie darauf beharren, eine ordentliche Übergabe zu bekommen und sich nicht mit ein paar Worten und dem Arztbrief zufriedengeben. Denn schließlich sind Sie ab dem Moment der Übergabe für den Patienten verantwortlich. Und um diese Verantwortung ordentlich wahrzunehmen, brauchen Sie Informationen. Wenn Sie also Fragen haben, dann nur raus damit. Auch hier macht es Sinn, sich am SAMPLER-Schema zu orientieren. Selbstredend ist es auch wichtig, dass Sie die Key Features der Übergabe in Erinnerung behalten, was sich ein paar Seiten später noch als lebenswichtig erweisen wird.

Nach der Übergabe schauen Sie sich selbstredend den Patienten an und, na klar, reden ein paar Worte mit ihm. Sie stellen sich vor und erklären, was Sie nun tun werden.

Und dann geht's auch schon los. Die Entscheidung, ob Sie einen komplikationslosen Transport ohne Notarzt gewährleisten können, liegt übrigens bei Ihnen. Auch wenn die abgebende Klinik nur einen RTW bestellt, ist es nicht an den Kollegen dort zu entscheiden, ob Sie den Transport auch wirklich allein durchführen. Sie sind schließlich verantwortlich!

Den Transport ablehnen dürfen Sie allerdings nicht. Die Indikation stellt die abgebende Klinik und selbst der Notarzt wird es schwer haben, der zu widersprechen. Nicht transportiert wird also nur, wenn der Notarzt sich weigert, weil er die Sicherheit des Patienten nicht gewährleisten kann (der Patient also instabil ist).

Dass wir Sie nicht einfach so nach Allheim davonkommen lassen würden, muss Ihnen eigentlich von Anfang an klar gewesen sein, oder?

Natürlich entwickelte Herr Krummholz erneut eine Tachykardie. Hier mussten Sie dann richtig reagieren, indem Sie das NEF so schnell wie möglich nachfordern. Auch beim qualifizierten Patiententransport haben Sie selbstredend jederzeit diese Möglichkeit.

Nachdem Sie die Situation analysiert und den Notarzt bestellt hatten, sollten Sie natürlich nicht herumsitzen und Däumchen drehen, sondern Ihrem Patienten helfen.

Dazu empfehlen sich ganz einfache vagale Manöver, die eine Tachykardie limitieren oder wenigstens verlangsamen können. Das Valsalva-Manöver, bei dem der Patient sich die Nase zuhält und dann gegen die geschlossenen Trommelfelle bläst, ist eines davon. Auch die Massage des Karotissinus empfiehlt sich zur Terminierung einer Tachykardie. Hier müssen Sie allerdings darauf achten, die Massage nicht beidseitig durchzuführen, da das zu lebensbedrohlichen Blutdruckabfällen führen kann.

Als der Notarzt dann da war, stellten wir Ihnen eine kleine Falle, denn die Idee des Arztes war es, das Herzrasen mit Amiodaron zu beenden. Dieses Medikament enthält allerdings Jod, gegen das Herr Krummholz ja allergisch ist.

Solche Details müssen Sie nicht unbedingt wissen – schaden tut es aber nicht.

Selbstredend ist der Notarzt für die Verabreichung der Medikamente verantwortlich und muss vorher nach Allergien fragen. Aus didaktischen Gründen ließen wir ihn das diesmal aber erst sehr spät tun.

Was wir Ihnen damit vermitteln wollten: Seien Sie immer aufmerksam!

Menschenleben zu retten, ist Teamsache!

Leider ließ sich die Herzrhythmusstörung schlussendlich nicht medikamentös behandeln und so musste der Notarzt, bei zunehmender Instabilität, auf die elektrische Kardioversion zurückgreifen.

Dass Herr Krummholz dann doch starb, ist zwar bedauerlich, war aber nicht zu verhindern.

Manchmal können wir für die Patienten, auch wenn wir alles versuchen und es anfangs gut aussieht, letzten Endes nichts mehr tun.

Weiter bei **540**.

700 Da irren Sie sich! Eine der oben genannten Positionen stimmt.

Ziehen Sie sich 1 Kompetenzpunkt ab und denken Sie bei **204** nochmal über die Lagerung Ihres Patienten nach!

701 «In Ordnung! Du bist der Chef im Ring!», antwortet Arne und scheint Ihre Meinung entsprechend zu akzeptieren.

Sie haben Herrn Hasemann trotz seines alkoholisierten Zustandes und trotz des Umstandes, dass Sie ihn keinem Arzt vorgestellt haben, wieder entlassen.

Ob das gut geht?

Lesen Sie bei **294** weiter, um darauf eine Antwort zu bekommen!

Üblicherweise muss mindestens 30 Sekunden gewartet werden, bis das **702**
Desinfektionsmittel alle Keime auf der Haut des Patienten beseitigt hat. Wussten Sie das? Dann bekommen Sie 1 Kompetenzpunkt. Wenn nicht, verlieren Sie 2.

Weiter bei **637**.

«Klar», antwortet der. **703**

«Haben Sie keine Angst vor dem Zahnarzt?»

Touché!

Sie kennen keinen, der sich gerne im Mund herumbohren lässt? Irgendwie verständlich.

«Außerdem kann ich nicht so gut atmen! Das macht die ganze Sache nicht besser!»

Zurück zu den Optionen von **668**.

Sie sind der Meinung, dass Sie für das vorliegende Krankheitsbild 0,5 mg **704**
Suprarenin fraktioniert spritzen dürfen.

Um diese Maßnahme durchzuführen, bietet es sich an, das Medikament wie folgt aufzuziehen:

Sie nehmen eine 10-ml-Spritze und ziehen 1 ml Suprarenin aus der Flasche ab. Die Konzentration in der Lösung bleibt 1 mg/ml, das heißt, Sie haben nun einen Milliliter Suprarenin in Ihrer Spritze, was einem Milligramm entspricht.

Danach ziehen Sie 9 ml einer Kochsalz- oder anderen Trägerlösung auf. Die absolute Menge Suprarenin bleibt 1 mg, nun aber verteilt auf 10 ml. Es ändert sich also die Konzentration. In einem Milliliter befinden sich nicht mehr ein Milligramm, sondern nur noch ein Zehntel, also 0,1 mg oder 100 ug. Von dieser Lösung dürfen Sie nun die Hälfte, also 5 ml, verabreichen. Wenn Sie sichergehen wollen, dass Sie nicht aus Versehen zu viel geben, dann verwerfen Sie vor der ersten Applikation einfach die Hälfte der Spritze. Dann befinden sich in 5 ml genau 0,5 mg.

Wussten Sie, wie man eine entsprechende Lösung anfertigt?

Wenn ja, bekommen Sie keinen Kompetenzpunkt, denn so etwas gehört zu den absoluten Grundkompetenzen Ihres Berufes.

Sollten Sie die Antwort nicht richtig gegeben haben, verlieren Sie 5 Kompetenzpunkte.

Übrigens: Es ist auch möglich, 0,5 mg Adrenalin direkt intramuskulär zu spritzen. Allergiker, die von ihrer Erkrankung wissen, tragen einen solchen «Notfallpen» sogar manchmal mit sich herum. Ob Sie das Medikament von sich aus applizieren dürfen, kommt auf die EVMs an. Unser imaginärer ärztlicher Leiter hat sich dagegen entschieden, die Maßnahme freizugeben.

Eignen Sie sich dieses Wissen unbedingt an!

Zurück zu den Optionen von **464**.

705 Nach wenigen Minuten kommen die beiden Polizisten mit einem Mann im Schlepptau auf Sie zu, der aussieht, als hätte man ihn gerade aus dem Bett geklingelt.

«Guten Morgen!», sagt der.

«Ich bin hier der Hausmeister. Entschuldigen Sie, dass es so lange gedauert hat, aber ich habe schon tief und fest geschlafen.»

Sie müssen innerlich lächeln, weil der Mann Ihre Gedanken gelesen zu haben scheint.

Jetzt aber los!

Sie erklimmen den fünften Stock des großen Wohnblockes, denn der Fahrstuhl ist selbstredend leider gerade außer Betrieb.

Während Sie die Treppen nach oben steigen, fällt Ihnen auf, dass das Treppenhaus irritierend eng gebaut ist. Sie haben aber aktuell keine Zeit, sich weiter mit dem Gedanken zu beschäftigen, denn plötzlich bleibt der Hausmeister vor einer von drei Türen des Stockwerkes, in dem Sie gerade angekommen sind, stehen.

«So, da wären wir», sagt er und schließt die Wohnung auf.

Weiter bei **336**.

706 Nachdem Frau Fahrig im RTW verstaut und an die Überwachung angeschlossen ist, bittet Sie Jürgen, nochmal die Vitalparameter zu ermitteln. Zufrieden stellen Sie fest, dass der Blutdruck nun bei 140/90 mmHg liegt und sich die Sättigung mit 96 % im grünen Bereich bewegt. Auch die Atem- und Herzfrequenz sind gefallen. Jürgen bittet Sie, jetzt noch das Prednisolon aufzuziehen, Sie mischen das destillierte Wasser mit dem Pulver und reichen dem Notarzt die Spritze.

Dankend nimmt der sie an.

«Weißt Du denn, wie das Kortison auf die Lungen wirkt?», möchte er von Ihnen wissen.

- «Nein, keine Ahnung.» **(742)**
- «Klar! Es stabilisiert die Mastzellen und verhindert so eine Histaminausschüttung.» **(687)**
- «Es wirkt abschwellend.» **(371)**

Während Sie sich Gedanken über Schockarten gemacht haben, hat Arne die Vitalparameter bestimmt. **707**

Der systolische Blutdruck liegt bei 80 mmHg, der diastolische ist nicht messbar. Die Sauerstoffsättigung ist 89 % und die Herzfrequenz gibt der Monitor mit 142/min an.

Weiter bei **642**.

Auf keinen Fall! **708**

Sie müssen kräftesparend arbeiten, weil Sie sonst Gefahr laufen, sich zu verausgaben und infolgedessen Ihre Aufgabe nicht mehr entsprechend erledigen zu können. Machen Sie unbedingt regelmäßig Pausen, sonst helfen Sie weder sich noch Ihrem Patienten!

Sie verlieren 2 Kompetenzpunkte. Bei **728** lesen Sie, wie's richtig geht!

In diesem kurzen «Not»fall mussten Sie ein Bagatelltrauma versorgen. Es **709**
war allerdings etwas verzwickt zu erkennen, dass es sich gar nicht um einen Notfall, sondern tatsächlich nur um eine Nichtigkeit handelte.

Außerdem spielte die soziale Komponente eine gewisse Rolle.

Anfangs mussten Sie sich erst mal Gedanken darüber machen, wie Sie auf die Prügelei reagieren, die ja noch in vollem Gange war.

Dabei ist es sicher nicht die beste Idee dazwischenzugehen. Die wichtigste Devise im Rettungsdienst heißt: Das Team muss den Einsatz überleben. Sollten Sie versucht haben, den Streit auf «eigene Faust» zu schlichten, dann haben Sie selbige von einem der Kontrahenten ins Gesicht bekommen und sind im Krankenhaus wieder aufgewacht.

Am besten verständigen Sie hier die Polizei. Allein die Androhung führt oft schon zu einer akuten Steigerung der Vernunft bei vielen «Problemkindern» – so auch in diesem Fall.

Alternativ konnten Sie noch zum RTW gehen und das Martinshorn anschmeißen. Obwohl keine besonders grazile Lösung, verfehlte sie in diesem Fall ihre Wirkung nicht.

Allerdings muss das mitten in der Nacht sicher nicht unbedingt sein!

Als dann klar war, dass keine Gefahr mehr von der Situation ausgeht, ging es darum, die medizinischen Aspekte zu klären.

Dabei war es uns wichtig, Ihnen zu zeigen, dass Sie immer maßvoll agieren sollten. Es ist sinnlos, einen Patienten, der nur auf den Arm gefallen ist, nach dem Polytraumaschema zu versorgen. Dafür sollte entweder ein entsprechender Unfallmechanismus oder ein adäquates Verletzungsmuster vorliegen.

Beides war in diesem Fall nicht gegeben.

Wenn Sie vernünftig nachgefragt haben, dann haben Sie schnell herausbekommen, dass der Patient lediglich eine Schürfwunde am Arm hat, mehr nicht.

Was uns zur schwersten Entscheidung in diesem Fall führt – was nun?

Können Sie einen Patienten einfach so gehen lassen, ohne ihn einem Arzt vorgestellt zu haben?

Sie können!

Nur wenn Sie eine EVM in Anspruch genommen haben, müssen Sie den Patienten danach zwingend einem Arzt vorstellen. Für eine Schürfwunde muss weder ein Notarzt noch ein Chirurg bemüht werden. Wenn Sie sich unsicher sind, nimmt Ihnen trotzdem keiner übel, wenn Sie den Patienten ins Krankenhaus fahren. Allerdings wollte Herr Hasemann nicht dorthin.

Glauben Sie nicht, wir hätten das konstruiert. So etwas kommt sehr oft vor. Was dann also tun?

Ihr Patient hatte Alkohol getrunken. Damit wollten wir Sie auf eine falsche Fährte führen, denn nicht jeder alkoholisierte Patient verliert automatisch sein Recht auf freie Entscheidungen. Nur wenn Sie das Gefühl haben, der Patient kann die Konsequenzen seiner Entscheidungen nicht mehr verstehen, müssen Sie die Polizei verständigen. Sie selbst dürfen niemanden dazu zwingen, ins Krankenhaus zu gehen. Dieses Recht hat nur die Polizei. Wenn Sie das tun, dann kann Ihnen das als Freiheitsberaubung ausgelegt werden.

Wann aber kann ein Patient nicht mehr für sich selbst entscheiden? Ihr Gefühl als ausschlaggebendes Moment ins Felde zu führen ist vielleicht etwas schwammig, finden Sie nicht?

Besser wären hier doch objektive Bewertungsmaßstäbe. Und die haben Sie! Prüfen Sie die Orientierung des Patienten. Und damit ist selbstredend nicht die sexuelle Orientierung gemeint, sondern die Orientierung in Raum, Zeit, Person und Zeitgeschehen. Obwohl Herr Hasemann keine Ahnung hatte, wer Bundeskanzler ist, konnte er die Position trotzdem einer Frau aus den neuen Bundesländern zuordnen, was für die prinzipielle Funktionstüchtigkeit seines Hirns spricht – wenn auch auf qualitativ eher niedriger Ebene!

Sie können diesen Patienten also ohne Sorge wieder gehen lassen.

Diagnose: Schürfwunde Arm.

Empfehlen Sie Herrn Hasemann noch, er soll sich morgen bei seinem Hausarzt vorstellen, dann ist alles in Butter!

Weiter bei **499**.

«Ein klassischer Typ-2-Diabetes», antwortet Jürgen und ist etwas irritiert, warum Sie das so genau wissen wollen. **710**

Ihre Aufgabe ist es, den Patienten zu befördern und nicht seine Krankheiten zu kurieren! Obwohl formal natürlich richtig, ist es im wahren Leben schlicht unpraktisch, die Krankengeschichte bis ins kleinste Detail zu erfragen, denn zum Ersten ist diese Information in keinster Weise relevant für die vor Ihnen liegende Aufgabe und zum Zweiten müssen Sie immer auch den Zeitdruck, unter dem Sie und alle anderen arbeiten müssen, mit einkalkulieren.

Konzentrieren Sie sich aufs Wesentliche!

Weiter zu den Optionen von **723**.

«Nun mal langsam, mein junger Freund!», antwortet Arne auf Ihre etwas deplatzierte Frage. **711**

«Hast wohl Hunger, was?» Sie nicken.

«Von mir aus können wir uns später was holen! Aber jetzt sollten wir Dich vielleicht erst einmal in das Auto einweisen. Oder kennst Du Dich schon aus?»

- «Ja, ich habe schon eine Einweisung bekommen.» **(380)**
- «Du hast recht! Schauen wir uns erst einmal das Auto an!» **(201)**

Was soll das denn bringen? Die Konsequenz Ihres Handelns wäre, dass Sie dann erneut vor einer verschlossenen Tür stünden und sich eine ganze Handvoll Bewohner über Sie beschweren würden (und glauben Sie uns: Einer beschwert sich immer!). Tun Sie sich selbst einen Gefallen und denken Sie nach, bevor Sie eine Entscheidung treffen. Am besten, Sie gehen so konsequent wie möglich vor, um Ihrem Patienten zu helfen, der ja eventuell eine Kopfverletzung haben könnte und deshalb nicht auf den Ruf der Leitstelle antwortet. Wählen Sie dafür eine andere Option von **485**! Vorher verlieren Sie aber leider 3 Kompetenzpunkte. **712**

Natürlich hängt die Konzentration des applizierten Sauerstoffs auch von der Flussrate ab. Wenn Sie die aber hoch einstellen, dann ist die Art der Applikation das A und O! **713**

Mit einer Sauerstoffbrille erreichen Sie lediglich eine inspiratorische Konzentration des Gases von etwa 40 %. Eine Maske erhöht diesen Wert auf zirka 60 % und ein zusätzliches Reservoir kann fast 80 % inspiratorisches O_2 generieren. Nur ein Beatmungsbeutel mit Demandventil schafft noch etwas mehr.

Haben Sie das gewusst?

Wenn ja, dann dürfen Sie sich nun 2 Kompetenzpunkte gutschreiben, wenn nicht, verlieren Sie 3.

Merken Sie sich diese einfache Regel unbedingt! Sie wird Ihnen noch nützen!

Bei Ihrer Patientin sollten Sie den Sauerstoff erst mal hoch einstellen, sodass sie überhaupt Luft bekommt.

Sie wählen also eine Maske mit Reservoir.

Nachdem Sie die Patientin ein paar Minuten mit Sauerstoff versorgt haben, wirkt die schon viel entspannter.

Wie geht es nun weiter?

Zurück zu den Optionen von **662**.

714 Sie klären Herrn Leitning über die von Ihnen antizipierte Diagnose auf und fragen ihn, ob er sich in der Lage dazu fühlt, zum Auto zu laufen.

«Klaro! Ich bin doch keine Weichflöte!», sagt der junge Mann selbstbewusst und erhebt sich vom Zahnarztstuhl.

Unter den sorgenvollen Blicken von Dr. Bieber sowie den drängenden Bitten, Herr Leitning solle doch nach Abschluss seiner medizinischen Behandlung erneut einen Termin ausmachen, um die zahnärztliche Behandlung zu beenden, begleiten Sie Ihren Patienten nach draußen zum RTW.

Auf dem Weg fällt Ihnen auf, dass Herr Leitning immer größere Probleme beim Atmen hat.

Die im Auto erneut gemessenen Vitalwerte bestätigen Ihre subjektive Wahrnehmung.

Die periphere Sauerstoffsättigung liegt nur noch bei 85 %, der Puls bei 140/min und der Blutdruck bei 80/70 mmHg.

Bestellen Sie nun ein NEF?

- Ja. **(408)**
- Nein. Das ist nur die Anstrengung. Sie warten ein paar Minuten ab, dann wird es schon wieder gehen. **(286)**

715 Weiter bei **668**.

Sie sollten immer so weit distal, also handwärts, nach einer Vene suchen, wie nur irgend möglich. Wenn Sie nämlich in der Ellenbeuge beginnen, dann nicht treffen und danach erst einen Zugang in eine Handvene schieben, besteht die Gefahr, dass die Infusionslösung aus der verletzten Vene in der Ellenbeuge wieder austritt. Spritzen Sie oder der Notarzt dann bestimmte Medikamente, so kann dies zu ernsten Verletzungen bis hin zu großflächigen Nekrosen führen. Sie verlieren 2 Kompetenzpunkte. **716**

Weiter bei **119**.

«Und therapiert hast Du offenbar auch schon! Klasse!» Jürgen nickt anerkennend und erklärt Frau Fahrig, was ihr fehlt. Sie bekommen 5 Kompetenzpunkte extra. Toller Job! **717**

Weiter bei **80**.

Todesmutig steigen Sie in den Ring und versuchen, die beiden Kontrahenten davon zu überzeugen, dass Gewalt keine Lösung ist. **718**

Das sehen die beiden allerdings etwas anders und bevor Sie sich versehen, bekommen Sie ordentlich eins auf die Zwölf. Dann gehen die Lichter aus und Sie dürfen die nächsten drei Monate damit verbringen, Ihren Gesichtsknochen beim Wiederzusammenwachsen zuzuschauen. Ihre Karriere im Rettungsdienst macht in dieser Zeit erst einmal Pause.

Sie merken schon – die Sache mit dem Dazwischengehen war eine ziemlich blöde Idee.

Die oberste Priorität im Rettungsdienst ist selbstredend die eigene Sicherheit. Sie können niemandem mehr helfen, wenn Sie selbst ausgeknockt auf der Straße liegen. Denken Sie daran: Sie sind als medizinisches Personal angestellt. Für die Exekutive gibt es andere Kollegen.

Sie verlieren 2 Kompetenzpunkte sowie drei Zähne und dürfen bei **48** über eine bessere Idee nachsinnen.

Wenn Sie einen Puls am Hals fühlen können, dann ist davon auszugehen, dass der systolische Blutdruck bei mindestens 60–80 mmHg liegt. Genaue Daten gibt es unseres Wissens diesbezüglich zwar nicht, aber diese Faustregel findet im Rettungsdienst rege Anwendung. Sie sollten sie dennoch nur als Orientierung nutzen. **719**

Wussten Sie die Antwort? Dann bekommen Sie 2 Kompetenzpunkte. Wenn nicht, verlieren Sie allerdings keine Punkte, weil es sich wie gesagt nur um eine Faustregel handelt.

Was Sie aber unbedingt wissen müssen, ist, dass Sie niemals den Puls an beiden Seiten des Halses gleichzeitig ertasten dürfen! Dies kann über einen autonomen Reflex zum plötzlichen Absacken des Blutdruckes führen.

Wenn Sie das wussten, bekommen Sie 1 zusätzlichen Kompetenzpunkt, wenn nicht, verlieren Sie 4. Das Wissen um diesen Umstand ist wirklich von großer Bedeutung.

Weiter bei **398**.

720 Sie haben's richtig erkannt! Der aktuell notwendige Status ist der Status «2». Damit teilen Sie der Leitstelle mit, dass Sie sich nun auf der Wache befinden und über den Melder erreichbar sind. Sie bekommen 2 zusätzliche Kompetenzpunkte.

Weiter bei **103**.

721 Haben Sie mit dem Zugführer bereits über die Statik des Gebäudes gesprochen? Wenn ja, bekommen Sie 4 Kompetenzpunkte zusätzlich, wenn nicht, dann besprechen Sie die Problematik jetzt.

Es gibt nämlich zwei Probleme bei der technischen Rettung von Herrn Geißenecker: Zum einen kommen Sie mit dem intubierten und beatmeten Patienten nicht durch das enge Treppenhaus, zum anderen ist nicht ganz klar, wie viele Menschen sich zusätzlich zu Ihnen dreien plus dem Patienten noch in dem kleinen, völlig mit Zeitungen vollgestopften Zimmer aufhalten können, ohne dass es einbricht.

Deshalb müssen Sie und Arne jetzt den Raum verlassen, nachdem Sie dabei geholfen haben, Herrn Geißenecker auf das Spineboard zu lagern, während Jürgen mit dem Patienten und zwei Feuerwehrleuten zurückbleibt.

Über eine Drehleiter wird der Mann nun aus dem fünften Stock geholt und danach zügig in den RTW verladen.

«Und, wo würdest Du den Mann hinfahren?», möchte Arne von Ihnen wissen, während Sie fasziniert dabei zusehen, wie die Leiter mitsamt Patient und Notarzt langsam dem Erdboden entgegenschwebt.

- Klinikum Schmalzfeld **(654)**
- Klinikum Schmauterlach **(384)**
- Klinikum Allheim. **(635)**

722 «Guten Tag!», sagen Sie kurz und knapp.

«Wir sind vom Rettungsdienst. Wir kümmern uns um Sie! Ich werde jetzt ein paar Apparate an Ihnen anbringen, die alle dazu da sind, uns ein besseres Bild über Ihren Zustand zu machen.»

Obwohl die Patientin offensichtlich stark leidet, schaut sie Sie und Arne kurz an und nickt zustimmend.

Zu den Optionen von **662**.

Was wollen Sie noch über den Patienten wissen? **723**

Bedenken Sie, dass Jürgen keine Zeit hat, Sie aber trotzdem alle relevanten Informationen über den Patienten brauchen. Natürlich hat der Notarzt Ihnen einen Arztbrief in die Hand gedrückt, aber die sind meist so kompliziert geschrieben, dass oft nur Ärzte aus ihnen schlau werden!

Nutzen Sie Ihre Chance und fragen Sie Jürgen! Wegen des Zeitmangels haben Sie aber nur vier Freifragen. Für jede weitere Frage müssen Sie sich ganze 5 Kompetenzpunkte abziehen!

- «Was ist eine TARA?» **(152)**
- «Welche Vorerkrankungen hat der Patient?» **(757)**
- «Mit welchen Beschwerden ist Herr Krummholz eingeliefert worden?» **(304)**
- «Wie wurde der Mann eingestellt?» **(440)**
- «Wo sind die Sachen von Herrn Krummholz?» **(107)**
- «Wissen die Angehörigen über die Verlegung Bescheid?» **(134)**
- «Wo soll Herr Krummholz hingebracht werden?» **(457)**
- «Ist die Verlegung wirklich notwendig?» **(567)**
- «Leidet der Patient unter einer Angina pectoris?» **(454)**
- «Hat der Mann irgendwelche Allergien?» **(396)**
- «Wann hat Herr Krummholz die letzte Mahlzeit eingenommen?» **(675)**
- «Müssen wir auf irgendetwas besonders achten?» **(735)**
- «Sie machen noch ein bisschen Smalltalk mit Jürgen. Weil Sie neu sind, kann der Versuch einer sozialen Bindung sicher nicht schaden.» **(462)**
- Etwas anderes. **(81)**

Wenn Sie Ihre Fragen gestellt haben und so weit alles Notwendige über Herrn Krummholz wissen, dann lesen Sie bei **629** weiter!

In Anbetracht des von Ihnen antizipierten Krankheitsbildes sollte die Infusion tatsächlich so schnell wie möglich in die Venen des Patienten laufen. Im Moment ist Herr Leitning noch stabil. Damit das so bleibt, steuern Sie frühzeitig und klug gegen. **724**

Zurück zu den Optionen von **4**.

725 Obwohl diese Frage zu einer strukturierten Anamnese nach dem SAMPLER-Schema gehört, macht sie bei der ersten Erfassung der Schwere der Erkrankung in der Akutsituation keinen Sinn.

Sie verlieren 3 Kompetenzpunkte.

Zurück zu den Optionen von **668**.

726 Weiter bei **523**.

727 Laut Ihren EVMs dürfen Sie ASS intravenös in einer Dosierung von 500 mg verabreichen. Hierbei muss die Indikation ACS gegeben sein. Das ist im Moment ja ohne Frage der Fall, weshalb Ihre Antwort richtig ist.

Zurück zu den Optionen von **166**.

728 Sie sollten nach ungefähr 2 Minuten wechseln, wenn Sie mit mehreren Kollegen zusammenarbeiten. Das entspricht ungefähr 5 Reanimationszyklen und ist recht praktisch, weil nach dieser Zeit sowieso eine Rhythmuskontrolle stattfinden sollte, in der Sie den Patienten ja nicht berühren dürfen. Diese Empfehlung sollten Sie unbedingt einhalten. Spielen Sie nicht den Helden!

Sie müssen kräftesparend arbeiten, weil Sie sonst Gefahr laufen, sich zu verausgaben und infolgedessen Ihre Aufgabe nicht mehr entsprechend erledigen zu können.

Weiter bei **357**.

729 «Na, Gott sei Dank!»

Jürgen ist offenkundig mehr als erleichtert darüber, dass Sie den Blutdruck von Herrn Geißenecker so gelassen haben, wie er ist.

Beim Schädel-Hirn-Trauma muss man selbstredend immer von einer Blutung ausgehen, insbesondere wenn der Patient eine Bewusstseinseintrübung aufweist. In diesem Fall ist der erhöhte Blutdruck ein notwendiger Kompensationsmechanismus, um die Hirndurchblutung aufrechtzuerhalten.

«O. K., dann intubieren wir den Patienten erst mal», sagt er.

Gesagt – getan. Nach wenigen Minuten wird Herr Geißenecker mit Hilfe eines Beatmungsbeutels und über einen Tubus beatmet.

Allerdings muss Jürgen feststellen, dass der ganze Rachenbereich von Herrn Geißenecker mit Erbrochenem gefüllt ist.

Ob das wohl an der falschen Lagerung liegt? So schnell wie möglich bringen Sie den Patienten nun nach unten und ins nächste Krankenhaus der Maximalversorgung.

Ein paar Tage später treffen Sie Jürgen wieder, der Ihnen leider mitteilen muss, dass Herr Geißenecker mit einer Hirnblutung auf der Intensivstation liegt.

Kompliziert wird dessen Genesung aber durch eine Aspirationspneumonie, die durch Ihre fehlerhafte Lagerung sicher sehr begünstigt wurde. Ob Ihr Patient es schafft, ist noch nicht klar, alles in allem hätten Sie aber mehr zur Genesung von Herrn Geißenecker beitragen können.

Sie verlieren 10 Kompetenzpunkte.

Lesen Sie bei **121**, wie es ausgegangen wäre, wenn Sie den Patienten in die stabile Seitenlage gebracht hätten!

Da haben Sie eine der fundamentalen Prinzipien der Notfallmedizin nicht verstanden. **730**

Das Wichtigste in einer Reanimationssituation ist das Aufrechterhalten des Blutflusses. Zwar haben Sie damit recht, dass der Herzrhythmus relativ schnell auf eine defibrillierbare Tätigkeit untersucht und gegebenenfalls sofort behandelt werden muss, dem darf aber ein anderer Prozess nicht nachstehen.

Sie verlieren 8 Kompetenzpunkte und überlegen bei **482** nochmal genau, was nun zu tun ist.

«O. K., dann kann's ja losgehen», sagt Arne. **731**

«Kennst Du Dich eigentlich mit unserem Equipment aus?»

Verlegen stammeln Sie etwas vor sich hin, als Ihnen klar wird, dass Sie überhaupt nicht wissen, wie es auf dem Auto aussieht und was Sie alles mit sich führen. Normalerweise sollten Sie diesbezüglich natürlich eine Einweisung von einem der Lehrrettungsassistenten bekommen. Sie hätten aber auch fragen können, denn Arne hat Sie ja ganz klar dazu aufgefordert. Es ist ziemlich wichtig zu wissen, welche Möglichkeiten Ihnen im Einsatz zur Verfügung stehen. Denn während Sie sich um einen Patienten kümmern, werden Sie kaum Zeit haben, diesen Fragen nachzugehen. Ziehen Sie sich 1 Kompetenzpunkt ab und denken Sie bei **230** nochmal darüber nach, welche Punkte eventuell von Belang sind!

Weiter bei **86**. **732**

Eine der bei **484** genannten Erkrankungen ist tatsächlich die, unter der Frau Müller leidet. **733**

Denken Sie nochmals genau nach und gehen Sie dorthin zurück.

Vorher verlieren Sie aber 3 Kompetenzpunkte.

734 «Dann warten wir aber bitte noch auf den Notarzt, denn ich bin kein Arzt und kann diese Entscheidung eigentlich nicht treffen», sagen Sie und Frau Müller kann tatsächlich mit diesem Kompromiss leben.

«Das machen die meisten so», sagt sie.

«Einige lassen mich aber auch ohne Notarzt hier.»

Ihnen ist egal, was andere machen. Sie verhalten sich verantwortungsvoll und warten, bis der Notarzt kommt. Der teilt Ihre Einschätzung, kann die Patientin aber auch nicht überreden, mit ins Krankenhaus zu kommen. Nachdem sie eine Transportverweigerung unterschrieben hat, verabschieden Sie sich von der Patientin. Im Laufe der Nacht hören Sie nichts mehr von Frau Müller. Offenbar kann sie tatsächlich ganz gut mit ihrer Krankheit umgehen.

Meistens jedenfalls.

Weiter bei **139**.

735 «Nö, der Patient ist sehr pflegeleicht», sagt Jürgen und lacht.

«Netter Kerl. Und seitdem er bei uns ist, ist er eigentlich ziemlich stabil.

Behalte nur die Jodallergie im Auge. Da hat er wohl ziemlich schlimm reagiert!»

Zurück zu den Optionen von **723**.

736 Im Moment gibt es kein Medikament, das Sie geben könnten, oder?

- Stimmt. Die Idee war ein Fehler. **(167)**
- Stimmt nicht. Es gibt da etwas. **(28)**

737 «Es ist ein bisschen so wie damals, als man mir den Leberfleck entfernt hat», antwortet Herr Leitning.

Wollen Sie mehr von «damals» erfahren?

- Ja. **(235)**
- Jetzt nicht. Es gibt Wichtigeres. **(715)**

738 «Was für'n Ding?»

Ihr Patient ist irritiert.

«Ob Du Pillen schlucken musst?», greift Arne ein. Er hat offenbar weniger große Berührungsängste als Sie und weiß nach einer jahrelangen Tätigkeit im Rettungsdienst, wie man die Burschen anpacken muss.

«Nö», ist die knappe Antwort von Herrn Hasemann.

Und damit begnügen Sie sich.

Zurück zu den Optionen von **579**.

Nachdem Sie alle Maßnahmen durchgeführt haben, fragen Sie Herrn Leitning, ob es ihm möglich ist, mit Ihnen zum RTW zu laufen. **739**

«Klar, mir geht's schon wieder viel besser!», sagt der und tatsächlich – von der etwas schwerfälligen Atmung ist überhaupt nichts mehr zu spüren.

«Auch das Kribbeln hat schon deutlich nachgelassen!», schwärmt der Patient.

Sie laden ihn ins Auto, schreiben noch ein 12-Kanal-EKG, auf dem Sie aber keinerlei Pathologien sehen können. Selbst die Tachykardie ist wieder fast weg.

Bei Ankunft im Klinikum Allheim machen Sie dem Dienstarzt in der Notaufnahme folgende Übergabe: «Herr Leitning hatte eine allergische Reaktion auf die Lokalanästhesie, die er von seinem Zahnarzt bekommen hat. Von Anfang an war der Patient kreislaufstabil und klagte lediglich über leichte, nicht durch die periphere Sauerstoffsättigung zu objektivierende Dyspnoe, einen Ganzkörperausschlag und generalisiertes Jucken. Die oberen Atemwege waren frei. Auskultatorisch war lediglich ein leiser Stridor auffällig.

Die Beschwerden bildeten sich nach der Gabe von 500 ml Infusionslösung, 2 mg Clemastin in der Infusion sowie 250 mg Solu-Decortin fast wieder vollständig zurück. Im Moment ist der Patient beschwerdefrei und, wie die ganze Zeit, kreislaufstabil.»

Wenn Sie die Übergabe genau so gemacht haben, dann bekommen Sie 10 Extrapunkte.

Für jede vergessene Maßnahme verlieren Sie 2 Punkte. Für zu viel durchgeführte Schritte dürften Sie schon einiges an Punkten verloren haben – oder vielleicht nicht?

Nach der Übergabe verabschieden Sie sich von Herrn Leitning und machen sich daran, Ihren RTW zu reinigen.

«Gut gemacht!», sagt Christoph.

«Wer weiß, was passiert wäre, wenn Du nicht so schnell und professionell reagiert hättest?!»

Und tatsächlich: Die Geschichte hätte einen ganz anderen Lauf genommen, wenn Sie sich dafür entschieden hätten, Herrn Leitning erst zum Auto zu bringen, bevor Sie die Behandlung des Mannes in die Wege leiten.

Wollen Sie den allergischen Schock behandeln, den eine verzögerte Therapie begünstigt hätte?

- Ja. **(714)**
- Nein. **(253)**

740 Achten Sie unbedingt immer darauf, die Infusion ordentlich zu beschriften, wenn Sie ein Medikament dazugeben. Dies gilt auch, wenn der Notarzt Sie bittet, diesen Vorgang zu übernehmen. Es ist von enormer Bedeutung, dass jeder weiß, was sich in einer Infusion befindet.

War Ihnen das bewusst?

Wenn nicht, verlieren Sie 2 Kompetenzpunkte.

Sie können die Wirkung des Medikamentes aktuell noch nicht abschätzen, weil es eine Weile dauert, bis die Infusion in den Patienten gelaufen ist.

Zurück zu den Optionen von **4**.

741 Der Normalwert für den Blutglukosespiegel liegt bei 70–110 mg/dl. Manche Geräte zeigen das Ergebnis auch in mmol/l an. Hier läge ein gesunder Patient bei 3,9–5,5 mmol/l. Natürlich können diese Werte je nach Tagesform und Essverhalten schwanken. Als Orientierung sollten sie Ihnen aber helfen. Haben Sie es gewusst? Wenn ja, bekommen Sie 2 Kompetenzpunkte dazu. Wenn nicht, verlieren Sie 2. Weiter bei **350**.

742 «O. K., kein Problem», sagt Jürgen und erklärt es Ihnen. Weiter bei **371**.

743 Während Sie noch damit beschäftigt sind, in dem kleinen Kämmerchen die Intubation zu richten und die Funktionalität der notwendigen Gerätschaften zu kontrollieren (**Abb. 27**), was eine einigermaßen große Heraus-

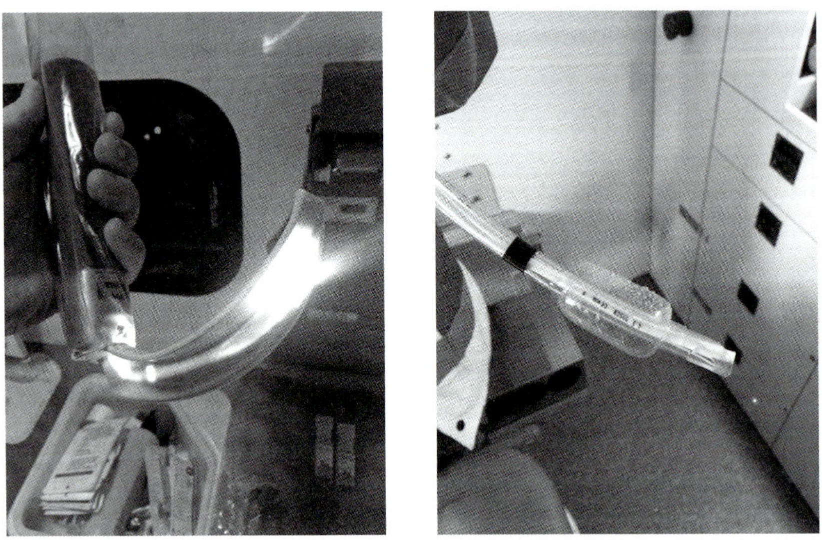

Abbildung 27

forderung darstellt, ist Jürgen schon dabei, Herrn Geißenecker assistiert zu beatmen und seinen Atemweg mit Hilfe des Esmarch-Handgriffs freizuhalten.

Und das, obwohl der Mann noch völlig suffizient atmet und mit der Maske, die Sie ihm aufgesetzt haben, eine ordentliche Sättigung hat.

Wieso macht es trotzdem Sinn, vor einer Intubation eine assistierte Beatmung durchzuführen?

Notieren Sie die Antwort und lesen Sie bei **39** weiter!

Arne nimmt eine kleine Nadel und sticht Frau Müller in den Finger. Nachdem er den ersten Blutstropfen verwischt hat, bestimmt der Rettungsassistent aus dem zweiten den BZ. **744**

«BZ liegt bei 20 mg/dl», sagt er.

Zurück zu den Optionen von **168**.

Sie wollen selbstredend noch Informationen über die konsumierte Alkoholmenge einholen. Haben Sie daran gedacht? Wenn ja, gibt's 3 Zusatzpunkte, denn diese Info ist natürlich in Bezug auf das weitere Prozedere enorm wichtig. **745**

Herr Hasemann teilt Ihnen mit, dass er am heutigen Abend erst drei Bier getrunken hat. Das passt ungefähr zu dem Eindruck, den Sie von Ihrem Patienten haben.

Weiter bei **66**.

«Komm schon, Du kannst das!», versucht Christoph, Sie zu motivieren. **746**

«Bisher hat doch auch alles gut geklappt.»

Sie verlieren keine Kompetenzpunkte, weil es nie falsch ist, um Hilfe zu bitten.

Denken Sie trotzdem darüber nach, was Sie mit Herrn Leitning tun können.

Er braucht Hilfe – jetzt!

Zurück zu den Optionen von **386**.

Sie sollten jetzt den Blutdruck und die Pulsfrequenz messen! War das Ihr Plan? Dann bekommen Sie 1 Kompetenzpunkt. Wenn Sie einen der beiden Vitalparameter vergessen haben, ziehen Sie sich 1 Punkt ab! **747**

Am maschinengewehrschnellen Piepen der Pulsoxymetrie erkennen Sie, dass die Herzfrequenz hoch sein muss.

Der Monitor zeigt Ihnen, wie hoch.

«Puls liegt bei 135/min und Blutdruck bei 170/100 mmHg», liest Arne die Zahlen ab. Die manuelle Blutdruckmessung bestätigt den vom Monitor gemessenen Wert.

Reicht Ihnen das als Information oder benötigen Sie noch eine weitere?

- Das reicht. **(243)**
- Ich muss mehr wissen. **(284)**

748 Sie funken die Leitstelle an und bitten die Kollegen, Ihnen das NEF zu schicken. Arne ist damit beschäftigt, den Monitor an den Patienten anzuschließen.

Welche Diagnose geben Sie der Leitstelle als Notarztindikation durch?

- V. a. Polytrauma nach Mechanismus **(523)**
- V. a. Polytrauma nach Verletzungsmuster **(726)**
- Hypoglykämie **(455)**
- Schock **(130)**
- Alkoholintoxikation **(406)**
- Schnittwunde Arm. **(318)**

749 «Na, das glaube ich weniger!»

Jürgen ist kritisch. Zwar leidet Frau Fahrig an einer Erdnussallergie, jedoch hat die Patientin gar keine zu sich genommen. Außerdem spricht auch der klinische Befund nicht für ein solches Krankheitsbild. Raten Sie nicht einfach drauf los, sondern äußern Sie eine Verdachtsdiagnose nur auf Basis einer ordentlichen Anamnese und einer guten klinischen Untersuchung! Sie verlieren 2 Kompetenzpunkte.

Denken Sie bei **188** nochmal genau darüber nach, was hier los sein könnte.

750 Herr Hasemann streckt Ihnen seine rechte Faust entgegen und sagt: «Das ist meine Rechte.»

Dann fügt er geknickt hinzu: «Leider hat Jerome damit heute keine Bekanntschaft gemacht!»

Zurück zu den Optionen von **18**.

751 Was wollen Sie noch wissen? Notieren Sie drei Fragen, die Ihnen sinnvoll erscheinen, und lesen Sie bei **266** weiter!

752 Im Moment scheinen uns alle sinnvollen Alternativen genannt zu sein!

Wenn Sie eine richtig gute Idee hatten, die bei **66** nicht aufgeführt war, dann bekommen Sie 4 Kompetenzpunkte zusätzlich. Sollten Sie diese Option nur so gewählt haben und hatten keinen konkreten Plan im Hinterkopf, dann verlieren Sie 8 Kompetenzpunkte.

Warum so viel?

Sie sollten in der Notfallmedizin niemals ohne Plan handeln! Bevor Sie etwas tun, schalten Sie Ihr Hirn ein!

Wenn Sie das erst danach machen, kann es unter Umständen schon zu spät sein!

Überlegen Sie bei **66** nochmal genau, was Sie tun könnten!

Christoph ist von Ihrer Übergabe beeindruckt und stellt schnell fest, dass **753**
es eine gute Idee war, Ihnen die Leitung des Einsatzes zu übertragen!

«Dann wollen wir den guten Mann mal ins Auto bringen.»

Gesagt – getan.

Sie kontrollieren nochmals, ob Sie alle Siebensachen beieinander haben, und brechen dann auf in Richtung RTW. Dort angekommen, schieben Sie die Trage ins Auto und …

- … merken, dass Sie etwas vergessen haben. **(82)**
- … befestigen alle Gerätschaften, überprüfen dann, ob der Patient angeschnallt ist, und setzen sich dann zu guter Letzt auf Ihren Platz, natürlich nicht, ohne sich selbst auch anzuschnallen. **(325)**
- … verabreichen Herrn Krummholz ein Medikament gegen Übelkeit – so eine Fahrt kann schon mal ganz schön holprig werden. **(503)**
- … holen sich und Christoph erst einmal einen Kaffee. Selbstredend bieten Sie Herrn Krummholz auch einen an. **(374)**

Als Sie Arne fragen, wieso er nicht schon lange über dem Patienten hängt **754**
und ihm leidenschaftlich seine eigene Atemluft spendet, schaut der Sie leicht schief an.

«Was soll ich machen?», fragt er und klingt dabei fast amüsiert.

Da haben Sie wohl etwas falsch verstanden!

Die Mund-zu-Mund-Beatmung ist lediglich in der Laienreanimation empfohlen. Und ein Laie sind Sie doch nicht, oder?

Stellen Sie sich mal vor, Sie müssten im Einsatz immer und immer wieder Mund-zu-Mund beatmen. Schon irgendwie ein abstoßender Gedanke, oder?

Sie verlieren 5 Kompetenzpunkte.

Zurück zu den Optionen von **46**.

«Hey, was machen Sie denn da?», blafft die Patientin Sie an, während Sie **755**
versuchen, sie mit (sanfter) Gewalt auf die Trage zu manövrieren.

Arne kann gerade noch einschreiten und somit Schlimmeres verhindern.

«Bist Du verrückt?», schnauzt er Sie an.

«Wir sind doch hier nicht bei Rambo!»

Und recht hat er!

Was fällt Ihnen ein, eine Patientin körperlich anzugehen? Wenn Sie der Meinung sind, dass ein Patient nicht mehr Herr seiner Sinne ist (was Frau Müller nach der Glukosegabe eindeutig wieder war), dann ziehen Sie sich zurück und warten auf den Notarzt oder verständigen vielleicht auch schon die Polizei, wenn es auf einen § 10 hinauslaufen könnte. Aber Sie dürfen in keinem Fall handgreiflich werden.

Der Einsatz endet hier für Sie.

Sie können froh sein, dass Frau Müller mit der Pflege ihres kranken Ehemannes genug um die Ohren hat und deshalb von einer Anzeige absieht.

Einsatzende.

756 «Am besten, Du gibst mir gleich die mit Reservoir!», fordern Sie Ihren Kollegen auf.

«Auf wie viel Liter möchtest Du sie haben?», fragt er.

Welchen Wert müssen Sie hier mindestens angeben?

Schreiben Sie die Flussrate in l/min auf, die unbedingt notwendig ist, und lesen Sie dann bei **72** weiter!

757 «Äh, lass mal sehen», sagt Jürgen und öffnet den von ihm geschriebenen Brief.

«Ah ja, genau. Da wären ein Diabetes, etwas erhöhte Blutfettwerte und ein hoher Blutdruck. Na ja, und etwas dicklich ist der Gute. Aber wenn man das als Krankheit betrachtet, dann sind wir wohl alle krank, was?», lacht der Arzt und tätschelt sich seinen Bauch, der sich deutlich unter seinem Kittel abzeichnet.

Sie …

- … wollen wissen, um was für einen Typ Diabetes es sich handelt. **(710)**
- … haben vorerst genug über die Vorerkrankungen gehört. **(641)**

758 Folgendes sollten Sie in der aufgeführten Reihenfolge getan haben:

Als Erstes war es notwendig, Herrn Geißenecker anzusprechen, um zu sehen, ob der Mann bei Bewusstsein ist. Als dann klar war, dass er es nicht ist, bestand Ihre Aufgabe nicht darin, zu spekulieren oder dezidiert nach der Ursache der Ohnmacht zu forschen, sondern die goldene ABCDE-Regel konsequent abzuarbeiten.

Nacheinander müssen Sie also Atemwege und Atmung sowie den Kreislauf und die Neurologie gecheckt haben. Dabei sollte Ihnen aufgefallen sein, dass Herr Geißenecker einem erheblichen Aspirationsrisiko ausgesetzt ist.

Es besteht also ein A- sowie ein C-Problem.

Weiterhin sollten Sie festgestellt haben, dass eine Pupille weiter und träger als die andere ist. Zum Schluss der primären Evaluation sollten Sie einen kurzen Bodycheck vorgenommen haben.

Während Sie dabei waren, Ihren Patienten systematisch zu untersuchen, sollten Sie Arne beauftragt haben, das NEF nachzubestellen.

Wenn Sie all diese Dinge in genau dieser Reihenfolge abgearbeitet haben, bekommen Sie 10 Kompetenzpunkte. Wann Sie Arne losgeschickt haben, um die Verstärkung anzufordern, ist hierbei egal.

Für jeden Schritt, den Sie vergessen haben, verlieren Sie 3 Punkte. Wenn die Reihenfolge nicht korrekt war, verlieren Sie einmalig 5 Punkte.

Im weiteren Verlauf konnten Sie dann Maßnahmen ergreifen, um Herrn Geißenecker zu stabilisieren.

Hierbei war es lediglich sinnvoll, Ihren Patienten mit etwas Sauerstoff zu versorgen und ihm einen Zugang zu legen. Haben Sie sich auf diese beiden Maßnahmen beschränkt, bekommen Sie 5 Kompetenzpunkte. Für jede nicht oder zu viel durchgeführte Maßnahme müssen Sie sich 3 Punkte abziehen.

In welcher Position liegt Herr Geißenecker vor Ihnen?

- Rückenlage **(138)**
- stabile Seitenlage. **(88)**

«Sicher?», fragt Arne nochmals. Aber Sie lassen sich von Ihrem Kurs nicht abbringen. **759**

«Ja, es war die 19», antworten Sie selbstbewusst und bringen den RTW direkt vor besagter Hausnummer zum Stehen.

Blöd nur, dass es in diesem Aufgang keine Familie Müller gibt.

»Mist!», sagt Arne und funkt die Leitstelle an, damit die ihm nochmals die richtige Hausnummer durchgibt. Es war die 9.

Durch Ihre Aktion haben Sie mindestens 2 Minuten verloren, was bei einem wirklichen medizinischen Notfall (und bei einer bewusstlosen Person kann man durchaus davon ausgehen, dass der hier vorliegt) von entscheidender Bedeutung sein kann.

Wenn Sie etwas nicht wissen, dann sagen Sie das einfach. Niemand wird Ihnen den Kopf abreißen. Aber antworten Sie nicht auf eine Frage, auf die Sie die Antwort gar nicht kennen. Das kann fatal ausgehen. Sie verlieren 2 Kompetenzpunkte.

Weiter bei **95**.

760 Sie sollten nun wissen, dass Frau Fahrig neben einem zu hohen Blutdruck auch noch eine Dyslipoproteinämie, also erhöhte Blutfettwerte, beklagt. Außerdem leidet Ihre Patientin offenbar entweder an Asthma oder an COPD. Ab und zu braucht sie etwas gegen Schmerzen und so richtig gut schlafen kann sie wohl auch nicht.

Wenn Sie all diese Erkrankungen aus den Medikamenten herauslesen konnten, dann bekommen Sie zusätzlich 7 Kompetenzpunkte. Wenn nicht, dann verlieren Sie lediglich 1 Punkt, falls Sie die Lungenerkrankung nicht erkannt haben. Denn eigentlich ist es die Aufgabe des Arztes, aus Medikamenten auf Erkrankungen zu schließen. Aber der ist ja noch auf dem Weg – also versuchen Sie sich ruhig ab und an.

Schaden kann es sicher nicht!

Zurück zu den Optionen von **689**.

761 «Dann bereitet mir doch mal bitte eine Kurzinfusion mit Amiodaron vor. Außerdem brauche ich etwas Ketamin und Midazolam, falls wir doch kardiovertieren müssen.»

Christoph schlägt vor, sich die Arbeit zu teilen. Er ist routinierter und zieht deshalb die beiden Narkosemedikamente auf. Sie bereiten die Kurzinfusion vor.

Worauf müssen Sie achten?

- Amiodaron ist ein kühl gelagertes Medikament und muss daher aus dem Kühlschrank geholt werden. **(120)**
- Amiodaron ist ein Pulver und muss gut mit der Trägersubstanz (Aqua dest.) vermischt werden, da es sonst ausflockt. **(392)**
- Amiodaron darf, mit Ausnahme der Reanimation, nur in 5%iger Glukoselösung gegeben werden, da es sonst ausflockt. **(13)**

762 Der Schock hat geholfen, den tachykarden Rhythmus wieder in eine stabile absolute Arrhythmie zu verwandeln. Der erste gemessene Blutdruckwert ist noch niedrig, doch bereits nach einer Minute können Sie wieder einen Puls am Handgelenk fühlen und der Monitor ermittelt einen Blutdruck von 100/70 mmHg. Die durchschnittliche Herzfrequenz liegt bei 70/min.

«So, jetzt aber ab in die Klinik!», ordnet Dr. Schneider an und Christoph tritt in die Eisen. Im Zielkrankenhaus angekommen, wird Herr Krummholz erst einmal auf die Intensivstation gelegt. Nachdem er sich dort stabil gehalten hat, wird er einen Tag später einer Herzkatheteruntersuchung unterzogen, die eine 3-Gefäß-KHK enthüllt.

Während die Ärzte versuchen, die Engstelle am Herzen durch einen Stent zu überbrücken, rutscht der Patient erneut in eine Tachykardie – diesmal aber in eine ventrikuläre.

Trotz intensiver Bemühungen der Mediziner gelingt es nicht, Herrn Krummholz wieder in einen stabilen Rhythmus zu überführen, sodass der Mann nach 50 Minuten erfolgloser Reanimation auf dem Herzkathetertisch verstirbt.

Weiter bei **699**.

Murrend nickt der Hauptmann und zieht von dannen, um Ihre unpopuläre Bitte weiterzugeben. Machen Sie sich nichts draus! Manchmal muss man eben unpopulär sein! **763**

Weiter bei **705**.

Nachdem Sie Herrn Leitning ins Krankenhaus gefahren und beim zuständigen Arzt abgegeben haben, fahren Sie mit Christoph zusammen zurück zur Wache. **764**

Vorher gönnen Sie sich noch einen wohlverdienten Feierabendkaffee (**Abb. 28**).

«Ganz schön aufregend unser Job, was?»

Sie nicken und denken an die vielen Leben, die zu retten Sie während der letzten Tage die Gelegenheit hatten.

«Man weiß nie, was einen erwartet!»

Und während Sie dem wohlverdienten Feierabend entgegenfahren, hoffen Sie, dass auch Sie irgendwann die Routine haben, um Christoph recht zu geben, wenn er sagt: «Und es wird nie langweilig!»

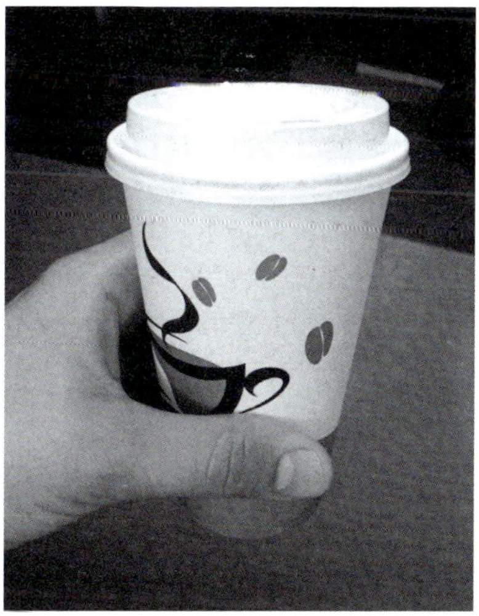

Abbildung 28

765 Sie verlassen die Wohnung und sind voll und ganz mit sich zufrieden. Sie haben die Situation ruhig und konsequent abgearbeitet und Ihrer Patientin somit das Leben gerettet. Das NEF bestellen Sie ab. Das Ding haben Sie auch ohne Notarzt geschaukelt.

Nachdem Sie sich nun endlich das wohlverdiente Futter abgeholt und verdrückt haben, fühlen Sie sich vollgestopft bis Oberkante Unterlippe. Langsam merken Sie, wie die Müdigkeit über Sie kommt, und hoffen, dass diese Nacht ruhig bleibt.

Aber denkste!

Keine halbe Stunde, nachdem Sie sich auf die Couch gelegt und die Augen geschlossen haben, meldet sich die kleine schwarze Kiste erneut und schickt Sie zu einer wohlbekannten Adresse: Raunerstraße 9.

Mit einem ziemlich flauen Gefühl im Magen, das nicht nur auf die riesigen Mengen Essen in selbigem zurückzuführen ist, fahren Sie erneut zu Frau Müller. Diesmal kommt das NEF gleichzeitig mit Ihnen am Notfallort an.

Sie treffen auf eine tief bewusstlose Patientin, die diesmal nicht auf der Couch, sondern im Bett liegt.

Der Blutglukosespiegel ist so niedrig, dass er nicht mehr messbar ist. Trotz sofortiger Glukosegabe wacht Frau Müller nicht mehr auf und muss noch vor Ort intubiert werden.

Später erfahren Sie, dass die prolongierte Hypoglykämie zu irreversiblen Hirnschäden geführt hat. Frau Müller hatte sich versehentlich die doppelte Dosis ihres Langzeitinsulins gespritzt und die erste Hypoglykämie war erst der Anfang der Misere.

Durch Ihr überstürztes Aufbrechen ohne jeden Versuch, die Patientin zum Mitkommen zu bewegen, haben Sie, als medizinisches Fachpersonal, einen ordentlichen Beitrag dazu geleistet, dass Ihre zweite Patientin für den Rest ihres Lebens ein Pflegefall geworden ist und der Ehemann ins Altenheim muss.

Zwar gibt es keine Angehörigen, die Sie verklagen könnten, nichtsdestotrotz haben Sie riesigen Mist gebaut und sich nicht gesetzeskonform verhalten. Sie verlieren 25 Kompetenzpunkte.

Weiter bei **139**.

766 Nachdem Sie den RTW gesäubert und die Verbrauchsgegenstände aufgefüllt haben, machen Sie sich einsatzbereit auf den Weg zurück zur Wache.

Mittlerweile ist die Mittagszeit angebrochen und Sie verspüren ein dezentes Bedürfnis nach Nahrung.

Als ob er Ihre Gedanken gelesen hätte, fragt Sie Christoph, ob Sie nicht Lust auf eine schöne Currywurst haben.

Selbstredend bejahen Sie und so machen Sie beide auf dem Weg zur Wache Halt beim lokalen Currywurst- und Frittendealer.

In dem Moment, in dem Sie das Essen vor sich stehen haben, sind Sie plötzlich felsenfest davon überzeugt, dass jeden Moment der Melder aufgehen und Ihnen den nächsten Einsatz direkt vor den Latz knallen wird. Doch es passiert nichts.

In Ruhe genießen Sie Ihre Currywurst und fahren dann zurück zur Wache.

Die NEF-Besatzung ist gerade nicht da und so machen Sie es sich auf der Couch gemütlich, während der große Plasmafernseher Sie und Christoph mit bildungsferner Kost besudelt.

Und so vergeht der Nachmittag. Kein Einsatz ist in Sicht.

Nach und nach rückt der Feierabend näher. Der Notarzt ist immer noch nicht aufgetaucht. Vielleicht fahren die ja irgendeine längere Verlegung, denken Sie sich.

Sie sind bereits in freudiger Erwartung auf die Ankunft der Ablösung und den bevorstehenden Feierabend, denn heute haben Sie Ihre Freunde zu sich eingeladen, um die verpasste Party nachzuholen, als Sie plötzlich von einem unangenehmen Piepen aus Ihren Tagträumen gerissen werden.

Das darf doch nicht wahr sein, denken Sie. Eine halbe Stunde vor Feierabend. Sie hatten doch den ganzen Tag Zeit. Warum hätte …

Aber was soll's – so ist er nun einmal, der Job.

Und während Sie innerlich fluchen, machen Sie sich zusammen mit Christoph auf den Weg zum RTW.

Weiter bei **646**.

Sie zwingen sich, vom Zahnarzt weg- und zum Patienten hinzuschauen, **767**
um die Situation zu erfassen. Noch wissen Sie ja gar nicht, worum es eigentlich geht.

Der junge Mann sitzt im Zahnarztstuhl und atmet etwas schwerfällig. Die Wangen des Mannes sind angeschwollen, was eventuell auch an der Spritze liegen kann, die man in der Regel beim Zahnarzt bekommt.

Sie …

- … fragen den Zahnarzt, was eigentlich los ist. **(205)**
- … stellen sich beim Patienten vor und fragen ihn, wie es ihm geht. **(83)**
- … nehmen Dr. Bieber den Zugang ab und legen ihn selbst. **(74)**
- … informieren sich darüber, wer den Rettungsdienst gerufen hat. **(233)**

- ... bitten den Zahnarzt, zurückzutreten und die Profis ranzulassen. **(621)**
- ... führen eine orientierende Untersuchung durch. **(265)**

Führen Sie die gewünschten Maßnahmen durch und lesen Sie dann bei **128** weiter!

768 «Hallo, hallo!», sprechen Sie die Frau an, doch die scheint Sie völlig zu ignorieren.

«Na wenigstens atmet sie», sagt Arne erleichtert.

«Und einen Puls fühle ich auch.»

Zurück zu den Optionen von **283**.

769 Schon beim Betreten des Zimmers ist Ihnen aufgefallen, wie blass Herr Wagner um die Nase ist. Die orientierende körperliche Untersuchung bestätigt diesen subjektiven Eindruck. Wie Sie bereits wissen, ist die kapilläre Refillzeit deutlich verlängert. Der Patient ist blass, kaltschweißig und sieht um die Lippen etwas bläulich aus. Bei der Auskultation der Lungen sowie des Herzes können Sie allerdings keine pathologischen Geräusche heraushören, was aber auch daran liegen könnte, dass Sie in der Untersuchung nicht sehr geübt sind. Die restliche körperliche Untersuchung ist grob orientierend normal. Sie sehen weder «dicke Beine» noch gestaute Halsvenen.

Zurück zu den Optionen von **488**.

Über die Autoren

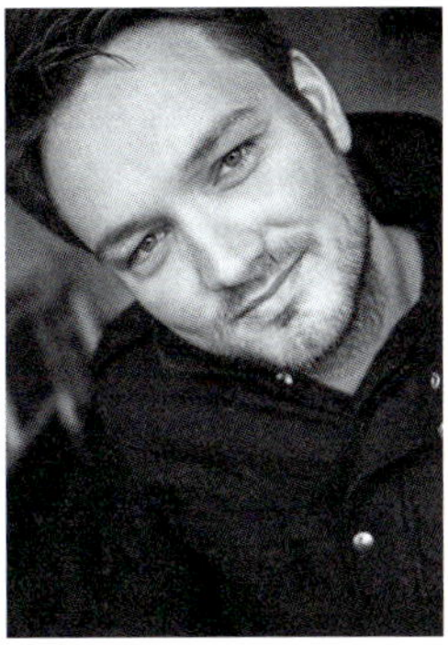

MUDr. **Falk Stirkat**, geboren 1984, arbeitet seit 2010 als Arzt. Seiner anfänglichen Tätigkeit in einer großen chirurgischen Klinik ging das Studium der Humanmedizin an der renommierten Karls-Universität Prag voraus. Es folgten Ausbildungszeiten in Notaufnahme und Intensivstation. Bereits früh engagierte sich der Mediziner in der Aus- und Fortbildung medizinischen Personals. Stirkat ist Autor mehrerer medizinischer Fach- und Sachbücher. Das Buch «Notaufnahme-Einsatz!» ist 2014 im Verlag Hans Huber erschienen. 2015 erschien im Schwarzkopf & Schwarzkopf Verlag «Ich kam, sah und intubierte». Heute arbeitet Stirkat als Autor und Notarzt und ist in diesem Rahmen als ärztlicher Leiter einer großen Notarztwache tätig.

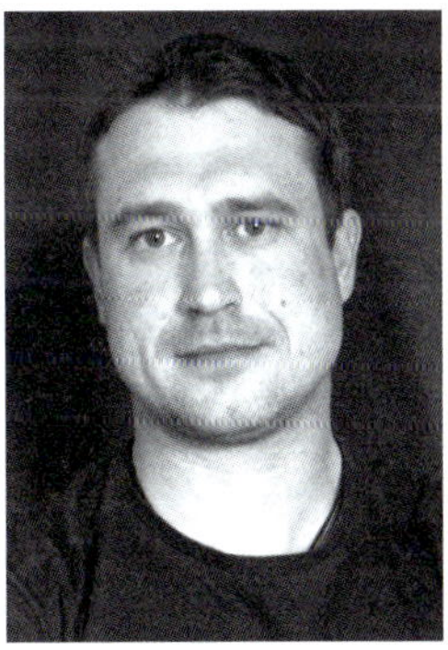

André Kreis begann erst nach einer Tischler-Lehre und einigen Jahren Tätigkeit in diesem Beruf, hauptamtlich im Rettungsdienst zu arbeiten. 2005 absolvierte er das Examen zum Rettungsassistenten und ist seither in der Notfallrettung tätig. Nach einigen Jahren als stellvertretender Wachenleiter ist er heute als Lehrrettungsassistent und Praxisanleiter bei der DRK ARGE Rettungsdienst Alsfeld/Lauterbach tätig.